机能学实验教程

（第二版）

陆 源 林国华 杨午鸣 主编

科学出版社

北 京

内 容 简 介

本教材根据最新的教学理念和教学改革与研究成果系统地介绍了机能学实验的基本知识、基本理论和需要掌握的基本技能内容,在此基础上,结合现代实验技术,较为系统地介绍了探索性实验的基础知识。教材根据综合探究性教学的要求和特点,以综合性、系统性、研究性、科学性和先进性为原则进行编写。很好地实现了经典实验与现代技术相结合,传统与创新相结合,真实实验与高仿真实验相结合,构建成基础性、综合性和探索性三个层次完整的实验教学内容。主要内容包括:机能学实验教学要求、实验报告及论文写作、生物信号测量原理、微机生物信号采集处理系统原理和应用、实验动物和动物实验技术,包含生理学、病理生理学、药理学的59项基础性实验,综合性实验由2项经典实验开发成的研究性实验及4项跨系统、跨学科综合性实验组成,25项高仿实验,包含实验研究、实验设计、生物医学统计知识的探索性实验。每项实验均有比较详细的实验背景、预习要求等。实验项目采用论文格式编排。

本教材内容丰富、知识性强,突出知识的应用和研究探索。主要面向本、专科临床医学、口腔医学、预防医学、护理学、药学等专业的机能学实验(生理科学实验)课程教学,也可用于生理学、病理生理学和药理学作为独立课程的实验教材,还可作为生物学类等相关专业师生的参考用书。

图书在版编目(CIP)数据

机能学实验教程/陆源,林国华,杨午鸣主编.—第二版.—北京:科学出版社,2010.6
ISBN 978-7-03-027703-9

Ⅰ.①机… Ⅱ.①陆… ②林… ③杨… Ⅲ.①机能(生物)-人体生理学-实验-医学院校-教材 Ⅳ.①R33-33

中国版本图书馆CIP数据核字(2010)第094241号

责任编辑:谭宏宇 / 责任校对:刘珊珊
责任印制:刘 学 / 封面设计:殷 靓

科学出版社 出版
北京东黄城根北街16号
邮政编码:100717
http://www.sciencep.com
南京展望文化发展有限公司排版
上海贝叶图书有限公司
科学出版社发行 各地新华书店经销

2005年1月第 一 版 开本:787×1092 1/16
2010年6月第 二 版 印张:18½
2015年1月第十次印刷 字数:416 000

定价: 34.00元

《机能学实验教程》(第二版)编辑委员会

主　编　陆　源　林国华　杨午鸣

副主编　厉旭云　汤伯瑜　白　娟　王　珏

主　审　夏　强　张　红

编　委　(按姓氏笔画排序)

王　珏　浙江省医学高等专科学校

厉旭云　浙江大学

白　娟　浙江中医药大学

刘传飞　杭州师范大学

刘翠清　杭州师范大学

汤伯瑜　湖州师范学院

汝海龙　杭州师范大学

杜月光　浙江中医药大学

杨午鸣　浙江中医药大学

何新康　浙江省医学高等专科学校

陆　源　浙江大学

林国华　杭州师范大学

郑鸣之　浙江医学高等专科学校

郑慧华　浙江中医药大学

梅汝焕　浙江大学

前　言

从20世纪90年代以来,国内的医学院校对机能学实验教学进行积极的改革和探索,目前有一百多所院校开设机能学(生理科学、实验生理科学、功能学科)实验课程。本教材自2005年出版以来,受到众多院校欢迎。为提升机能学实验课程教学质量、更好构建基础性、综合性和探索性三个层次的实验教学,着力提高学生实践能力和研究创新能力,教材编写组组织了以国家精品课程、国家级教学团队核心成员及多所高校的教师,整合多所高校近年来的精品课程建设、教学改革与研究成果编写《机能学实验教程》第二版。

《机能学实验教程》第二版教材根据综合探索型课程的教学要求和特点,以综合性、系统性、科学性、先进性、探索性和适用性为原则进行编写。教材充分考虑个性与共性相结合、经典实验与现代技术相结合、传统与创新相结合,科学有机的整合机能实验教学内容。教材在基本理论和知识部分,比较系统地介绍了生物信号测量原理、微机生物信号采集处理系统原理和应用、实验动物和动物实验技术等知识;实验部分由基础实验、综合实验、高仿实验组成。高仿实验用来替代部分验证性实验。基础实验用以保证学生的基本理论、基本知识和基本技能学习和训练,综合实验用以培养学生的知识综合应用能力和实践探究能力;基础性、综合性实验结果采用统计表述,以训练学生科学思维和基本科研能力。实验研究和探索性实验部分由实验研究、实验设计、统计学简要和探索性实验组成,该部分教学内容用以培养学生科研的基本知识和科学探索能力和创新精神。每项实验的预习要求,以引导学生自主、探究性学习,详细的实验背景知识,有利于学生了解实验的基本理论和目的,学术论文的格式编排形式,有利于学生学习实验报告、学术论文的撰写。

《机能学实验教程》第二版教材增加了大量适用各类院校的基础性实验项目,并用高仿实验替代老的模拟实验,高仿实验实现实景仿真和数据的自动分析测量等功能,有利于提高教学效果。综合性实验新增探究性实验、全定量实验案例及纵向、横向综合性实验,使综合性实验更具广度和深度。有利于提高学生知识综合应用能力、科研技能和创新能力。

《机能学实验教程》第二版在实验教学理念、教学方法、实验项目、实验方法和技术上进行了积极的探索创新,希望为广大师生的教学创新提供参考。

《机能学实验教程》编写组
2010年3月

目　　录

前言
第一章　绪论 …… (1)
第一节　机能学实验概述 …… (1)
第二节　机能学实验课程教学内容和教学目标 …… (1)
第三节　机能学实验课程的教学要求 …… (2)
一、课前准备要求 …… (2)
二、课堂要求 …… (2)
三、课后要求 …… (3)
第四节　实验报告的撰写 …… (3)
一、实验报告撰写的意义 …… (3)
二、实验报告的格式及内容 …… (3)
三、实验报告撰写要求 …… (6)
第二章　机能学实验常用仪器 …… (8)
第一节　机能学实验仪器的基础知识 …… (8)
一、生物电信号的基本特性 …… (8)
二、生物信号的交、直流特性 …… (9)
三、信号的交流、直流耦合输入方式 …… (10)
四、生物信号的输入方式 …… (11)
五、生物信号的滤波处理 …… (12)
六、模拟测量与数字测量 …… (13)
第二节　微机生物信号采集处理仪 …… (14)
第三节　RM6240 微机生物信号采集处理系统 …… (15)
一、系统特点 …… (15)
二、仪器面板 …… (16)
三、软件窗口界面 …… (16)
四、基本功能及使用 …… (17)
五、标记 …… (25)
六、数据存取和输出 …… (26)
七、数据编辑 …… (28)
第四节　MedLab 和 PcLab 微机生物信号采集处理系统 …… (28)
一、仪器面板 …… (28)

二、软件窗口界面 …… (29)
三、基本功能及使用 …… (30)
四、标记 …… (32)
五、数据编辑 …… (32)
第五节　分光光度计 …… (32)
一、721 型分光光度计 …… (32)
二、7200 型分光光度计 …… (35)
第六节　恒温器和人工呼吸机 …… (38)
一、HSS-1B 型数字式超级恒温浴槽 …… (38)
二、HX-200 动物人工呼吸机 …… (38)
第七节　实验装置和器械 …… (39)
一、换能器 …… (39)
二、常用器械及使用方法 …… (42)
第三章　实验动物基本知识 …… (47)
第一节　常用实验动物的种类 …… (47)
一、蟾蜍 …… (47)
二、小鼠 …… (47)
三、大鼠 …… (48)
四、豚鼠 …… (49)
五、兔 …… (50)
六、猫 …… (51)
七、狗 …… (51)
第二节　实验动物的品系 …… (52)
一、按遗传学特征分类 …… (52)
二、实验动物的微生物学分类 …… (54)
第三节　实验动物选择的一般要求 …… (54)
一、种属的选择 …… (55)
二、品系的选择 …… (55)
三、个体的选择 …… (55)
第四章　动物实验技术 …… (57)
第一节　动物实验的基本操作 …… (57)
一、常用实验动物的捉拿和固定方法 …… (57)
二、实验动物性别的辨别 …… (60)
三、实验动物的编号 …… (60)
四、常用给药方法 …… (61)

五、动物被毛的去除法 …………………………………………… (66)
第二节　实验动物的麻醉 …………………………………………… (66)
一、常用麻醉药 …………………………………………… (67)
二、麻醉方法 …………………………………………… (68)
三、麻醉操作要求 …………………………………………… (71)
第三节　动物实验常用生理溶液 …………………………………………… (72)
第四节　实验动物手术 …………………………………………… (73)
一、术前准备 …………………………………………… (73)
二、手术 …………………………………………… (74)
三、颈部手术及插管方法 …………………………………………… (74)
四、腹部手术 …………………………………………… (80)
五、股部手术及插管方法 …………………………………………… (83)
第五节　实验动物体液的采集方法 …………………………………………… (85)
一、血液的采集 …………………………………………… (85)
二、尿液的采集 …………………………………………… (87)
三、消化液的采集 …………………………………………… (88)
四、阴道液和精液的采集 …………………………………………… (89)
第六节　实验动物的处死方法 …………………………………………… (89)
第五章　机能学基础实验 …………………………………………… (91)
第一节　神经肌肉实验 …………………………………………… (91)
实验1　蟾蜍坐骨神经腓肠肌标本制备 …………………………………………… (91)
实验2　不同强度和频率的刺激对肌肉收缩的影响 …………………………………………… (94)
实验3　神经干动作电位及其传导速度的测定 …………………………………………… (98)
实验4　坐骨神经干不应期的测定 …………………………………………… (101)
实验5　神经干、肌膜动作电位和骨骼肌收缩同步观察 …………………………………………… (102)
第二节　血液实验 …………………………………………… (105)
实验6　红细胞渗透脆性试验 …………………………………………… (105)
实验7　血液凝固和影响血液凝固的因素 …………………………………………… (106)
实验8　家兔急性弥散性血管内凝血 …………………………………………… (108)
第三节　循环系统实验 …………………………………………… (110)
实验9　人体动脉血压的测定及运动、体位对血压的影响 …………………………………………… (110)
实验10　人体心电图的描记 …………………………………………… (114)
实验11　心音和心音图 …………………………………………… (117)
实验12　人体无创性左心室功能测定-收缩时间间期测定 …………………………………………… (121)
实验13　蟾蜍心室期前收缩和代偿间歇 …………………………………………… (124)

实验 14　离子与药物对离体蟾蜍心脏活动的影响 …………………… (126)
实验 15　家兔动脉血压的神经与体液调节 …………………… (129)
实验 16　家兔减压神经放电 …………………… (132)
实验 17　药物对蛙肠系膜微循环的影响 …………………… (134)
实验 18　离体大鼠主动脉环实验 …………………… (135)
实验 19　急性右心衰竭 …………………… (138)
实验 20　失血性休克及其抢救 …………………… (141)
实验 21　急性心力衰竭及治疗 …………………… (143)
实验 22　药物对兔血压的作用 …………………… (146)
实验 23　利多卡因对氯化钡诱发家兔心律失常的治疗作用 ………… (148)
实验 24　药物对急性心肌缺血性心电图的影响 …………………… (150)
实验 25　毒毛旋花子苷 K 对家兔心电图的影响 …………………… (151)
第四节　呼吸系统实验 …………………… (153)
实验 26　肺通气功能和基础代谢的测定 …………………… (153)
实验 27　家兔呼吸运动的调节 …………………… (160)
实验 28　胸内负压和气胸的观察 …………………… (163)
实验 29　缺氧的类型及影响缺氧耐受性的因素 …………………… (164)
实验 30　急性呼吸衰竭 …………………… (168)
实验 31　可待因的镇咳作用 …………………… (171)
实验 32　Nikethamide 对抗 Dolantin 抑制呼吸作用 …………………… (172)
实验 33　离体豚鼠气管平滑肌实验 …………………… (173)
第五节　消化系统实验 …………………… (175)
实验 34　哺乳动物胃肠运动观察 …………………… (175)
实验 35　氨中毒在肝性脑病发病中的作用 …………………… (177)
实验 36　药物对离体豚鼠回肠的作用 …………………… (179)
实验 37　硫酸镁的导泻作用 …………………… (182)
第六节　泌尿系统实验 …………………… (183)
实验 38　尿液生成的影响因素 …………………… (183)
实验 39　急性肾功能不全 …………………… (185)
第七节　感觉功能实验 …………………… (189)
实验 40　视听觉功能测定 …………………… (189)
实验 41　动物一侧迷路破坏的效应 …………………… (198)
实验 42　热板法镇痛实验 …………………… (199)
实验 43　药物对家兔瞳孔的作用 …………………… (201)
第八节　神经系统实验 …………………… (202)

实验 44　反射弧的分析和反射时的测定 …………………………(202)
实验 45　小脑损伤 …………………………(205)
实验 46　家兔去大脑僵直 …………………………(206)
实验 47　药物对抗电刺激引起小鼠惊厥的作用 …………………………(207)
实验 48　药物抗惊厥作用 …………………………(208)
第九节　生殖系统实验…………………………(210)
实验 49　子宫兴奋药对离体大鼠子宫的作用 …………………………(210)
第十节　药物作用实验…………………………(212)
实验 50　药物剂量对药物作用的影响 …………………………(212)
实验 51　给药途径对药物作用的影响 …………………………(213)
实验 52　药物在体内的分布 …………………………(214)
实验 53　肝功能对药物作用的影响 …………………………(216)
实验 54　药动学参数计算 …………………………(217)
实验 55　链霉素的急性中毒反应及钙剂的对抗作用 …………………………(222)
实验 56　硫酸镁急性中毒及钙剂的解救作用 …………………………(224)
实验 57　有机磷酸酯类中毒及解救 …………………………(225)
实验 58　普鲁卡因与丁卡因毒性比较 …………………………(228)
实验 59　普鲁卡因半数致死量(LD_{50})的测定和计算 …………………………(229)
第六章　机能学综合实验…………………………(233)
实验 60　神经干动作电位的实验研究 …………………………(233)
实验 61　离体蟾蜍心脏的实验研究 …………………………(234)
实验 62　家兔循环系统综合实验 …………………………(236)
实验 63　家兔呼吸系统综合实验 …………………………(239)
实验 64　泌尿和循环系统综合实验 …………………………(242)
实验 65　循环、呼吸、泌尿综合实验 …………………………(244)
第七章　机能学高仿(模拟)实验…………………………(247)
第一节　机能学(生理科学)实验教学系统介绍…………………………(247)
一、系统内容概要 …………………………(247)
二、高仿实验…………………………(248)
三、机能学高仿实验系统使用方法 …………………………(248)
第二节　机能学(生理科学)高仿实验…………………………(250)
高仿实验 1　刺激强度对骨骼肌收缩的影响 …………………………(250)
高仿实验 2　刺激频率对骨骼肌收缩的影响 …………………………(250)
高仿实验 3　神经干动作电位与肌肉收缩的同步观察 …………………………(251)
高仿实验 4　骨骼肌电兴奋时的电活动与收缩的关系 …………………………(251)

高仿实验 5 神经干动作电位及其传导速度的测定 …………………… (252)
高仿实验 6 神经干动作电位的定量测定 …………………………… (253)
高仿实验 7 神经干不应期测定 ……………………………………… (254)
高仿实验 9 蟾蜍心室期前收缩和代偿间歇 ………………………… (254)
高仿实验 10 离子与药物对离体蟾蜍心脏活动的影响 ……………… (255)
高仿实验 11 离体心脏定量实验 …………………………………… (255)
高仿实验 12 主动脉神经放电与血压同步记录 …………………… (256)
高仿实验 13 ECG 和主动脉神经放电 ……………………………… (256)
高仿实验 14 家兔动脉血压的神经和体液调节 …………………… (257)
高仿实验 15 药物对家兔动脉血压的作用 ………………………… (258)
高仿实验 16 颈动脉窦压力感受性反射 …………………………… (258)
高仿实验 17 体液分布改变在家兔急性失血中的代偿作用 ……… (259)
高仿实验 18 膈肌电活动与呼吸运动 ……………………………… (259)
高仿实验 19 家兔呼吸运动调节 …………………………………… (260)
高仿实验 20 吗啡对呼吸的抑制作用 ……………………………… (261)
高仿实验 21 杜冷丁对呼吸的抑制作用 …………………………… (261)
高仿实验 22 家兔血液酸碱度变化与血气分析 …………………… (261)
高仿实验 23 呼吸系统综合实验 …………………………………… (262)
高仿实验 24 离体家兔肠肌运动 …………………………………… (263)
高仿实验 25 药物对离体豚鼠回肠的作用 ………………………… (263)
高仿实验 26 尿生成的影响因素 …………………………………… (264)
第三节 模拟医学实验网络教学系统介绍…………………………… (265)
第八章 探索性实验……………………………………………………… (266)
第一节 实验研究基础知识…………………………………………… (266)
一、动物实验研究 ……………………………………………………… (266)
二、常用统计指标和统计方法………………………………………… (268)
三、用 Excel 统计函数进行数据统计 ………………………………… (270)
四、实验研究设计的基本原则和程序 ………………………………… (276)
第二节 探索性实验…………………………………………………… (279)
一、机能学探索性实验教学程序 ……………………………………… (279)
二、立题要求…………………………………………………………… (280)
三、探索性实验教学内容 ……………………………………………… (280)
四、探索性实验教学要求 ……………………………………………… (280)
参考文献………………………………………………………………… (281)

第一章　绪　　论

第一节　机能学实验概述

机能学实验是一门用实验方法观察正常、疾病和药物作用下的机体功能和代谢变化，研究这些变化的机制及规律的科学。

生理学、病理生理学和药理学同属机能学科，在实验研究和实验教学方面有很大的共性：基本以动物为实验对象，观察和测定机体的功能和代谢变化。将三个学科的实验教学进行从正常到异常及药物治疗的整合教学，更有利于学生整体了解使命活动、疾病及治疗过程。经过各高校十多年的教学实践与探索，机能学实验业已成为一门比较成熟的课程。

机能学实验是一门医学专业基础必修课程，课程知识涉及生理学、药理学、病理生理学、统计学、动物学、计算机等理论及实验方法和技术。本教材比较系统地介绍了机能学实验的基本理论、实验方法、现代实验技术和实验研究的基本知识，并希望通过基础、综合实验及探索性实验教学，培养学生知识应用和科学实践的能力。

第二节　机能学实验课程教学内容和教学目标

1. 机能学实验基本理论　　包括实验动物基本知识，常用仪器的原理和使用方法，机能学实验基本方法和技术、实验数据的采集和统计处理，机能学实验研究的基本程序，实验报告撰写的要求和格式。这部分内容通过课堂教学与自学结合的形式进行。通过基本理论的教学，使学生了解和初步掌握机能学实验的基本理论和研究方法。

2. 基础性实验　　内容涉及离体组织、器官实验，整体动物实验。基础实验安排一些单一因素、单一观察指标的实验，包括部分高仿实验。教学重点是学习和训练机能学动物实验的基本方法、技能、仪器使用，学习实验数据的记录、统计和实验报告的撰写。通过基础性实验教学，使学生初步掌握基本实验方法和技术，初步掌握实验数据记录、测量、实验报告撰写，培养应用理论知识的能力。

3. 综合性实验　　综合性实验安排多指标、多因素的实验及科研式实验。教学重点是强化实验操作、掌握科研式的实验方法、实验结果的统计分析和规范的实验报告撰写。该部分教学目标：使学生掌握和应用机能学实验方法和技术，具备对复杂实验观察、记录、分析的能力，能撰写出高质量的实验报告。培养严谨的科学作风和严密的科学思维方法。

4. 探索性和设计性实验　　在完成前两阶段教学，学生已具备机能学实验的基本能力。本阶段的教学由教师指定课题方向，并在教师的指导下，学生完成资料查找、实验设计、实验准备、实验、实验数据的统计分析及实验论文。通过探索性、设计性实验教学,达到了解机能学实验研究的基本程序,了解文献检索、实验设计、科学实验和论文撰写。培养知识应用和科学研究能力,提高创新能力的教学目标。

第三节　机能学实验课程的教学要求

一、课前准备要求

机能学实验是一门实践性很强的课程,实验是本课程的主要教学内容。本课程的实验所用实验仪器设备操作比较复杂、实验动物的手术、标本制备技术难度较高,实验时间较长,处理因素多,干扰因素常会影响实验结果,实验涉及多个学科知识。课前充分的准备工作是实验顺利进行和获得良好实验结果的重要保证。课前的准备工作要求如下:

1. 实验准备

(1) 仔细阅读与本课程有关的资料,了解实验的目的、要求和操作程序,充分理解实验设计的原理。

(2) 设计好实验原始记录项目和数据记录表格。具体项目有:

① 实验名称、实验日期、时间、环境温度、实验成员。

② 受试对象　动物种类、品系、编号、性别、体重、健康状况、离体器官名。

③ 实验仪器　主要仪器名称、规格型号、生产厂商。

④ 实验药物或试剂　名称、来源(厂商、剂型、规格、含量和批号)。

⑤ 实验方法　分组、动物处理(麻醉、手术、刺激、给药途径、剂量、时间和间隔)。

⑥ 实验观察指标　指标名称、单位、指标测量方法、数据形式,记录曲线的标注。

⑦ 实验结果　原始数据记录表格,统计数据表格,坐标图、直方图等。

⑧ 数据处理　实验数据的表示方法,统计方法与结果。

2. 理论准备

(1) 按预习要求,查阅有关文献和书籍,对各处理的结果作出科学的预测,对结果进行分析讨论。

(2) 编写参考文献目录及相应的引用内容。

二、课堂要求

1. 遵守实验室规章,注意实验安全与环境保护,有序进行实验。
2. 明确分工,密切配合。
3. 按规定程序操作,全面观察,准确记录实验数据,严禁篡改实验数据和结果。
4. 如实记录意外情况。
5. 珍爱实验设施,珍惜实验材料。
6. 做好实验结束的善后工作,清洁整理实验器具并清点归还,按要求处理废弃物。
7. 离开实验室须请示指导教师。

三、课后要求

及时整理实验记录和数据，按要求认真独立完成实验报告或论文并准时呈交。

第四节　实验报告的撰写

一、实验报告撰写的意义

实验报告是对实验的全面总结。通过书写实验报告，可学习和掌握科学论文书写的基本格式、图表绘制、数据处理、文献资料查阅的基本方法，并利用实验资料和文献资料对实验结果进行科学的分析和总结，提高作者分析、综合、概括问题的能力，为今后撰写科学论文打下良好的基础。

实验报告的内容和格式通常包括实验目的、方法、结果、讨论和参考文献 5 个部分。它们分别回答为什么进行这项实验、实验的具体方法、有何结果、该结果在医学理论和技术上有何意义以及文内的引证出自何处等。这种固定和符合逻辑的内容和格式，既方便作者写稿，也使读者阅读方便、一目了然。

二、实验报告的格式及内容

（一）实验报告题目

题目是实验报告中心思想和主要内容的高度概括，应言简意赅。题目像一种标签，切忌冗长，也要避免过分笼统，反映不出报告的主题特色。

学生实验报告可用实验教材上的题目，也可根据实验内容自己拟定。题目前加实验序号。

（二）作者署名

作者系指实验的参加者和实验报告的撰写者。署名应写全名，署名后列出作者的单位全称或通信地址(学生实验报告须写学校、专业、班级和学号)。署名应署在题目的下方和报告正文前面。如：

实验 12　家兔动脉血压的神经和体液调节

张薇

(浙江大学 2006 临床医学专业 4 班 2 组，20060107)

（三）实验目的或摘要

1. 实验目的　　实验目的作为实验报告正文的开端，主要提出本实验需要解决的问题，可以包括一个以上的问题。实验目的要求精练、简短。

2. 摘要　　按学术论文格式要求写作实验报告，要求写作摘要而不写实验目的。摘要是从报告内容中提炼出来的要点，是概括而不加注释或评论的简短陈述。一般通行的格式为结构式摘要,即按目的、方法、结果、结论格式书写。尽量不采用公式、图表或参考文献。以 300 字左右为宜。

(四) 关键词

学术论文格式的实验报告,在摘要后须有关键词。列出 2～5 个参考 MeSH 词表反映实验中心内容的名词或词组。

(五) 引言或背景

引言作为实验报告正文的开端,主要介绍实验的背景、与本实验相关的研究现状等。作者也可以将自己的发现及解决方案和理论依据在引言中简短地叙述。引言要求精练、简短,一般为 200～300 字。

(六) 材料和方法

机能学实验报告的材料和方法一般的格式内容如下:

1. 实验对象　实验动物的种类、品系、性别、年龄和健康状况,人体性别、体重、年龄等。
2. 实验仪器　仪器设备的名称、生产厂商,实验仪器系统的组成方法及参数。
3. 实验药品和试剂　药品和试剂的名称、规格、剂型和生产厂商。
4. 实验方法　实验环境和条件的控制,样品的制备方法、实验动物的饲养条件,药物、试剂的配置过程和方法。实验对象的分组及处理,实验步骤或流程,操作方法。
5. 数据记录　观察方法和指标,数据记录方式,资料和结果的收集整理。
6. 统计学分析　数据的表示方法,统计学方法的选用。

(七) 结果

实验结果的表达形式有表、图和文字叙述三种。图表设计要恰当。实验报告须提供如下实验结果内容:

1. 对结果的文字叙述。
2. 以表格形式记录的实验原始数据,实验原始数据记录表如表 1-1。
3. 经过统计处理的图、表。实验数据统计结果表如表 1-2。
4. 经过编辑标注的原始记录曲线。实验原始记录曲线的标注如图 1-1。
5. 对图、表的说明文字。

表 1-1　肾上腺素(E)和乙酰胆碱(ACh)对心肌收缩力和心率的影响

样本号	心肌收缩力/g			心率/(次/min)		
	对照	E	ACh	对照	E	ACh
1						
2						
3						

（续表）

样本号	心肌收缩力/g			心率/(次/min)		
	对照	E	ACh	对照	E	ACh
4						
5						
6						
$\bar{x}\pm s$						

表 1-2　静脉注射 X 溶液对家兔呼吸运动的影响

组　别	动物数/n	呼吸频率/(次/min)	气道压力/cmH_2O
生理盐水组	10	72.50±6.24	2.45±0.37
X 溶液组	10	79.10±7.34*	3.01±0.51**

* $p<0.05$，** $p<0.01$，与生理盐水组比。

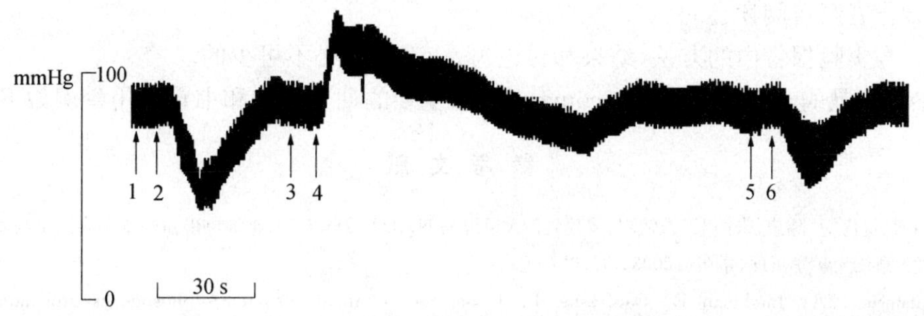

图 1-1　电刺激迷走神经、减压神经、静脉注射去甲肾上腺素对家兔动脉血压的影响

1、3、5：处理前对照；2：刺激迷走神经末梢端；4：静脉注射去甲肾上腺素；6：刺激减压神经中枢端。
仪器灵敏度：20 mmHg/cm；纸速：50 mm/min。家兔体重：2.6 kg。时间：1999.10.25，13:30；气温：20℃。
实验者：朱军。

（八）讨论

讨论是从实验和观察到的结果出发，从理论上对其进行分析、比较、阐述、推论和预测。

1. 讨论的内容

(1) 作者用已有的理论知识对本实验和观察结果进行讨论，从理论上对实验结果的各种资料、数据、现象等进行综合分析，应引用相关文献资料进行比较和分析。

(2) 指出结果和结论的理论意义及其大小，对实践的指导作用与应用价值。

(3) 实验过程中遇到的问题、差错和教训，与预想结果不一致的原因，有何尚待解决的问题及其解决的方法，提出在今后的实验中须注意和改进的地方。

2. 讨论的依据

(1) 归纳分析问题需以实验资料为依据，要观点明确，摆事实讲道理。实验中如有不足之处,须加以说明。在解释因果关系时,应说明偶然性与必然性。

(2) 用科学的理论阐述自己的观点,分析实验结果。要引经据典,注意逻辑性。

(九) 结论

结论是对整个报告的主要内容和主要论点进行概括性总结。文字要简短,不用表和图。它并非是简单重复正文各部分内容的小结,而是作者在实验结果和理论分析的基础上,经过严密的逻辑推理,更深入地归纳报告中能反映事物本质的规律得出的结论。措辞要严谨、精练,表达要准确、有条理性,结论要与实验目的相呼应。

(十) 参考文献

参考文献是实验报告在引用他人的资料,在报告最后列出的文献目录,这既是为了反映实验报告的科学依据,表明作者尊重他人的研究成果,同时也向读者提供有关原文信息的出处,故参考文献不能省略,同时应符合下列要求:

1. 尽可能选用最新的已公开发表、出版的书刊。
2. 作者亲自阅读过的。
3. 与实验报告中的方法、结果和讨论关系密切的、必不可少的。

参考文献的书写格式按 Vancouver 格式,主要的期刊论文和书籍引用举例如下:

参 考 文 献

[1] 徐淑君,沈海清,陈忠,朱丽君,朱朝阳,罗建红. 大鼠海马 NMDA 受体 NR1 亚单位蛋白的基础表达量与学习记忆相关. 浙江大学学报(医学版),2003, 32(6): 465～469.

[2] Klausmeier CA, Litchman E, Daufresne T, Levin SA. Optimal nitrogen-to-phosphorus stoichiometry of phytoplankton. Nature, 2004; 429(6988): 171～174.

[3] 张志敏. 实验小儿腹泻病学. 第 1 版. 北京: 人民卫生出版社,1996.

[4] Philips SJ, Whisnant JP. Hypertension and stroke. In: Laraph JH, Brenner BM, editors. Hypertension: pathophysiology, diagnosis, management. 2nd ed. New York: Raven Press, 1995. 65～78.

如果需要在文中使用英文缩略词,必须在第一次出现时给出该专业词的中文和英文全称及缩略词,如肾上腺素(adrenaline, Adr)。

三、实验报告撰写要求

(一) 机能学实验的实验报告撰写具体要求

1. 独立完成实验报告。
2. 书写工整,文字简练,术语正确,规范使用英文缩写。
3. 格式及内容要求

(1) 题名　实验名称。

(2) 作者　作者姓名及单位(年级、专业和班级)。

(3) 实验目的或结构式摘要(按目的、方法、结果、结论书写)。

(4) 引言或背景(可不写)。

(5) 材料和方法　材料应包括主要实验器材和实验药品试剂,实验方法应详细,并明确数据的表示方法和统计方法。

(6) 实验结果　客观的实验结果用数据表示,要求统计的实验结果,用统计表或图,显著性检验应标注概率,图表应规定标注图序、图题、表序和表题。须用文字、数据(统计数据用统计描述和统计结果)叙述结果,条理清楚。

(7) 讨论及结论　从实验结果出发,探讨分析每一项实验结果产生的机理,并得出结论或总结。

(8) 参考文献　参考文献引用处,在引用句末根据引用顺序用上标序号表示,用方括弧括住序号。参考文献索引按“引用序号,作者,题名,杂志名称,出版时间,卷(期)”格式书写。

4. 原始数据整理成表,原始记录曲线剪贴标注,放在实验结果项内或作为附件放在实验报告之后。

(二) 探索型和设计性实验报告或论文撰写要求

1. 每人独立完成一篇实验报告或论文。

2. 书写工整(建议使用打印稿),文字简练,术语正确,规范使用英文缩写。

3. 格式及内容要求

(1) 题名　实验名称。

(2) 作者　作者姓名及单位(年级、专业和班级)。

(3) 结构式摘要　按目的、方法、结果(用具体数据表示,并说明显著性检验结果)、结论书写。

(4) 引言或背景　本研究的现状及存在或尚未解决的问题,本研究要解决或探索的问题。

(5) 材料和方法　材料应包括主要实验器材和实验药品试剂,实验方法应详细完整,写明分组及处理方法。明确数据的表示方法和统计方法。

(6) 实验结果　客观的实验结果用数据表示,要求统计的实验结果,用统计表或图,显著性检验应标注概率,图表应规定标注图序、图题、表序和表题。须用文字、数据(统计数据用统计描述和统计结果)描述结果,条理清楚。

(7) 讨论及结论　从实验结果出发,探讨分析每一项实验结果产生的机制,并得出结论或总结。

(8) 参考文献　参考文献引用处,在引用句末根据引用顺序用上标序号(用方括弧括住序号)表示。参考文献索引按“引用序号,作者,题名,杂志名称,出版时间,卷(期)”格式书写。

4. 原始记录和实验设计　　原始记录完整,每组至少有一份经过整理和标注的实验原始记录数据(包括记录曲线)和实验设计,原始记录和实验设计作为论文附件装订在实验报告后。

(陆源　林国华　杨午鸣)

第二章　机能学实验常用仪器

机能学实验主要以动物为实验对象，观察和研究机体功能和代谢变化。机体的功能和代谢变化以生物信号的形式表达，生物信号中有一些是生理过程自发产生的，例如血压、心电信号、体温、血液氧分压、神经细胞动作电位等；另一些信号是外界施加于机体，机体响应后再产生出来的，例如超声信号、同位素信号、X 线信号、血药浓度等。人的感官对绝大多数的生物信息不能直接感知，需要借助仪器设备对其进行观察和测量。

在机能学实验中多数实验通过观察测量生物信号来了解机体功能的情况，其实验过程如图 2-1 所示。在这一过程中，实验对象(动物及其离体组织器官)的信号反映机体功能情况，通过换能器从实验对象拾取生物信号并变换成电信号，该电信号(比较微弱)经记录测量仪器的放大并以人感官所能感知的信息形式显示和记录。对实验对象施加处理，反映机体功能变化情况的信号也相应改变，对这些变化的信号进行分析，便可获知机体功能变化情况。

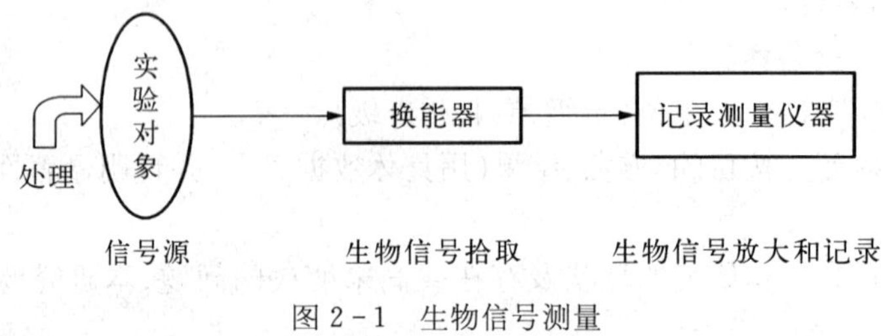

图 2-1　生物信号测量

第一节　机能学实验仪器的基础知识

20 世纪 70 年代初，机能学实验室使用杠杆、检压计、记纹鼓、感应线圈进行实验。70 年代中期至 80 年代初，沿用了近一百年的杠杆、检压计等被各种传感器替代，感应线圈被电子刺激器替代，记纹鼓被记录仪替代，生物信号前置放大器和示波器进入实验室。新技术的应用，极大地提高了实验水平和实验效率，同时应用新技术开设了一大批新的实验。进入 90 年代，随着计算机技术的迅猛发展和普及，计算机生物信号实时采集处理系统开始进入实验室，为实验技术的自动化、信息化及开展探索性、设计性实验教学提供有力支持。

机能学实验仪器是根据被检测信号的性质而设计的，正确使用实验仪器、保证实验顺利进行，就必须了解和掌握生物信号的基本特征及现代实验仪器的基本知识。

一、生物电信号的基本特性

在机能学实验中，生物信号(如血压、肌肉张力、生物电等)通过换能器(如压力换能器、张力换能器、电极)将其转换为电信号,再经过放大后显示或记录。生物信号中生物电信号是一类比较复杂的信号,了解生物电信号的基本特性有助于实验的顺利和正确的进行。

表 2-1 列出的几个典型的生物电信号反映了生物电信号低幅、低频、源阻抗大的基本特性。生物电信号的振幅最高的为 100 mV 左右,低的仅 0.01 mV,与数百毫伏的电极极化电压和数伏的干扰信号比,生物电信号振幅比较低。生物电信号的频率范围为0～10 kHz,多数信号在 0.2～100 Hz,从电信号的频率角度来看,生物电信号属低频信号。生物电有一定的电压和电流,根据欧姆定律,生物电信号也有电阻(或阻抗),生物电信号源的阻抗(称源阻抗)达几万欧姆。

表 2-1　生物电信号参数表

信号名称	幅度/mV	频谱/Hz	源阻抗/kΩ	极化电压/mV	干扰电压/V
心电图	0.1～8	0.2～100	数十	±300	数伏
脑电图	0.01～1	1～60	数十	±100	:
皮肤电位	0.05～0.2	1～100	数十	±300	:
细胞电位	0.1～100	DC～10 000	数十	几个	:

用电极拾取生物电信号,电极常被称为引导电极,拾取生物电信号的过程常称为生物电信号引导。在生物电信号引导时,生物电信号受多种干扰信号的干扰,主要的干扰信号有:

1. 电极极化引起的电极电位　电极电位在处理好时为直流特性(100 mV),用直流放大器时,信号直流成分被干扰,在高放大倍数时,使放大器饱和。

2. 电辐射干扰　50 Hz 市电干扰信号,供仪器设备、照明等使用的电源,其 50 Hz 及其谐波通过仪器、辐射等途径干扰生物电信号,其干扰信号的频率与生物电的频率重叠。

3. 生物电信号的相互干扰　肌电、皮肤电干扰心电,心电、皮肤电干扰脑电等。

生物电信号的检测是从各种生物电、背景干扰、极化电压中检出需要测量的信号。

二、生物信号的交、直流特性

生物电信号可根据其与时间的关系分为交流信号、直流信号和交直流叠加信号。

1. 交流信号　振幅和方向随时间变化的信号为交流信号,如交流电(图 2-2)。细胞外记录的生物电信号多数为交流信号,如心电信号(图 2-3)、脑电信号、神经干动作电位等。

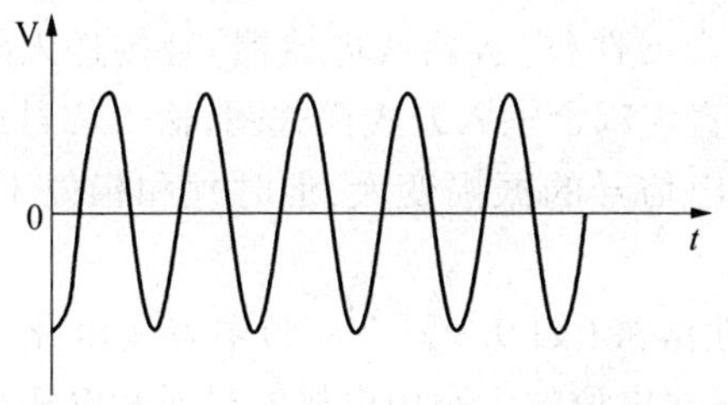

图 2-2　交流电

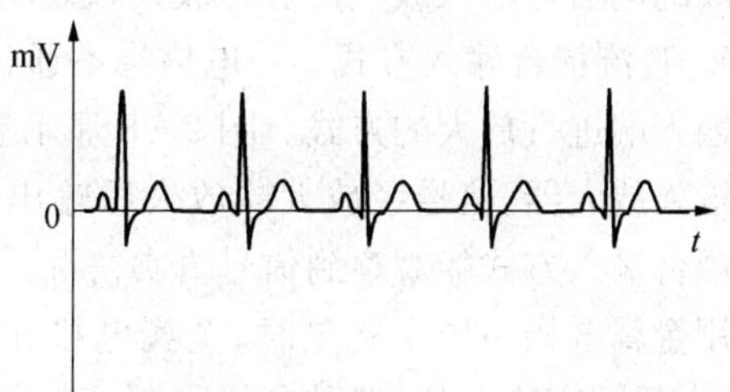

图 2-3　人体心电图

2. 直流信号　　振幅和方向不随时间变化的信号为直流信号，如直流电(图 2－4)。振幅和方向随时间变化很缓慢的信号可视其为直流信号，如电极电位、细胞内记录的细胞静息电位(图 2－5)。

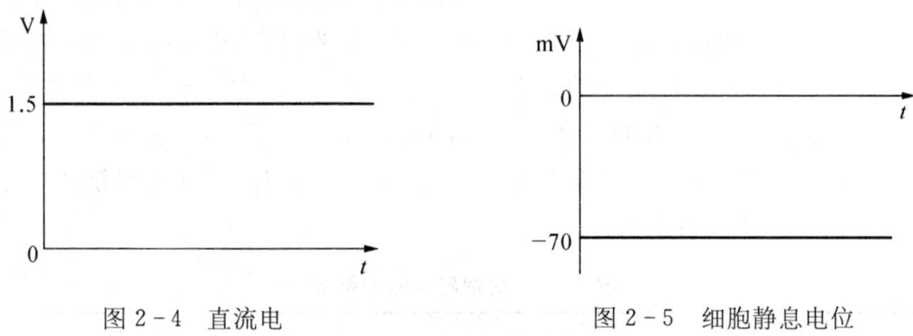

图 2－4　直流电　　　　图 2－5　细胞静息电位

3. 交、直流混合信号　　生物信号中既有直流成分又有交流成分的信号。如细胞内引导膜电位变化过程，细胞静息时记录到的静息电位是直流电信号，细胞兴奋时记录到的动作电位是交流电信号(图 2－6)。有些细胞的动作电位含有直流信号成分，如心肌细胞动作电位平台期电位。生物信号通过直流应变式换能器转换为电信号，这类信号往往为交、直流混合信号，如反映肌肉舒张期张力、动脉血压舒张压等是直流信号，而反映肌肉收缩、心脏射血引起张力和动脉血压变化过程是交流信号(图 2－7)。

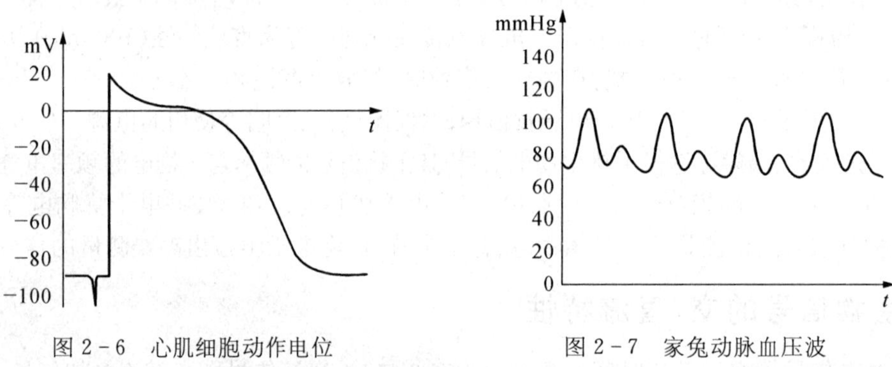

图 2－6　心肌细胞动作电位　　　　图 2－7　家兔动脉血压波

三、信号的交流、直流耦合输入方式

生物信号放大器都设置有交流和直流两种耦合输入方式，生物电信号和通过换能器转换后的电信号输入放大器进行放大和处理时，首先需要确定信号的耦合方式。

1. 直流耦合输入方式　　电信号不通过耦合器件(电容器或电感器)直接送入放大器的输入端进行放大的方式。图 2－8 显示了一直流耦合输入方式模式图，输入信号通过电阻输入放大器，信号经放大器放大后输出，输出信号的振幅变大，但时程和相位不变。直流耦合输入方式能观察到信号真实情况。

用金属电极引导生物电时，金属电极在极性溶液(如 0.9% NaCl)中发生电化学反应，使电极间产生电位，这种电位称电极电位。电极电位的大小由电极的材质和电极处理情况所决定，在生理盐水中银电极的电极电位可达 100 mV。电极电位一般表现为直流信号特性。电极电位比多数生物电信号的振幅大得多,用直流耦合方式放大生物电信号时,生物电信号放大到能被观察记录的程度时,电极电位也被放大并使放大器出现饱和,生物电信号就不能被观察记录到。电极电位也干扰了生物电信号的直流成分。用交流耦合方式可消除电极电位的影响。

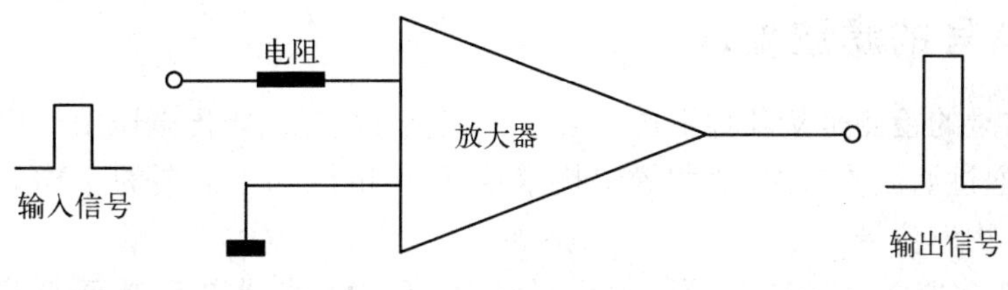

图 2-8　直流耦合输入方式

2. 交流耦合输入方式　　电信号经耦合器件(如电容器)送入放大器的输入端进行放大的方式称交流耦合输入方式。电容器有“隔直”效应,阻止直流电通过电容器。直流电信号不能通过电容器送入放大器的输入端进行放大,交流耦合方式的“隔直”的作用,使放大器只放大交流信号而不放大直流信号。交流耦合输入方式在放大生物电信号时避免了电极电位被放大后使放大器出现饱和的情况发生。交流耦合输入方式下观察和记录到的信号直流成分往往发生较大的改变(变化大小取决时间常数),如图 2-9 所示,方波信号经电阻-电容耦合输入放大器的输入端,方波信号的顶(直流)被电容器阻隔,方波信号通过交流耦合放大后变成了微分波。

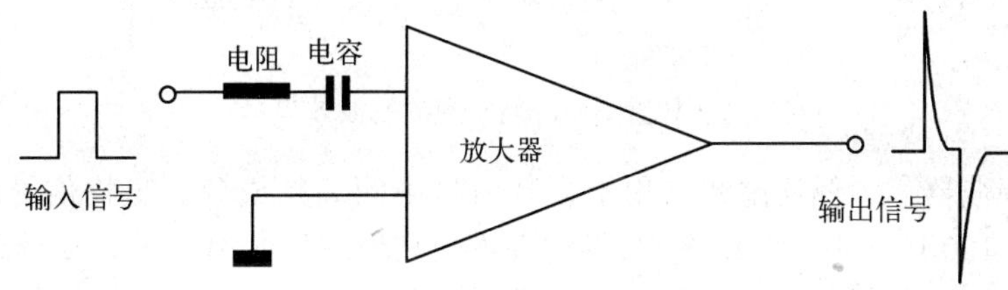

图 2-9　交流耦合输入方式

3. 信号的直流耦合输入选择　　细胞内引导的生物电信号和应变式换能器输出的电信号应选择直流耦合方式将信号输入到放大器。

4. 信号的交流耦合输入选择　　细胞外引导的生物电信号采用交流耦合方式将信号输入放大器。在采用交流耦合方式时应根据信号频谱选择合适的时间常数(或下限转折频率),以避免信号的有用频率成分被衰减(请参见本节“信号的滤波”)。

四、生物信号的输入方式

1. 单端输入方式　　生物电信号输入以地电位为参考点,放大器在放大生物电信号的同时,干扰信号也被放大。放大的生物电信号混杂在各种干扰信号之中。单端输入方式抗干扰能力差,在生物电测量中较少采用。

2. 双端输入方式(差分输入)　　生物电放大器多采用双端输入方式,即生物电信号通过两个输入端送入放大器放大,生物电信号混杂在各种干扰信号之中,对两个输入端而言,干扰信号被视作共模信号(幅度、相位和频率相同),而生物电信号是差模信号。生物电放大器采用双端输入方式能极大地抑制干扰信号并放大生物电信号。

生物电放大器采用双端输入方式,所观察和记录的生物电信号是生物体、组织或细胞的两点之间的电位差。

五、生物信号的滤波处理

生物电信号的检测是从各种生物电信号、背景干扰信号、极化电压中检出需要测量的生物电信号,通过滤波的方法,使背景干扰信号、极化电压和不需要的生物电信号衰减并获得所需的生物电信号。

1. 高通滤波器　在放大器的输入端设置高通滤波器以衰减低频信号,通过选择时间常数(τ)来衰减不同频率的低频信号,τ和下限转折频率(f_L)的关系为:$f_L = 1/2\pi\tau$。

选用不同的时间常数对一方波进行滤波,图 2－10 显示了方波的直流成分被衰减的情况。

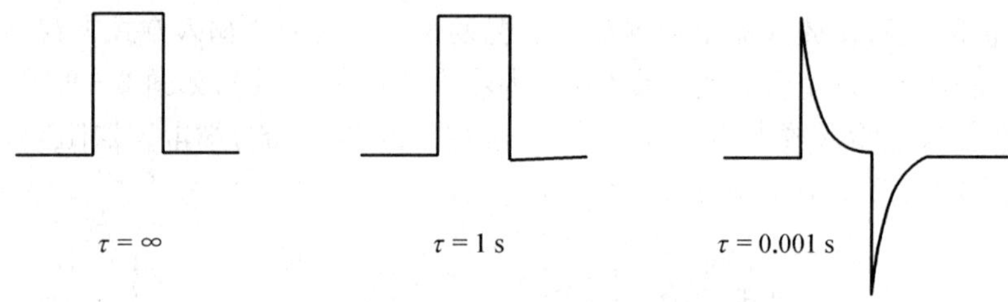

图 2－10　不同时间常数的滤波效果

2. 低通滤波器　低通滤波器用于衰减信号中的高频成分。生物信号放大器的低通滤波一般设 100 Hz～100 kHz 多挡,供滤去不同高频信号使用。

图 2－11 显示了一方波的选用不同滤波频率,信号高频成分被衰减的情况。

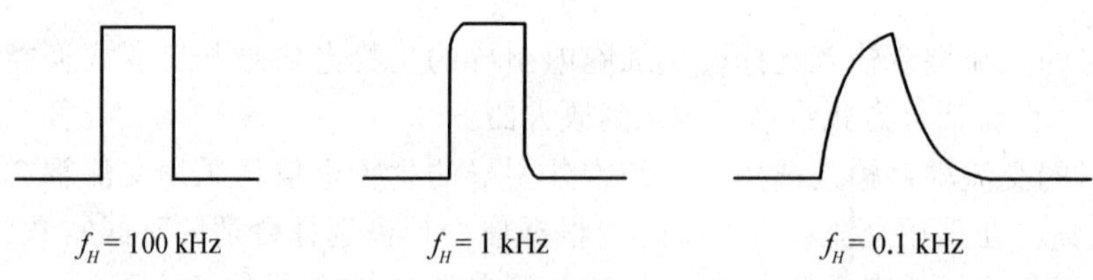

图 2－11　不同滤波频率的滤波效果

3. 信号滤波　在交流耦合输入方式下,生物电信号经高通滤波器输入放大器,信号的低频成分会被衰减,如果高通滤波器的时间常数(下限转折频率)选择不当,信号的有用成分就会失去。在放大生物信号时,如果有高频干扰信号干扰生物信号,并影响观察和测量时,可利用放大器的低通滤波器,上限转折频率从高到低,逐渐降低,使干扰信号对生物信号的观察测量的影响较小时为止。上限转折频率过低,会将有用的信号衰减掉。记录生物信号时,可参考表 2－2 选择时间常数和上限转折频率。

表 2-2　生物信号记录参数

信号名称	振幅	时间常数/s	上限转折频率/kHz
坐骨神经动作电位	5～30 mV	0.01～0.1	3～5
减压神经传入冲动	100～500 μV	0.01～0.1	5
膈神经传出冲动	50～300 μV	0.01～0.1	5
植物性神经冲动	50～100 μV	0.01～0.1	3～5
骨骼肌动作电位	5～20 mV	0.01～0.1	3～5
肠平滑肌慢波	2～10 mV	1.5～∞	1
肌电图(EMG)	50～300 μV	0.01～0.1	5
心电图(ECG)	0.1～2 mV	0.1～1.0	1
脑电图(EEG)	30～200 μV	0.3～1.0	1
视网膜电图(ERG)	0.5～1 mV	0.3～1.0	1
神经细胞膜电位	50～100 mV	∞(DC)	10～20
骨骼肌细胞膜电位	50～120 mV	∞(DC)	10～20
心肌细胞动作电位	60～120 mV	∞(DC)	5～10
中枢单位放电(细胞外)	100～300 μV	0.01～0.1	5～10
应变式换能器输出信号	0.01～50 mV	DC	0.1
心音换能器输出信号	0.1～2 mV	0.2～0.02	0.1
脉搏换能器输出信号	1～10 mV	DC	0.1

六、模拟测量与数字测量

血压、张力、体温、动作电位等生物信号从理论上讲大都是连续变化的模拟量，即在时域上是连续的。传统的测量仪器的显示数值都模拟着被测量的变化。由于仪器本身的局限性，显示数值的分辨率只能达到 2～3 位有效数字(如指针式仪表)，而且模拟式信号(测量数据)在测量过程中易受噪声干扰的影响而变值。随着数字技术的发展，测量仪器日渐数字化。它使测得的模拟量通过模-数转换为数字量，再利用数字技术和计算机技术来提高测量的精确度、可靠性、灵活性和自动化程度。数字式仪器用数码显示结果，读数方便，不易读错，显示的示值分辨率可达 6、7 位有效数字或更高，而且数字信号(测量数据)采用高-低两个电平编码信号，不易受干扰而出错。

实现数字测量的第一步就是用模-数转换器将模拟量转换为数字量。数字量是离散量的，以一定的跨步(量子值)跃变。每个数字量是一系列阶跃跨步的总和，通常用 n 比特二进制编码来表示，图 2-12 中，细斜线表示一 0～10 的模拟量(十进制)，模-数变换后的数字量为 0000～1010(二进制)。模-数变换的结果(图中粗线)只能在一些个别点完全等同于模拟量(细线)。模拟量与数字量之间不可避免的差异，称为量化误差或量化噪声。二进制编

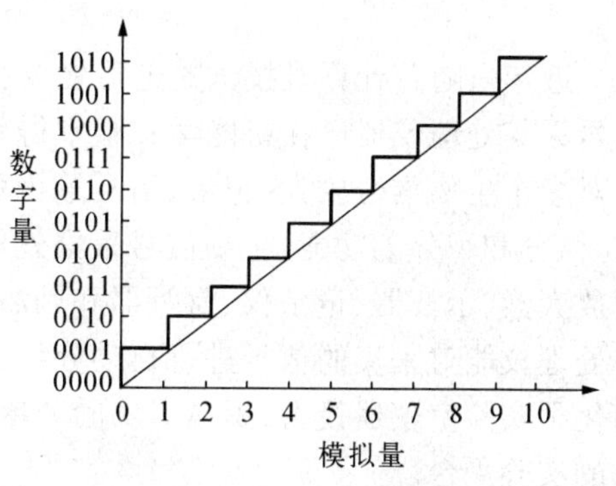

图 2-12　模-数变换

码时,分辨率(一个量子)为 $1/(2^{n-1})$,8 比特的分辨率为 $\pm 2\times 10^{-3}$。

1. 模-数和数-模转换器　电子系统中用来连接数字部件与模拟部件的信息转换装置,以实现数字信号和模拟信号的相互转换的装置,统称为数据转换器。模-数转换器(analog-to-digital converter)简称 A/D,数-模转换器(digital-to-analog converter)简称 D/A。数据转换器用途很多。

2. 数据转换器的主要指标　模-数转换器和数-模转换器的主要指标有转换时间(转换速度)、转换电平、精度、分辨率等。根据使用对象的不同,转换设备有通用型、高性能型、高分辨率型、高速型。

(1) 分辨率　模-数转换器的分辨率用位数表示,位数越高,分辨率越强,转换绝对精度也越高,转换的数字量越接近模拟量。16 位模-数转换器,转换绝对精度可达满表值的 0.025%。如 12 位 A/D,转换电平为±5 V,则分辨率为:

$$\text{分辨率}=\frac{\pm 5\ \text{V}}{2^{12-1}}=\frac{\pm 5\ \text{V}}{2\ 048}=\pm 2.44\ \text{mV}$$

(2) 转换时间　模-数转换过程需要一定时间 τ,即模-数转换器的采样时间和转换时间。τ 值正比于转换位数 n。实际使用中,τ 应与被测之量的变化率(dv/dt)相适应。根据采样定律:

$$\text{采样频率}\geqslant\text{信号频谱中的最高频率的 5}\sim\text{10 倍}$$

$$\text{采样频率}=\frac{1}{\text{采样时间}}$$

模-数转换器的采样时间是一个不变的值,而仪器的采样时间可使用软件和硬件延迟技术进行设置,仪器的最小采样时间总是大于或等于模-数转换器的标称时间。

生物信号模-数转换时,采样频率取信号频谱中的最高频率的 10 倍可获得比较好的效果。如心电信号频谱中的最高频率为 100 Hz(高频心电信号除外),用 1 000 Hz的采样频率,即 1 ms 的采样时间,转换得到的数字量保留心电信号绝大部分信息。

第二节　微机生物信号采集处理仪

近年来随着计算机技术的迅猛发展和普及,信号实时采集处理技术日趋成熟,生物信号采集处理仪器已在机能学实验室得到普及应用。一台生物信号采集处理仪往往具有对多个生物信号放大、记录、信号输出和刺激输出的功能,有的还具有对信号进行滤波、微分和积分的功能,生物信号采集处理仪能替代目前机能学教学实验室中使用的前置放大器、示波器、记录仪、监听器和刺激器,甚至可替代微分器和积分器。生物信号采集处理仪能对采集的信号进行自动分析、变换、频谱等分析。生物信号采集处理仪大大简化了实验室仪器设备,提高了实验效率,为深化现有实验和开设新的实验提供了非常好的实验平台。

生物信号采集处理仪由硬件与软件两大部分组成。硬件主要完成对各种生物电信号

(如心电、肌电、脑电)与非电生物信号(如血压、张力、呼吸)的调理、放大,并进而对信号进行模/数(A/D)转换,使之进入计算机。软件主要用来对信号调理、放大、A/D 转换的控制及对已经数字化了的生物信号进行显示、记录、存储、分析处理及打印。工作原理如下图所示(图 2-13)。

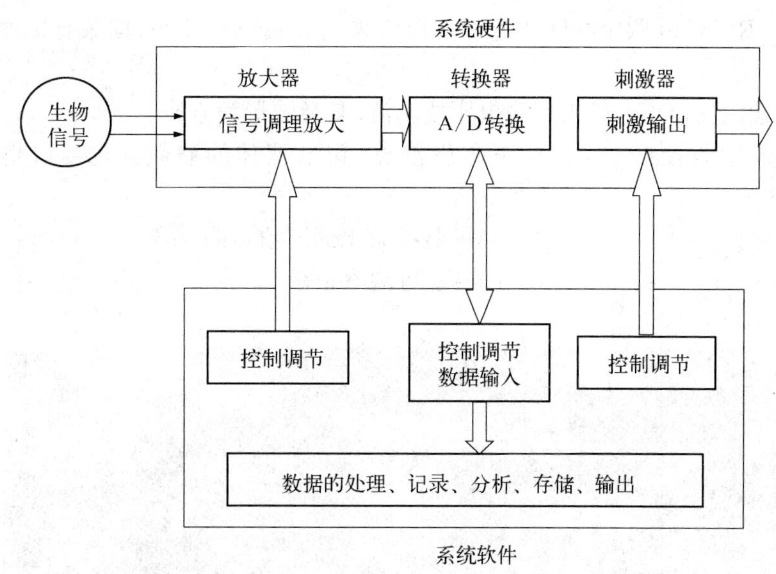

图 2-13　生物信号采集处理仪模式图

第三节　RM6240 微机生物信号采集处理系统

一、系统特点

RM6240 微机生物信号采集处理系统是一个系列产品,有多种型号,其中 RM6240B/C 型是国产同类仪器系统唯一的可用于人体的医疗仪器级产品。

RM6240 微机生物信号采集处理系统适用于 Windows 操作系统,共享 Windows 资源。

仪器采用 12 位 A/D 转换器,采样频率 400 kHz,USB 接口,仪器全程控。

RM6240 有 4 个输入阻抗 100 MΩ 信号输入通道,频率响应为 DC～30 kHz,每一通道的放大器均可作生物电放大器、血压放大器、桥式放大器使用,还可作肺量计(配接流量换能器)、温度计(配接温度换能器)、pH 计(配接 pH 放大器),具有记滴、监听、全隔离程控刺激器(刺激器自带刺激隔离器)功能,6240C 型有符合国际标准的 12 导联转换器,可同时在任意通道观察不同导联的心电波形。另有 4 个模拟通道,可在物理通道和模拟通道对各通道动态地进行微分、积分、频谱分析及相关分析等数据处理。系统可同时处理多种生理信号,并具有实时分析处理、显示记录等多种功能。

二、仪器面板

RM6240 生物信号采集处理系统面板见图 2-14。

1. 通道输入接口　通道是模拟信号输入、处理放大、转换成数字信号并被显示记录的物理通路。RM6240 生物信号采集处理系统有四个物理通道,可同时处理放大和记录四路信号。RM6240 四个物理通道输入接口采用五芯航空插座,插头与插座有对应的凹凸槽。

2. 刺激输出接口　输出刺激电压或电流,刺激波形为方波。

3. 受滴器输入接口　用于插入受滴器,记录液体的滴数。该接口也可用于外触发。

4. 监听输出接口　接有源音箱可监听第 1 通道信号的声音。

5. ECG 接口　接 ICE 标准导联线,可观察记录 12 导联心电图。

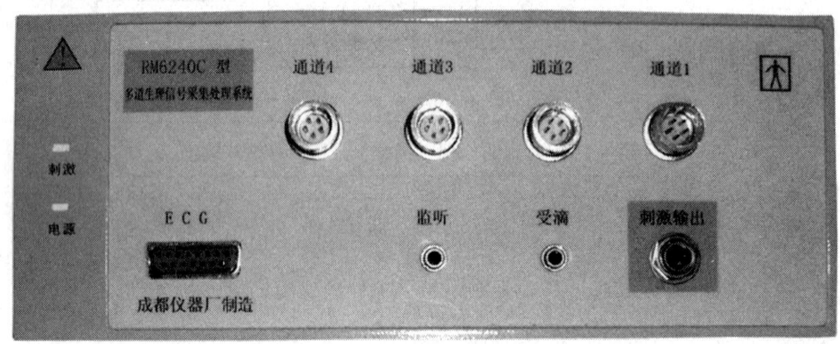

图 2-14　RM6240 生物信号采集处理系统面板

三、软件窗口界面

RM6240 软件窗口界面如图 2-15 所示,可划分为 6 个功能区:

1. 菜单条　显示顶层菜单项。选择其中的一项即可弹出其子菜单。

2. 工具条　工具条的位置在菜单条的下方。工具条提供了仪器基本功能的快捷按钮。

3. 参数设置区　位于窗口的右侧。有"采样频率"及各通道的"通道模式"、"灵敏度"、"时间常数"、"滤波"、"扫描速度"等功能键,选择各功能键可调节各通道的参数。

4. 数据显示区　实验数据以波形的形式显示于该区域内。

5. 标尺及处理区　该区显示各通道的通道号及对应信号量纲的标尺。鼠标点击"选择"按钮,弹出菜单,有对应通道定标、标记显示、分析测量、数据处理等功能选项。

6. 刺激器　程控刺激器为一弹出式浮动窗口,该刺激器可满足各种实验刺激的需要。

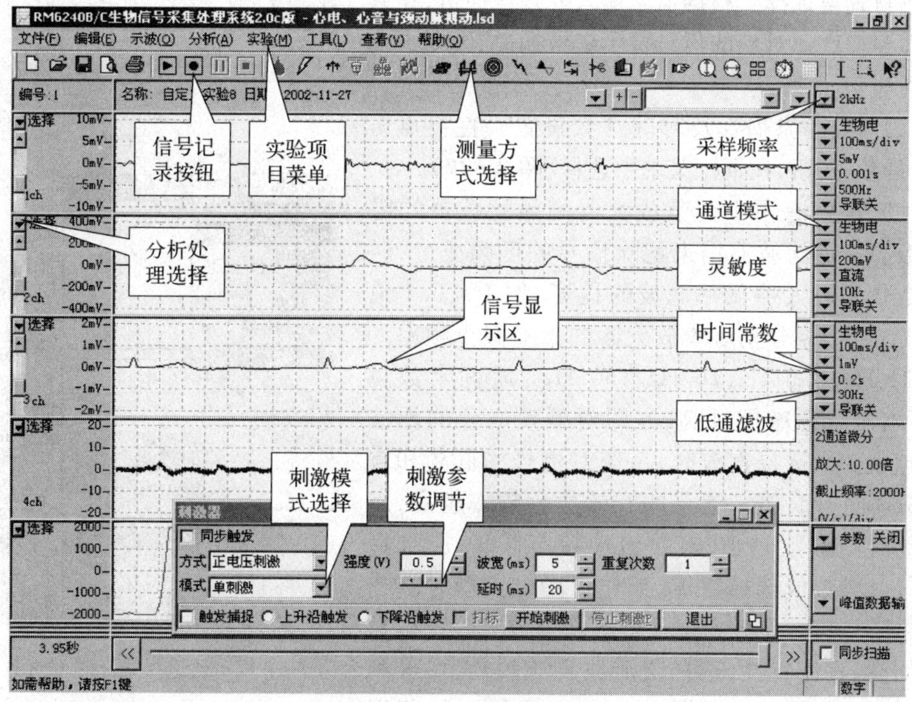

图 2-15　RM6240 系统软件窗口

四、基本功能及使用

(一) 仪器参数及设置

1. 仪器参数的快捷设置方法

仪器本身及实验室事先已将大多数实验项目的参数进行了预先设置，实验时仅需打开相应的实验项目，就可进行实验，无须进行各项参数设置。操作方法：系统软件启动后，在“实验”菜单选择所需实验项目或“自定义实验项目”(图2-16)，实验项目选择完成后，系统自动将仪器参数设置为该实验项目所要求的状态。

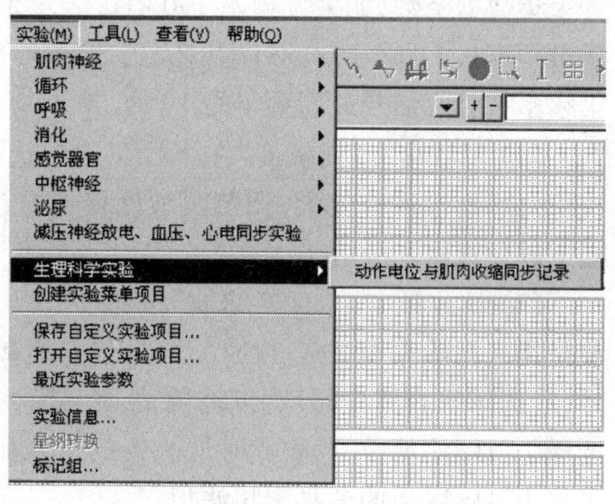

图 2-16　参数的快捷设置方法

2. 仪器参数的通用设置方法

(1) 通道模式选择　点击“通道模式”，在下拉菜单中选择记录的信号形式(图2-17)。

通过通道模式选择使各通道的放大器成为生物电放大器或桥式放大器或呼吸流量放大器等，如作血压实验时，应选择血压模式，并根据习惯选择血压单位。系统软件启动后，首先进行通道选择。根据信号输入的物理通道,在系统软件窗口选择对应的信号显示记录通道,关闭不使用的通道。

(2) 交、直流耦合及时间常数设置　直接点击“时间常数”按钮,在下拉菜单中选择(图 2-17)。

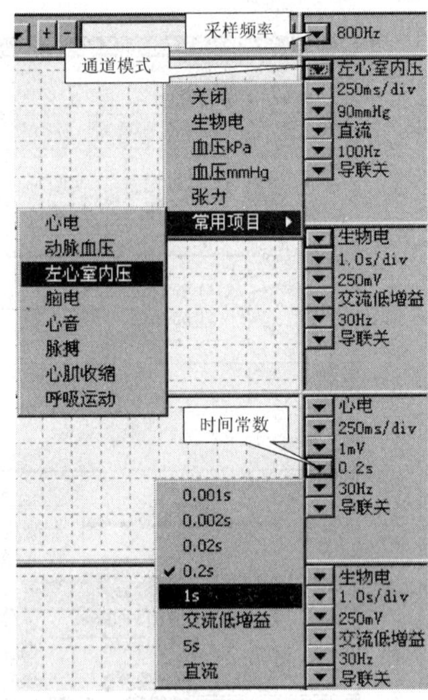

图 2-17　通道模式和时间常数设置

时间常数键用于调节放大器高通滤波器的时间常数。高通滤波器用来滤除信号的低频成分,时间常数代表放大器低频滤波的程度,如 1 s、0.1 s、0.01 s、0.001 s 分别对应放大器的下限截止频率约为 0.16 Hz、1.6 Hz、16 Hz、160 Hz。时间常数越小,下限截止频率就越高,亦即对低频成分的滤波程度越大。当选择直流时,系统对信号的低频和直流成分不进行衰减。信号的有效成分频率越高,应选择的时间常数越小,有效信号频率低时,应选择大的时间常数或选择直流,如作胃肠电实验时选择 5 s 的时间常数,作张力记录时选择直流等等。根据信号的交、直流特性,选择交流或直流耦合,引导细胞外生物电信号一般采用交流(AC)耦合方式,根据信号低频特性选择时间常数。引导细胞内生物电信号和记录应变式换能器的信号采用直流(DC)耦合方式。

(3) 采样频率　“采样频率”(图 2-17)在下拉菜单中选择。“采样频率”是指系统每秒采集数据个数,如采集频率 100 kHz 表示系统以 100 000 点/秒的速度采集数据。系统采集频率从 1 Hz～100 kHz 共 21 挡,实验时应根据信号的频率选择合适的采集频率,采集频率一般取信号最高频率的 10 倍。

(4) 灵敏度　“灵敏度”在下拉菜单中选择(图 2-18)。系统可对小信号进行放大,调节灵敏度使信号在显示区有适当的幅度以便观察和分析。

(5) 滤波频率　点击“滤波”按钮(图 2-18)进行选择。滤波是用来滤除信号的高频成分。当信号有效成分的频率较低时,应选择低的滤波频率,以滤除高频干扰。如观察脉搏波时,选择 10 Hz 的滤波,代表此时放大器的上限截止频率为 10 Hz,可将 10 Hz 以上的各种干扰滤掉。

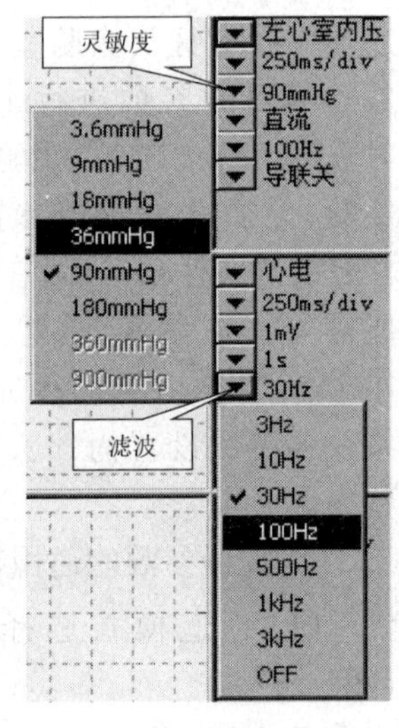

图 2-18　灵敏度和滤波设置

上述“时间常数”和“滤波频率”均指硬件实现的高通和低通滤波的参数。该仪器还具有数字滤波功能,当需要更宽的滤波范围,或者在实验以后需对滤波效果进行调整时,可以使用数字滤波功能。该功能在效果上与硬件滤波相当,但需消耗计算机的系统资源,并会产生延时,因此更适合于在实验后处理波形时使用。

基本实验项目的仪器参数设置参见表2-3 RM6240微机生物信号采集处理系统实验项目参数设置表。

表2-3　RM6240微机生物信号采集处理系统实验参数设置

实验名称	实验参数					
	采样频率	扫描速度	灵敏度	时间常数	滤波	50 Hz陷波
蟾蜍神经干电生理	40 kHz	1.0 ms/div	5 mV	0.02 s	3 kHz	关
骨骼肌收缩	400 Hz	1 s/div	50 g	直流	100 Hz	开
肌肉电兴奋与机械收缩	20 kHz	10 ms/div	2 mV	0.02 s	3 kHz	关
		10 ms/div	50 g	直流	30 Hz	
蛙心期前收缩-代偿间歇	400 Hz	1 s/div	3 g	直流	10 Hz	开
蛙心灌流	400 Hz	2 s/div	3 g	直流	10 Hz	开
兔动脉血压	800 Hz	500 ms/div	12 kPa	直流	30 Hz	关
心肌细胞动作电位	10 kHz	80 ms/div	50 mV	直流	3 kHz	开
心电图	4 kHz	200 ms/div	1 mV	0.2～1 s	100 Hz	开
脉搏	800 Hz	250 ms/div	25 mV	直流	10 Hz	开
减压神经放电	20 kHz	80 ms/div	50 μV	0.001 s	3 kHz	开
呼吸运动调节	800 Hz	1 s/div	50 ml/s	直流	10 Hz	开
膈神经放电	20 kHz	80 ms/div	50 μV	0.001 s	3 kHz	开
消化道平滑肌的生理特性	400 Hz	2 s/div	3 g	直流	10 Hz	开
大脑皮层诱发电位	20 kHz	10 ms/div	50 μV	0.02 s	100 Hz	开
肌梭放电	40 kHz	40 ms/div	50 μV	0.002 s	3 kHz	关
耳蜗生物电活动	100 kHz	40 ms/div	100 μV	0.02 s	1 kHz	开
中枢神经元单位放电	20 kHz	80 ms/div	50 μV	0.002 s	1 kHz	关
脑电图	800 Hz	250 ms/div	50 μV	0.2 s	10 Hz	开

（二）信号记录

1. 信号记录快捷按钮如图2-19所示，四个按钮的功能分别是：

(1) 示波按钮　启动示波按钮，信号实时动态地显示在“信号显示记录区”内，此时可进行系统参数设置、“采样频率”调节、打开“实时显示”、定标等操作。但系统不保存数据。

(2) 记录按钮　启动记录，信号实时动态显示在“信号显示记录区”内同时将数据保存在计算机硬盘上。

图2-19　示波记录按钮

(3) 暂停按钮　点击暂停按钮，停止数据采集存盘，屏幕显示暂停前所采集的数据。如再点击记录，信号继续采集存盘于同页内。屏幕显示新采集的数据。

(4) 停止按钮　点击停止按钮，停止数据采集和存盘，并将已经记录的数据静态地显示于“信号显示记录区”。如再点击记录，信号将换页显示和存盘(可用键盘上的“Page Up”和“Page Down”键显示各记录页)。

2. 同步触发记录　打开刺激器窗口(图2-20)，选中“触发同步”功能，此时记录观察信号需要点击“开始刺激”按钮,信号从左至右显示一“屏”。信号显示的“屏”数由“重复次数”决定。选中“记录当前波形”功能,信号同步显示和存盘。每一“屏”波形存放一子文件。

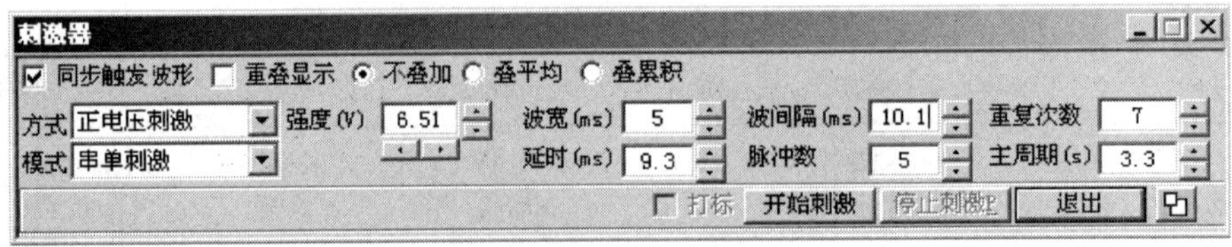

图 2-20　刺激器窗口

(三) 刺激器功能及设置

需要对实验对象进行刺激时,可打开刺激器(图 2-20),选择刺激方式,调节刺激参数,设置完成后,启动“刺激”按钮,刺激器按设定的刺激方式和刺激参数输出刺激脉冲。

1. 功能选项

(1) 同步触发　一旦选择同步触发,系统采集信号和刺激器发刺激脉冲即同步进行,每发一次刺激,系统采集并显示一屏波形。

(2) 记录当前波形　选中此项,系统以子文件形式保存当前屏幕波形。每点击一次该键,即保存一屏波形,子文件以数码号 1、2、3…编号。可通过键盘上的“Page Up”和“Page Down”键依次查看各子文件的实验波形。在退出系统前,若选择保存命令保存实验结果,系统将全部子文件保存在同一文件内。

(3) 不叠加　每发一次刺激,显示一屏最新采集的原始波形。

(4) 叠平均　每发一次刺激,以当前采集的一屏波形和此前同步采集的所有波形叠加平均再显示。

(5) 叠累积　以当前采集的一屏波形和此前同步采集的波形叠加后再显示。

(6) 开始刺激按钮　点击按钮,刺激器按设定的刺激方式和刺激参数发出刺激脉冲。

(7) 停止刺激按钮　点击按钮,刺激器停止发出刺激脉冲。

2. 刺激参数　刺激器输出的刺激脉冲的波形是方波。刺激器的基本参数如下(图 2-21):

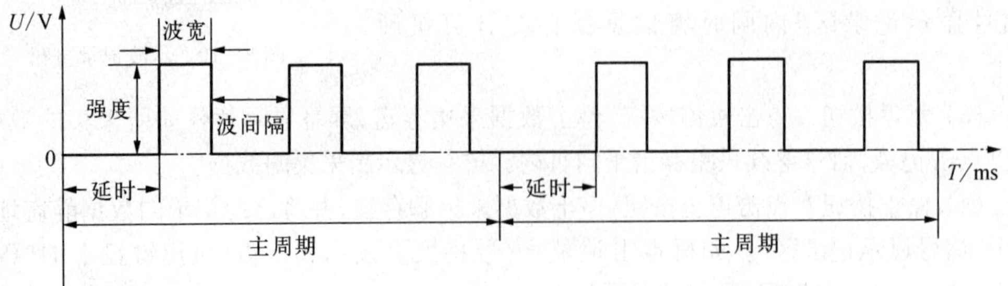

图 2-21　刺激脉冲参数图

(1) 强度　输出脉冲的电压或电流的强度。脉冲电压范围为 0～50 V,0～10 V 内以步长 0.005 V 增减,10～50 V 内以步长 0.05 V 增减。脉冲电流范围为 0～10 mA。

(2) 波宽　单个脉冲(方波)高电平的持续时间,即刺激的持续时间,波宽可在 0.1～1 000 ms调节。

(3) 波间隔　连续脉冲刺激,刺激脉冲之间的时间间隔,波间隔在 0.1～1 000 ms 调节。波间隔与波宽之和的倒数可理解为刺激频率,调节范围为 1～3 000 Hz。

(4) 主周期　刺激器以周期为时间单位输出序列脉冲,一个主周期内,刺激脉冲可以是一个、数个,甚至数百个,且波间隔可因需设定。“周期数”或“重复次数”是指以主周期为单位序列脉冲的循环输出次数,如“主周期”＝1 s、脉冲数＝3、“延迟”＝5 ms、“波间隔”＝200 ms、“波宽”＝1 ms、“强度”＝1 V、“重复次数”＝7,点击“刺激按钮”,刺激器在 1 s内发出强度为 1 V、波宽为 1 ms 的 3 个脉冲,脉冲的时间间隔为 200 ms,第一个脉冲在开始刺激的第 5 ms 发出。如此重复 7 次。主周期、延迟、波宽、波间隔和脉冲数设置要符合: 主周期(s)＞ 延时(s)＋ [波宽(s)＋波间隔(s)]×脉冲数。

(5) 脉冲数　刺激器在设定的时间内发出刺激脉冲的个数。

(6) 延迟　延迟是指刺激器启动(触发脉冲)到刺激脉冲输出的延搁时间。在触发同步记录时,延迟可用来调节反应信号在屏幕上的水平位置。

3. 输出方式　　刺激器有恒压(电压)和恒流(电流)两种输出方式,刺激脉冲的波形是方波,恒压输出方式有正电压和负电压两种脉冲,恒流输出方式也有正电流和负电流两种脉冲。

4. 刺激模式　　将刺激脉冲按一定的主周期、脉冲数、波间隔等参数编组成某种特定脉冲序列,这种特定脉冲序列称刺激模式。该仪器基本的刺激模式如图 2－22 所示,可适用各种实验的需要。

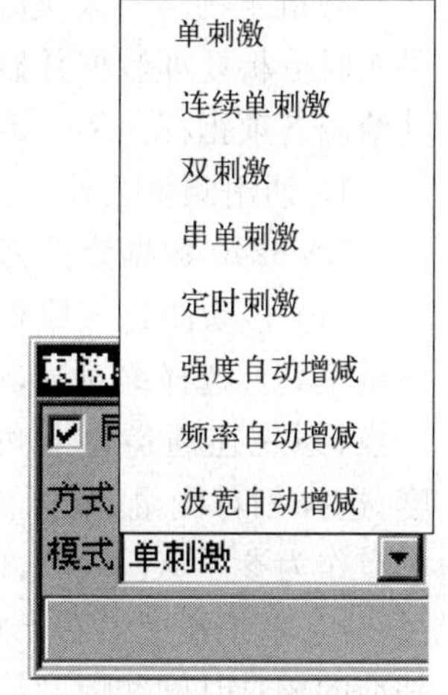

单刺激
连续单刺激
双刺激
串单刺激
定时刺激
强度自动增减
频率自动增减
波宽自动增减
刺激
方式
模式
单刺激
图 2－22　刺激模式

(1) 单刺激　一个主周期内输出一个刺激脉冲,可调节参数有强度、波宽、延时、主周期、重复次数。可采用同步触发的方式记录。该刺激模式常用于神经干动作电位、骨骼肌单收缩、期前收缩、诱发电位等实验。

(2) 连续单刺激　主周期等于 1 s,无限循环的连续刺激,一个主周期内输出的脉冲数等于频率,脉冲的波间隔相等。该刺激模式常用于刺激减压神经、迷走神经,刺激频率对骨骼肌收缩的影响实验。

(3) 双刺激　一个主周期内输出两个刺激脉冲,可调节参数有强度、波宽、延时、波间隔、主周期、重复次数。可采用同步触发的方式记录。该模式常用于骨骼肌收缩、不应期测定等实验。

(4) 串单刺激　一个主周期内输出一序列刺激脉冲,序列脉冲的脉冲数为 3～999 个,可调节参数有强度、波宽、延时、波间隔、主周期、脉冲数、重复次数。可采用同步触发的方式记录。该刺激模式常用于刺激减压神经、迷走神经,刺激频率对骨骼肌收缩的影响实验。

(5) 定时刺激　在设定的刺激持续时间内,刺激脉冲按设定的频率输出,常用于观察同一刺激时间内,不同刺激频率的刺激效果。如刺激减压神经、迷走神经,刺激频率对骨骼肌收缩的影响实验。可调节参数有延时、波宽、幅度、刺激时间、频率、主周期、重复次数。

(6) 强度自动增减　单刺激或双刺激模式下,刺激强度从首强度按强度增量自动递增或递减至末强度。该模式常用于刺激强度与反应自动测定实验。

(7) 频率自动增减　连续单刺激和定时刺激模式下,刺激频率从首频率按频率增量自动递增或递减至末频率。该模式常用于刺激频率与反应自动测定实验。

(8) 波宽自动增减　单刺激和连续单刺激模式下,刺激波波宽从首波宽按波宽增量自动递增或递减至末波宽。该模式常用于基强度和时值自动测定实验。

(9) 串双刺激　由两个刺激脉冲组成一个脉冲组,一个主周期内可输出数个至数百个脉冲组,可调节参数有强度、波宽、延时、波间隔、频率、组数、主周期、重复次数。

(10) 连续双刺激　连续双刺激与串双刺激作用基本相同,主周期内的脉冲组数用频率表示。

(11) 高级功能　可根据需要将不同主周期、强度、波间隔、脉冲数等刺激模式组成刺激序列,构成功能强度的程控刺激器。

(四) 数据分析测量

微机生物信号采集处理系统将采集到的数据以波形的形式实时显示于屏幕上,系统可实时分析处理数据并显示主要生理指标数据,对已存盘的数据可进行可视化分析处理并给出各项指标。RM6240 提供信号动态实时分析测量和静态分析测量两种功能。

1. 通用测量工具

RM6240 数据分析测量工具见图 2-23,作用及使用方法分述如下:

(1) 移动测量　鼠标器左键点击压下移动测量工具。选择绝对测量,鼠标移动到信号的某一点,系统在通道左上角显示该点的时刻和幅度;选择相对测量,鼠标在信号区用左键点击某一点作为参照点(基准),再移动鼠标器到信号的另一点,系统在通道左上角显示该点以参照点为基准的相对时间和幅度。

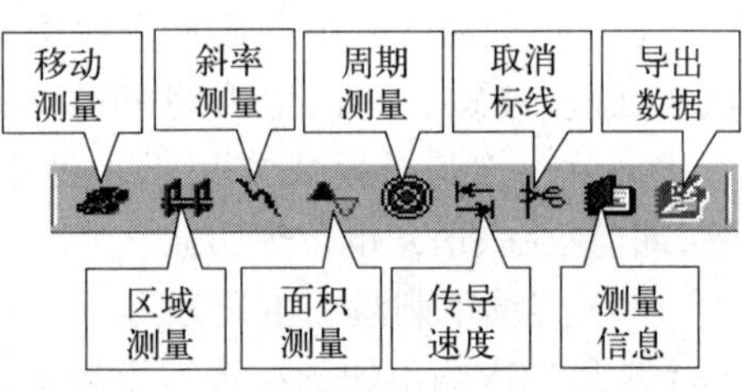

图 2-23　测量工具

(2) 区域测量　鼠标器左键点击压下区域测量工具,用鼠标在需要测量的区域两端各点击一次打上标志线,则系统自动完成该区域数据分析测量和计算,并将对应该信号的生理指标(如平均收缩压、平均舒张压、平均脉压、心率、dP/dt、t-dP/dtmax 等)导入数据板,数据板自动开启。

进行区域测量时,鼠标在信号区移动,系统自动在通道左上角显示鼠标箭头所在位置的时刻及幅度值;此时可将鼠标用作移动标尺。在需测量的区域内点击第一点之后,系统将给出鼠标当前点与第一点的相对时间差与幅度差,此时可作相对测量。点击第二点后,将得到区域测量结果。

(3) 斜率测量　鼠标移动到信号的某一点，系统就在屏幕上显示该点的斜率。

(4) 面积测量　选择面积测量工具后，界面出现“面积参数设置”的对话框，有三种方式可供选择，即正波方式(计算零线以上波形的面积)、负波方式(计算零线以下波形的面积)和绝对值方式(计算整个波形的面积)。方式选定后，用鼠标在需要测量的区域两端各点击一次即可完成该区域的面积测量。

(5) 周期测量　用鼠标左键在若干个连续的周期波的相同位置各点击一次，然后点击鼠标右键，系统即自动测量出若干个波的平均周期、频率和波动率。例如：在一段波形上选择两个连续的波峰(或波谷)各点击一次，这时再点击鼠标右键即可测量出这段波形的周期、频率和波动率。

(6) 传导速度测量　用鼠标左键选择传导速度测量工具，在对话框中输入引导电极间距离，选择“自动测量”，系统在数据板上显示：传导时间、电极距离和传导速度；若选择“手动测量”，则用鼠标器在两动作电位起始点各点击一次(也可选同一动作电位的刺激伪迹和动作电位的起始点)，系统在数据板上显示：传导时间、电极距离和传导速度。

(7) 取消标志线　在进行上述各种测量时，会留下各种测量标志线，点击该键即可清除所有的标志线。

(8) 测量信息　点击测量信息工具，打开或关闭“数据板”。测量数据显示于“数据板”的“测量数据显示框”内，数据板除“测量数据显示框”外，还带有数据操作工具(图 2－24)，其作用和使用方法简述如下：

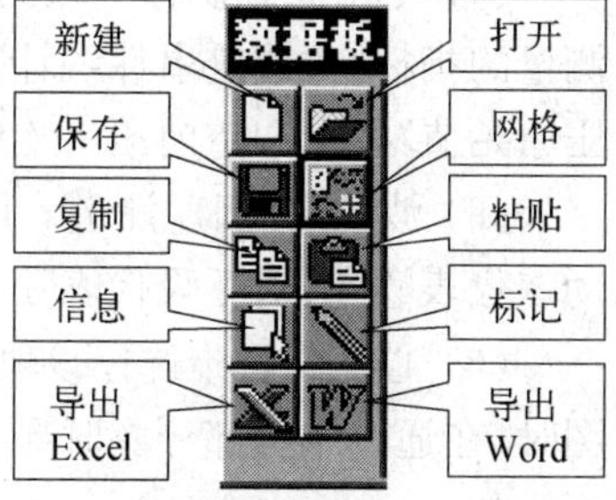

图 2－24　数据板工具

新建　清除“测量数据显示框”中的数据，并新建文档(尚未保存的数据将丢失)。

打开　在“测量数据显示框”中打开以文本文件保存的测量数据。

存盘　将“测量数据显示框”中以文本(. txt)文件形式保存。

网格　数据显示在网格中。

复制　选取所需数据，点击该键将数据复制到“剪贴板”。使用 Office 等文档中“粘贴”功能便可将数据复制到文档中，也可粘贴到本系统的实验信息栏。

粘贴　可将复制的内容粘贴到“测量数据显示框”中。

信息　选中“测量数据显示框”中的数据(测量数据或用户编写的文字)，点击该键，所选数据粘贴到“实验信息”的“实验评注”中。

标记　选择“测量数据显示框”中的信息，点击该键，被选中的信息进入“标记输入框”。可作标记之用。

导出 Excel　“测量数据显示框”中的所有信息以 Excel 文件格式导出。

导出 Word　“测量数据显示框”中的所有信息以 Word 文件格式导出。

(注：在“测量数据显示框”内输入文字时，请使用“Ctrl ＋ Enter”实现回车。)

2. 分析测量　　点击“标尺和处理区”中“选择”按钮，出现一下拉式菜单，菜单分四个功能块，依次为标定、标注显示、分析测量和数据处理。此处先介绍分析测量(标定、标注显示和数据处理功能之后介绍)。分析测量即对记录信号进行分析处理并计算出各项生理指标。分析测量有实时分析测量和静态分析测量两种。

实时测量也可称在线分析测量,即指系统实时监测显示实验对象的主要观察指标,同时采集和保存信号数据。静态测量也可称离线分析测量,即系统在数据记录完毕后,对数据进行分析。

(1) 通用实时测量　选择该项中的“全屏”,在相应的通道左上部将实时显示当前屏波形的数据的最大值、最小值、平均值和峰峰值。选择该项中的“快速”,则显示两大格内最新波形的数值。

(2) 专用实时测量

心率和呼吸率　实时显示波动率(频率)或间期(周期)。选中波动率/间期选项后,在所选通道用鼠标左键确定基线,系统即自动计算出当前屏信号的平均波动频率或间期。

血压、心室内压、肌肉收缩　选中所选测量项目后,在弹出的对话框中输入测量时间长度(应大于 4 个信号周期),系统将定时在所选通道左上角显示上述时间间隔内的测量结果。

(3) 专用静态测量　用于张力、压力、呼吸、分析生物电的多指标的分析测量。

(4) 专用静态统计　该测量功能可对较长时间区间内的数据进行自动测量和统计,测量的指标有“放电事件统计”、“波动率/间期”、“放电事件概率调节”、“血压平均值”、“血压原始值”、“左心室内压平均值”、“左心室内压原始值”。

(5) 波动率/间期测量　用于测量当前屏信号的平均波动频率或间期,如对心电,波动率代表心率,对呼吸代表呼吸率等。

(6) 心电测量　选择该项中的“心率自动测量”,且通道模式设置为“心电”,记录心电图时,在通道左上部分实时显示心率。

(五) 数据处理

用数学的方法对观察记录的生物信号进行分析计算和处理,给出分析计算结果或衰减信号中的某些成分。

1. 微分分析　对信号进行微分计算,并将计算结果以波形形式显示于物理通道或模拟通道中。微分分析可在实时或静态下进行。在微分分析的对话框中,放大倍数用于调节微分波的幅度。高频截止频率用于调节微分通道的数字滤波截止频率,以滤除微分波中不需要的高频信号。

2. 积分分析　对信号进行积分分析,并将计算结果以波形形式显示于物理通道或模拟通道中。积分分析可在动态或静态下进行。如果选择时间回零,则在到达规定时间后重新从零值开始积分,如果选择满度归零,则在积分值积至满度值后,重新从零值开始积分。

3. 频率谱分析　对信号进行频率谱分析,即对某一通道内的频率成分进行分析。值得注意的是:输入信号频率应低于采样频率的二分之一。

4. 相关图分析　对信号进行相关图分析,此时该通道相当于 X－Y 记录仪。

5. 原始波形　显示通道原始波形,即退出微分、积分、相关等状态回到原始状态。

6. 直方图分析

(1) 面积直方图　对信号进行面积直方图处理,每一直方的高度反映了该直方时间段内原始波形的面积(由积分方式可确定正面积、负面积或绝对面积),直方图可用于对放电波形进行各时间段内的放电强度分析。参数中,放大倍数用于调节直方图的幅度。对正面积和负面积积分方式,可用鼠标在通道内确定阈值线位置,此时小于阈值的面积作为基础值被扣除。

(2) 频率直方图　对信号进行频率直方图处理,每一直方的高度反映了该直方时间段内,处于单阈值线之上或双阈值线之间的信号脉动频率,可用于对放电波形进行各时间段内的放电频率分析。

7. 数字滤波　对生物信号进行数字(软件)滤波。数字滤波有“低通”、“高通”、“带通”和“带阻”四种滤波模式。数字滤波处理后通过选择“原始波”选项可恢复原始信号。

8. 零相移滤波

零相移滤波器采用有限冲击滤波法(FIR)滤波器的设计,提供了 8 种滤波窗函数,可以让用户自己设计所需的滤波器。该滤波器适用于静态分析。

五、标记

在实验过程中,对实验对象的反应及各种处理进行标注,有利于准确地进行实验数据的整理。快捷的对数据进行浏览和标记搜索,可大大提高实验数据整理的效率。RM6240 具有灵活的信号标记及方便快捷的数据浏览和标记搜索功能。

(一) 字符标记

如图 2－25 所示,以“字符标记输入、显示框”中的字符进行打标。在标记类型的下拉菜单中选择“字符标记”,在“字符标记输入、显示框”输入字符,在记录状态下点击“打标记”按钮即可在每个通道上同时打上字符标记。

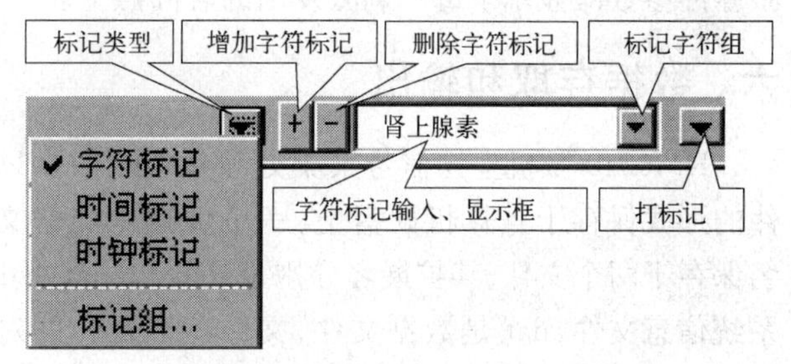

图 2－25　字段标记功能区

1. 字符标记输入　鼠标器移动到“字符标记输入、显示框”点击,即可输入字符。

2. 标记组　系统内置了 12 个实验项目的字符标记组和 12 个用户定义实验项目标记组,并可对内置字符标记进行增删。在“标记类型”下拉菜单中选择“标记组”即可选择实验项目标记组。选择完毕,实验项目标记组加载到“字符标记库”,点击“标记字符组”按钮,在“字符标记库”中选择要标记的字符标记即可。

3. 字符标记增删　点击“增加字符标记”按钮,在弹出的输入框能输入字符,按“确定”按钮,字符就添加到“字符标记库”。点击“字符标记组”按钮,在“标记字符库”中选中某一字符标记,该字符显示于“字符标记输入、显示框”,点击“删除字符标记”按钮,该字符标记即被删除。

4. 右键打标法　用鼠标右键(记录、暂停或分析状态)在记录波形的任意位置点击,标记即被打在点击处。

5. 修改标记　　在已有标记的周围用右键点击，在弹出的移动菜单选择“修改”项，并在弹出的对话框中输入新标记字符，按“确定”新标记字符替代了原标记。

6. 删除标记　　在已有标记的周围用右键点击，在弹出的移动菜单选择“删除”项，标记即被删除。

7. 重叠标记　　在已有标记的周围用右键点击，在弹出的移动菜单选择“打标”项，右键点击处添加新的标记。

(二) 时间标记

以当前记录时间(起始记录时间为 0 s)为标记进行打标。系统在记录状态，在“标记类型”下拉菜单中选择“时间标记”。在需要标记时刻，用鼠标右键在记录波形的任意位置点击，时间标记即被打在点击处。

(三) 时钟标记

以计算机的时钟为标记进行打标。系统在记录状态，在“标记类型”下拉菜单中选择“时钟标记”，在弹出的对话框中输入标记的间隔时间，并选中“自动打标”，点“确定”，系统按设定的时间间隔在各记录通道打上计算机的时钟标记。

(四) 显示刺激标注

刺激器发出刺激脉冲的同时系统自动记录刺激脉冲参数，在“标尺和处理”下拉菜单，选择显示刺激标注菜单，刺激参数罗列其中，选中一个参数或几个参数组合，被选中的刺激脉冲参数即显示于每一刺激发出的时间点上。

六、数据存取和输出

RM6240 微机生物信号采集处理系统的数据以文件的形式保存于计算机硬盘上，一个数据用同一文件名保存于两个文件，其扩展名分别是. lsd 和. dat，lsd 是系统信息文件，dat 是数据文件，文件存取操作的对象是 lsd 文件。数据的存取操作与 Windows 系统的文件操作相同，其命令和快捷键也相同。文件操作菜单见图 2－26。

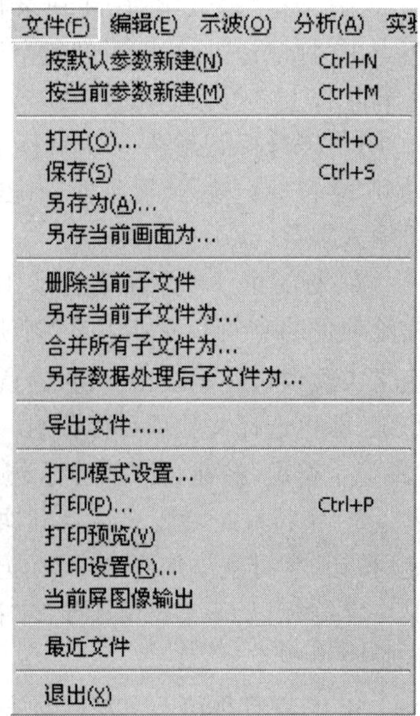

图 2－26　RM6240 文件菜单

(一) 数据的存储

1. 新建命令

(1) 按默认参数新建　按系统设置参数建立一个数据文件。

(2) 按当前参数新建　按当前实验设置的参数或当前打开的数据文件参数建立一个数据文件。

2. 打开　　打开一个已存储的数据文件。

3. 保存　　将记录的数据或经过处理的数据保存到当前路径的文件名。

4. 另存为　　改变当前路径或文件名存储数据。

5. 存当前画面为　　保存当前屏幕显示的波形。

6. 删除当前子文件　　间断记录情况下，系统将一次记录开始到停止阶段所记录的数据作为一个数据片断，并存储在一个子文件中。一项实验进行 n 次记录和停止操作，就有 n 个数据片断和子文件。子文件的编号显示于左上角工具栏的下方。当记录文件包含多个子文件时，该功能用于删除当前屏所在的子文件。

7. 另存当前子文件为　　当记录文件包含多个子文件时，该功能可将当前屏所在的子文件存为一个新的记录文件，以便以后单独使用。

8. 合并所有子文件为　　当记录文件包含多个子文件时，该功能用于将所有的子文件按编号顺序合并为只有一个子文件的新记录文件(注意：各子文件的采样频率、通道数目、扫描速度、灵敏度、时间常数、导联项目等参数必须一致)。

9. 另存数据处理后子文件为　　当记录文件包含多个子文件时，该功能可将当前屏经过数据处理后(滤波、微分等)的数据片断存为一个新的记录文件。

(二) 数据的输出

1. 导出文件　　该项功能可以导出当前子文件中任意通道的数据以数据文本文件(＊.txt)和参数文本文件(＊.doc)形式保存。“数据文本”记录波形数据的时刻和对应该时刻的数值，并可以用于 Matlab、SPSS、SAS 等著名的数据分析软件进行分析；“参数文本”记录波形数据所在通道的采样频率、时间常数、灵敏度、滤波常数和导联方式。

2. 数据打印

(1) 打印模式设置　选中该菜单，在弹出的“打印模式设置”框中可设置需要打印的通道、数据打印范围和相同数据的打印份数等。

① 打印通道设置　选择需要打印数据的通道。

② 当前屏多块打印　将当前屏选中通道的数据打印在一张 A4 纸上，拷贝数在“打印块数”中选择。

③ 当前屏整体打印　将当前屏选中通道的数据打印在一张 A4 纸上。打印的份数为 1。

④ 区域打印　将当前屏选中通道中的一个区域里的数据打印在一张 A4 纸上，拷贝数在“打印块数”中选择。

⑤ 多通道连续屏打印　打印当前子文件被选中通道的数据，以当前屏数据为打印的第一页，每屏数据打印一页(一张 A4 纸)，连续打印至数据结束，每屏数据宽度由扫描速度决定。

⑥ 单通道连续屏打印　打印当前子文件被选中一个通道的数据，以当前屏数据为打印的第一页，每屏数据打印一页(一张 A4 纸)，连续打印至数据结束，每屏数据宽度由扫描速度决定。选择多行，每屏数据在一页纸上打印 4 份拷贝。

(2) 打印预览　在屏幕显示被打印数据的排版格式，打印前一定要“打印预览”，如果对排版格式和打印份数不满意，可在“打印模式设置”重新设置。

(3) 打印　将数据输出到打印机进行打印。

(4) 打印设置　一般情况下,不要改变“打印设置”窗口中的设置。

七、数据编辑

在“编辑”菜单选择“数据编辑”或在工具栏点击“数据编辑”工具“I”,系统即进入数据编辑状态,并在屏幕右上角弹出浮动的数据编辑工具小窗口(图 2-27)。

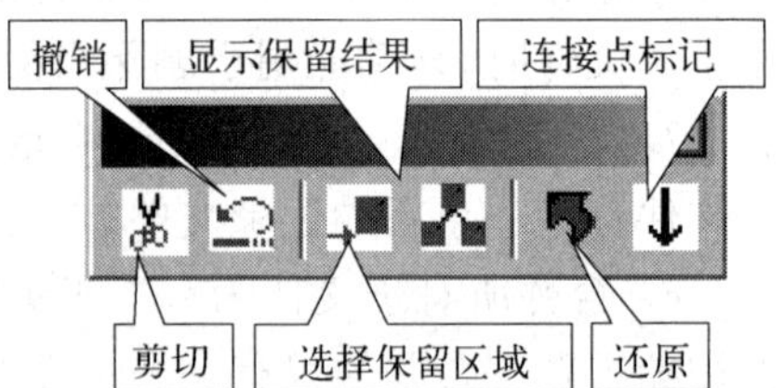

图 2-27　数据编辑工具

1. 数据选取　　鼠标移到欲编辑波形的始端,压下鼠标左键,按住左键并向左或右拖动鼠标至欲编辑波形的末端,释放鼠标器左键,欲编辑波形的背景呈黑色。

2. 数据剪切　　用鼠标器点击“剪切”工具,当前选取的数据段即被删除。

3. 撤销剪切　　用鼠标器点击“撤销”工具,恢复上一次被剪切数据(该功能只能撤销一次剪切)。

4. 保留剪切　　当数据中只需要少量数据时,选取需要数据,删除其余不需要的数据。其操作方法如下:

(1) 选择保留数据　选取一段数据后点击“选择保留区域”工具,以确定一段数据。反复操作即可选取多段欲保留数据段。

(2) 显示保留结果　当选取完欲保留数据段后点击“显示保留结果”,即可将所选取的数据段自动连接并显示。

5. 还原　　用鼠标器点击“还原”工具,取消所有的编辑,数据恢复到原始状态。

6. 退出编辑　　点击“数据编辑”工具“I”,使其弹出,系统退出“数据编辑”状态。

第四节　MedLab 和 PcLab 微机生物信号采集处理系统

早期内置式 MedLab 和 PcLab 微机生物信号采集处理系统的硬件构成完全相同,系统软件非常雷同。外置式 MedLab 和 PcLab 风格也非常相似。现以外置式 MedLab 微机生物信号采集处理系统为例介绍。

一、仪器面板

外置式 MedLab 仪器面板如图 2-28 所示。

(1) 通道输入接口　从左至右分别是通道 1、通道 2、通道 3、通道 4 四个物理通道,四个通道输入端子采用五芯插座。

(2) 四个通道的频率范围为 DC～30 kHz,时间常数为 0.08 s、0.8 s、8 s、80 s 程控调节,上限频率为 10 Hz、30 Hz、100 Hz、300 Hz、1 kHz、3 kHz、10 kHz、30 kHz 程控调节。

(3) 输出　输出刺激电压,刺激波形为方波。

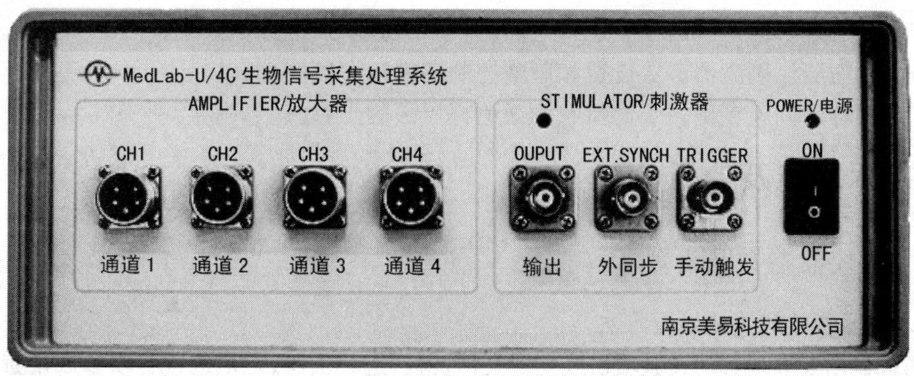

图 2-28　外置式 MedLab 仪器面板

(4) 外同步　外部触发信号输入口,由外部信号控制扫描。

(5) 手动触发　手控开关触发器信号输入口,由手控开关控制触发器触发扫描。

二、软件窗口界面

MedLab 软件窗口界面如图 2-29,可划分为 6 个功能区:

(1) 菜单条　显示顶层菜单项。选择其中的一项即可弹出其子菜单。

(2) 工具条　工具条位于菜单条的下方。工具条提供仪器基本功能的快捷按钮。

(3) 数据显示区　该区位于窗口中央,实验数据以波形的形式显示于该区域内。

(4) 标尺及处理区　该区位于窗口右面,显示各通道对应信号量纲的标尺,鼠标点击"通用"按钮,弹出信号实时和静态分析功能选项菜单。

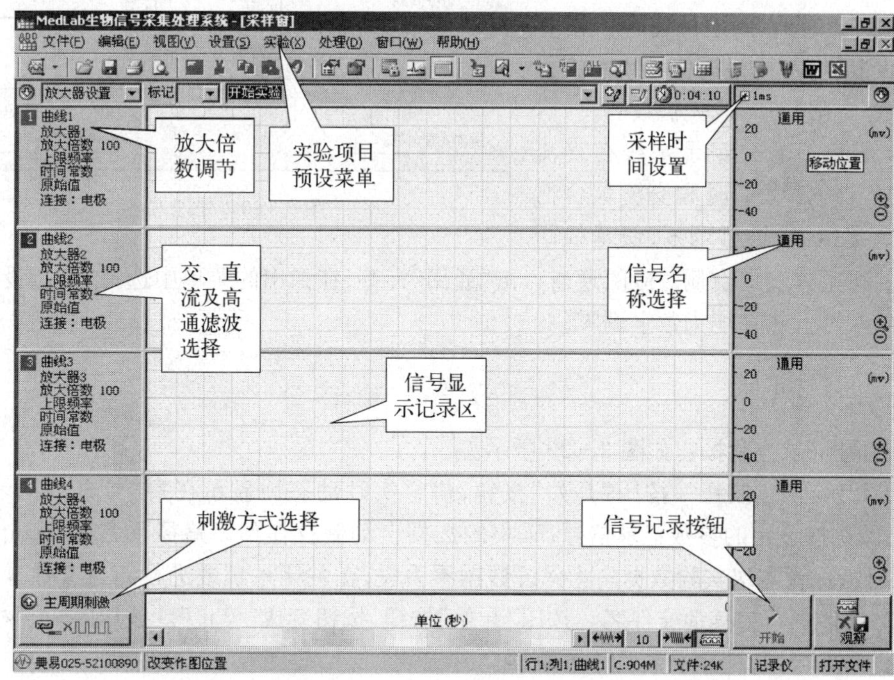

图 2-29　MedLab 软件窗口界面

(5) 信号调节区　该区位于窗口左面,显示各通道号,进行参数设置。

(6) 刺激器　刺激器参数设置和刺激控制在窗口左侧底部。

(7) 采样时间设置则位于窗口右侧通道标尺区的上方。

三、基本功能及使用

(一) 仪器参数及设置

1. 仪器参数的快捷设置方法

通过调用仪器内置的实验项目或配置文件,就可进行实验,无须进行各项参数设置。方法:在软件窗口界面的"实验"菜单选择所需实验项目或在"文件"菜单中,选择"打开配置"菜单,选择实验项目配置文件,系统自动将仪器参数设置为该实验项目所要求的状态。

2. 仪器参数的通用设置方法

(1) 信号名称选择　根据输入信号的类型,在窗口界面右侧对应的通道点击"通用"标签,在弹出的菜单中选择"处理方法"。出现处理方法窗,见图2-30。在处理名称栏选择信号名称如"血压",换能器、生理指标等选择,设置完毕,按确定关闭对话框。

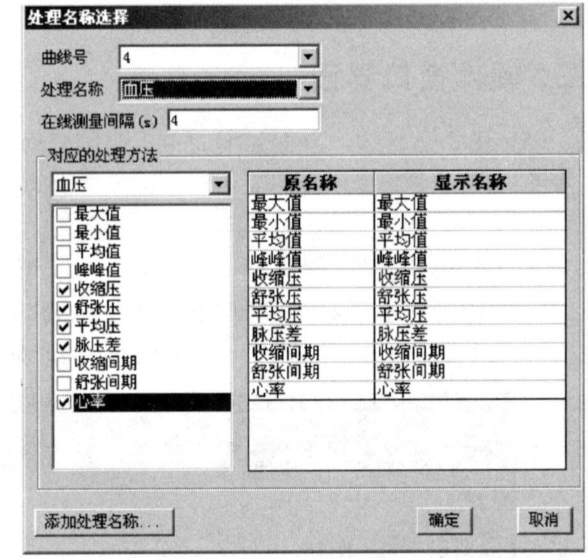

图 2-30　处理方法

(2) 根据信号频率选择采样时间。

(3) 放大器参数设置　在信号调节区(图2-29),在对应的通道点击打开的放大器设置框,根据信号特性设置时间常数、上限频率、放大倍数。

(4) 零点设置　记录基线在直流耦合(换能器)零载荷时和交流耦合情况下偏离零位,需进行调零,使基线回到零位。在采样窗口右侧对应的通道点击"通用"标签,在弹出的菜单中选择"零点设置",通道基线归零。该功能为数字调零。

(二) 信号记录

1. 信号记录控制按钮如图2-29所示。

(1) 开始/停止按钮　按压"开始"按钮,信号实时动态地显示在"信号显示记录区"内,此时系统按设定的参数记录信号,采集的数据自动储存在预设路径下名为Tempfile.add的文件,保留本次实验数据。为保证数据不丢失,在关闭系统或进行新建文件操作前应将临时文件另存为其他文件名。按压"开始"按钮,按钮变成"停止"。按压"停止"按钮,系统停止采集数据,并显示最后一屏数据。

(2) 观察按钮　在系统采集数据时,如果需要保留当前显示段的数据,按下"观察"按钮,第1次按下"观察"按钮,系统自动将数据储存于 Temp000. add 的临时文件。第2次按下"观察"按钮,数据储存于 Temp001. add 文件,以此类推。停止记录后,应及时将这些临时文件更名,以防止被新的数据覆盖。

2. 同步触发记录　工具栏左侧第1个快捷键"新建"下拉菜单中选择"示波器",弹出一示波器采样设置窗口,在"触发方式"栏设置为"刺激器触发"时,此时记录观察信号须点击刺激器的"刺激"按钮,启动系统采集显示信号。也可点击"开始"按钮。

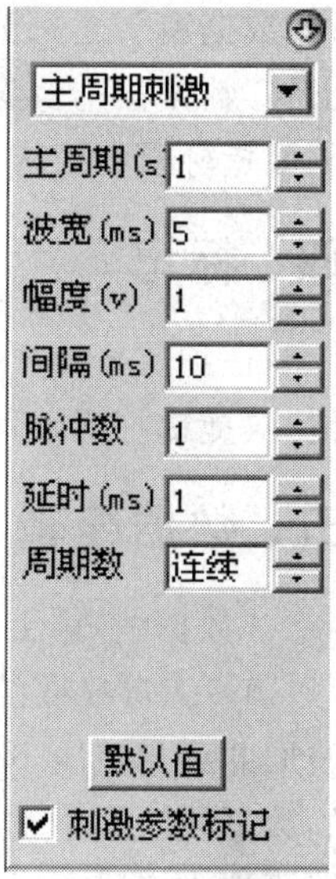

(三) 刺激器功能及设置

刺激器的刺激方式选择在软件窗口界面的左下角,点击左侧箭头,弹出的刺激器参数设置框(图 2-31),默认刺激方式为"主周期刺激",可根据需要选择刺激方式及各刺激参数。刺激方式及采集参数请参见本章第三节的刺激功能及设置。

图 2-31　刺激器设置

(四) 数据分析测量

1. 分析测量设置　根据输入信号的类型,在窗口界面右侧对应的通道点击"通用"标签,在弹出的菜单(图 2-30)中选择处理名称及指标。

2. 实时分析测量　按上述方法设置完数据分析测量,系统在记录信号同时在窗口界面的右侧标尺处理区实时显示对应通道信号的主要指标。

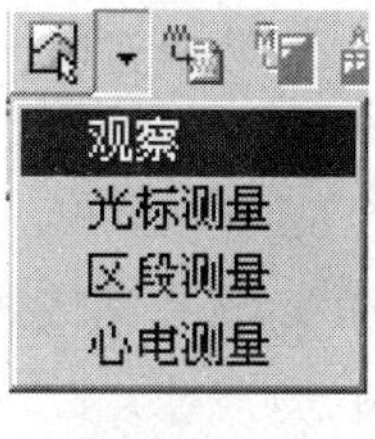

3. 静态分析测量工具及使用　点击工具栏的"观察"快捷键,下拉菜单如图 2-32 所示,功能和使用方法如下:

图 2-32　测量工具

(1) 观察　屏幕出现两条虚线,其横线的高度与曲线幅度一致,且右边会提示 Y 的数值;竖线的左右位置随鼠标而动,且右上的小显示框里显示此位置的时间值。

(2) 光标测量　在曲线上单击鼠标左键将出现一道竖线及一个数据报告小框。数据同时列出 X 和 Y 的值。鼠标点到哪儿数据就报到哪儿。在有第一个光标情况下,按住"Shift"键的同时再点曲线的某位置,将报告出此处与第一光标的相对值。

(3) 区段测量　选择此项,在屏幕的右方弹出区段测量结果的报告窗(图 2-33)。提供 4～12 个基本参数。"被测道"是指当前测量的通道。"条目数"和"被测道"选择完成后,用鼠标器在对应的通道的波形曲线上压下左键拖动选中一段波形曲线,鼠标器拖动经过的一段曲线背景色变成蓝色,当鼠标器左键抬起时,该段曲线的指标显示在报告窗中。处理结果入表将测量的数据导出到"数据窗"中。按上述进行分析测量设置,在波形曲线上选取需要的波形,用鼠标器点击"入表"按钮,数据导出

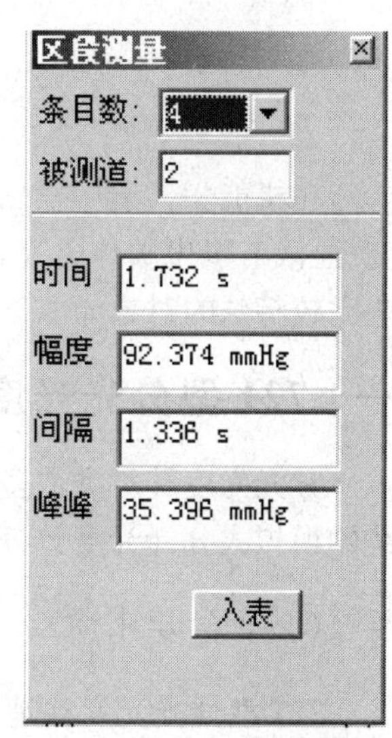

图 2-33　数据报告窗

到“数据窗”,逐一选取需要的数据,每选取一次,点击一次“入表”按钮,数据按测量顺序导出到“数据窗”。点击“数据窗”快捷工具按钮进入“数据窗”,“数据窗”的表格已填入各项测量指标及依次进入的数据。点击“采样窗”按钮,可返回采样窗。

四、标记

在顶层菜单下的“标记内容”左侧设置标记字符输入框。输入标记内容,按“新增标记”快捷键打标。其他功能参考用户手册。

五、数据编辑

“数据编辑”工具位于工具栏(图 2-34)。

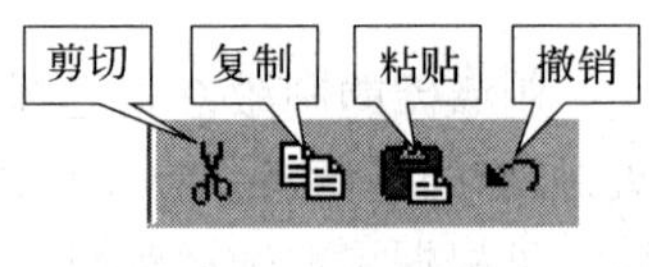

图 2-34　编辑工具

1. 编辑数据的选取　打开数据文件,在需要编辑的波形曲线起点压下鼠标器左键并拖动至终点,选取需要编辑的数据段。按下键盘上的“Ctrl”键不放开,同时多次拖动鼠标可选中多段不同段波形曲线。

2. 数据复制　选取需要编辑的数据段后,点击“复制”工具按钮,被选数据段被复制到剪贴板上。

3. 数据粘贴　在需要粘贴数据的起点用鼠标左键点击一下,点击“粘贴”工具按钮。复制的波形数据就粘贴到选定的位置。

4. 数据剪切　选取需要编辑的数据段后,点击“剪切”工具按钮,被选数据段从波形曲线上被删除。

5. 保留粘贴　按下键盘上的“Ctrl”键不放开,同时多次拖动鼠标选中不同段的波形曲线,选择完成后另存为其他文件名,被选取的波形曲线自动连接并以新数据文件显示。

6. 撤销　撤销前一次(只有一次)剪切或粘贴操作。

第五节　分光光度计

在机能学实验中常常需要测定一些物质的浓度或含量,如测定血浆中某种药物的浓度、血液二氧化碳分压等。机能学实验常用分光光度计测定物质的浓度或含量,而对有一些比较特殊的对象如血气参数等的测定则需要专用仪器。

一、721 型分光光度计

分光光度计种类很多,但最常用的是可见光分光光度计,721 型分光光度计是一种传统的模拟式分光光度计,7200 型分光光度计是一种数字式分光光度计。

(一) 主要用途

721 型分光光度计是专供化验室,在可见光谱区范围内(360～800 nm)进行定量比色分析用。仪器在 410～710 nm 之间可增加消光片或采用有色溶液作被测溶液的陪衬代空白，以便提高分析灵敏度和提高消光读数范围。

(二) 仪器的工作原理

分光光度计的基本原理(图2-35)是溶液中的物质在光的照射激发下，产生了对光吸收的效应，物质对光的吸收是具有选择性的。各种不同的物质都具有其各自的吸收光谱，因此当某单色光通过溶液时，其能量就会被吸收而减弱，光能量减弱的程度和物质的浓度有一定的比例关系，即符合于比色原理朗伯-比耳定律。

$$T=I/I_0$$
$$\log I_0/I=kCL$$
$$A=kCL$$

式中，T为透射比；I_0为入射光强度；I为透射光强度；A为吸光度；k为吸收系数；C为溶液的浓度；L为溶液的光径长度。

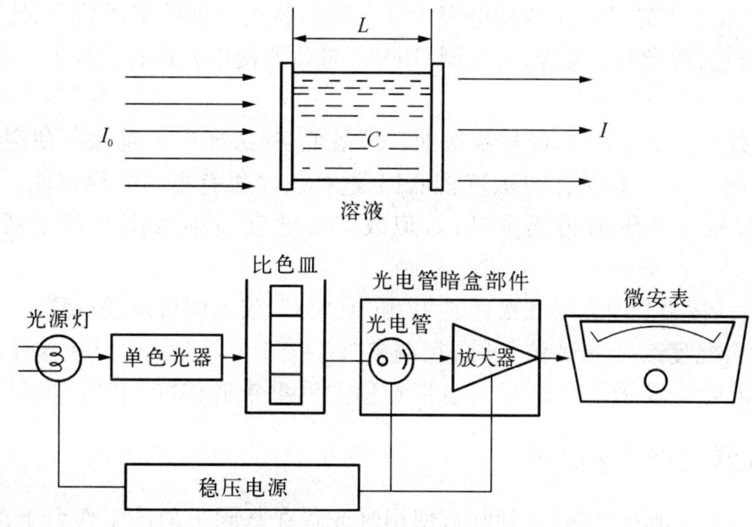

图2-35　分光光度计工作原理

从以上公式可以看出，当入射光、吸收系数和溶液的光径长度不变时，透过光是根据溶液的浓度而变化的，721型分光光度计的基本原理是根据上述之物理光学现象而设计的。

721型分光光度计采用自准式光路，单光束方法，其波长范围自360～800 nm，用钨丝白炽灯泡作光源。

(三) 仪器使用方法

721分光光度计(图2-36)使用步骤如下：

1. 在仪器尚未接通电源时，电表的指针必须位于“0”刻线上，若不是这种情况，则可以用电表上的校正螺丝进行调节。

2. 将仪器的电源开关接通，打开比色皿暗箱盖，选择需用的单色波长，灵敏度选择请

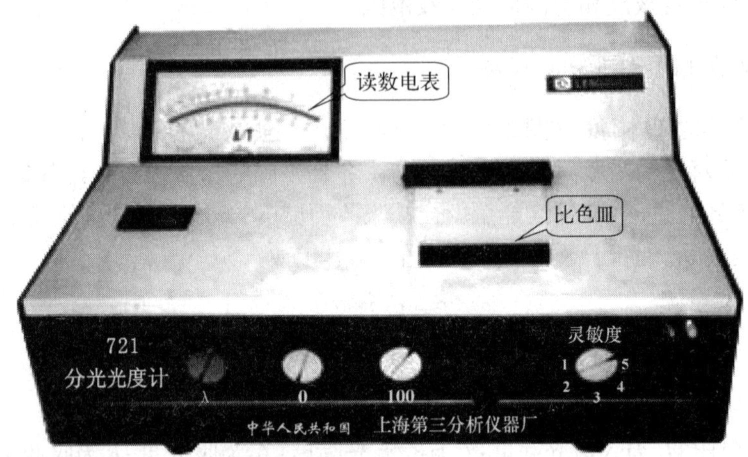

图 2-36 721 分光光度计

参照第 3 项操作,调节"0"电位器使电表指"0",然后将比色皿暗箱盖合上,比色皿座处于蒸馏水校正位置,使光电管受光,旋转调"100%"电位器使电表指针到满度附近,仪器预热约 20 分钟。

3. 放大器灵敏度有五挡,应逐步增加,"1"最低,其选择原则是保证使空白挡良好调到"100"的情况下,尽可能采用灵敏度较低挡,这样仪器将有更高的稳定性。所以使用时一般置"1",灵敏度不够时再逐渐升高,但改变灵敏度后须按第 2 项重新校正"0"和"100%"。

4. 预热后,按第 2 项连续几次调整"0"和"100%",仪器即可以进行测定工作。

5. 如果大幅度改变测试波长时,在调整"0"和"100%"后,稍等片刻(钨灯在急剧改变亮度后需要一段热平衡时间),当指针稳定后重新调整"0"和"100%"即可工作。

(四) 仪器使用注意事项

1. 该仪器应安放在干燥的房间内,使用时放置在坚固平稳的工作台上,室内照明不宜太强。

2. 热天时不能用电扇直接向仪器吹风,防止灯泡灯丝发光不稳。

3. 尽量远离高强度的磁场、电场及发生高频波的电器设备。

4. 避免在有硫化氢、亚硫酸氟等腐蚀性气体的场所使用。

5. 推荐使用交流稳压电源,以加强仪器的抗干扰性能。使用功率为 100 W 以上的电子交流稳压器或交流恒压稳压器。

(五) 仪器的主要技术指标

1. 波长范围 360～800 nm。

2. 波长精度 360～600±3 nm;606～700±5 nm,700～800±8 nm。

3. 仪器的灵敏度 ① 重铬酸钾,440 nm 不小于 0.01 A/2.5×10^{-6}(含铬量);② 氯化亚钴,510 nm 不小于 0.01 A/150×10^{-6}(含钴量);③ 硫酸铜,690 nm 不小于

0.01 A/150×10^{-6}(含铜量)

4. 仪器的重现性误差　不大于 0.5%。

5. 电源变化范围　190～230 V;(50±0.5)Hz。

6. 仪器增加消光片后可使吸光读数提高到 1～2 A 左右。

二、7200 型分光光度计

(一) 仪器外部部件功能

7200 型分光光度计(图 2-37)是一款数字式带计算机接口的可见光分光光度计,其波长范围比 721 分光光度计宽,精度高于 721 分光光度计。

1. 液晶显示器　用于显示测量信息、参数及数据。

2. 样品室　用于放置被测样品。

3. 显示器　LED 显示透射比、吸光度和浓度参数。显示器右边四个 LED 圆点分别指示当前的测试方式。

4. 键盘　共有 4 个触摸式按键,用于控制和操作仪器。其基本功能如下:

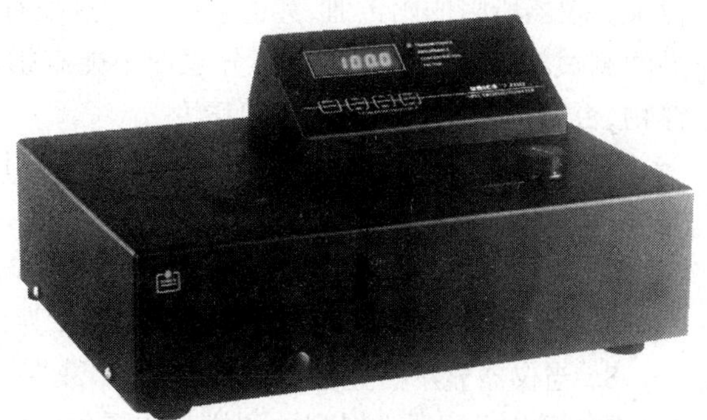

图 2-37　7200 分光光度计

(1) 测试方式选择键(MODE)　可选择您想要的测试方式。

(2) 0ABS/100.0%T 设置键　可自动调整 0 吸光度和 100%透射比。

(3) %T 设置键　将%T 校具(黑体)置入光路后,按此键可自动调整%T。

(4) 参数输出打印键(PRINT/Ent)　可将测试参数通过打印口(并行口)输出到打印机,同时也是设置浓度和浓度因子确认键。

(5) 浓度参数设置键(CONC/FACTOR)　可设置已知标准样品的浓度值或设置已知的标准样品浓度的斜率。

(6) 波长选择旋钮　可设置您所需的分析波长。波长显示窗在旋钮的左侧。

5. 电源开关　控制仪器电源开或关。当打开仪器电源时,仪器前面左上角的电源开关于荫灯会自动点亮,说明仪器电源工作正常。

6. RS-232 串行口　可连接个人计算机,主要参数:波特率(Band rate)=9 600,数据位(data bit)=8,停止位(stop bit)=1,奇偶校验位(parity)=无。

7. 打印输出　标准并行口,可接支持 MS-DOS 的打印机。仪器在开机时会检测打印机,所以在开机前,必须连接好打印机,并开启打印机电源。否则,打印将不能正常进行。

8. 样品室　样品室配置四槽位 1 cm 吸收池架,并可根据需要选配 5 cm 和 10 cm 的吸收池架。

(二) 仪器基本操作

无论你选用何种测量方式,都必须遵循以下基本操作步骤。

1. 连接仪器电源线,确保仪器供电电源有良好的接地性能。

2. 接通电源,使仪器预热 20 分钟(不包括仪器自检时间)。

3. 用“MODE”键设置测试方式:透射比(T),吸光度(A),已知标准样品浓度值方式(C)和已知标准样品斜率(F)方式。

4. 用波长选择旋钮设置您所需的分析波长。

5. 将您的参比样品溶液和被测样品溶液分别倒入比色皿中,打开样品室盖,将盛有溶液的比色皿分别插入比色皿槽中,盖上样品室盖。一般情况下,参比样品放在第一个槽位中。仪器所附的比色皿,其透射比是经过配对测试的,未经配对处理的比色皿将影响样品的测试精度。比色皿透光部分表面不能有指印、溶液痕迹,被测溶液中不应有气泡、悬浮物,否则也将影响样品测试的精度。

6. 将%T 校具(黑体)置入光路中,在 T 方式下按“%T”键,此时显示器显示“000.0”。

7. 将参比样品推(拉)入光路中,按“0A/100%T”键调 0A/100%T,此时显示器显示的“BLA”直至显示“100.0”%T 或“0.000”A 为止。

8. 当仪器显示器显示出“100.0”%T 或“0.000”A 后,将被测样品推(拉)入光路,这时,您便可从显示器上得到被测样品的透射比或吸光度值。

(三) 样品浓度的测量方法

1. 已知标准样品浓度值的测量方法

(1) 用“MODE”键将测试方式设置至 A(吸光度)状态。

(2) 用波长设置样品的分析波长,根据分析规程,每当分析波长改变时,必须重新调整 0A/100%和 0%T。

(3) 将参比样品溶液、标准样品溶液和被测样品分别倒入比色皿中,打开样品室盖,将盛有溶液的比色皿插入比色皿槽中,盖上样品室盖。一般情况下,参比样品放在第一个槽位中。仪器所附的比色皿,其透射比是经过配对测试的,未经配对处理的比色皿将影响样品的测试精度。比色皿透光部分表面不能有指印、溶液痕迹,被测溶液中不应有气泡、悬浮物,否则也将影响样品测试的精度。

(4) 将参比样品推(拉)入光路中,按“0A/100%T”键调 0A/100%T,此时显示器显示的“BLA”直至显示 “0.000”A 为止。

(5) 用“MODE”键将测试方式设置至 C 状态。

(6) 将标准样品推(或拉)入光路中。

(7) 按“INC”或“DEC”键将已知的标准样品浓度值输入仪器,当显示器显示样品浓度值时,按“ENT”键。浓度值只能输入整数值,设定范围为 0～1 999。

(8) 将被测样品依次推(或拉)入光路,这时,您便可从显示器分别得到被测样品的浓度值。

2. 已知标准样品浓度斜率(K 值)的测量方法

(1) 用“MODE”键将测试方式设置至 A(吸光度)状态。

(2) 用波长旋钮设置样品的分析波长,根据分析规程,每当分析波长改变时,必须重新调整 0A/100%和 0%T。

(3) 将您的参比样品溶液和被测样品分别倒入比色皿中,打开样品室盖,将盛有溶液的比色皿插入比色皿槽中,盖上样品室盖。一般情况下,参比样品放在第一个槽位中。仪器所附的比色皿,其透射比是经过配对测试的,未经配对处理的比色皿将影响样品的测试精度。比色皿透光部分表面不能有指印、溶液痕迹,被测溶液中不应有气泡、悬浮物,否则也将影响样品测试的精度。

(4) 将参比样品推(拉)入光路中,按“0A/100%T”键调 0A/100%T,此时显示器显示的“BLA”,直至显示“0.000”A 为止。

(5) 用“MODE”键将测试方式设置至 F 状态。

(6) 按“INC”或“DEC”键输入已知的标准样品斜率值,当显示器显示标准样品斜率时,按“ENT”键。这时,测试方式指示灯自动指向“C”,斜率只能输入整数。

(7) 将被测样品依次推(或拉)入光路,这时,您便可从显示器上分别得到被测样品的浓度值。

(四) 使用注意事项

1. 仪器应放置在室温为 5～35℃,相对湿度不大于 85%的环境中工作。

2. 放置仪器的工作台应平坦、牢固,不应有振动或其他影响仪器正常工作的现象。

3. 强烈电磁场、静电及其他电磁干扰,都可能影响仪器正常工作,放置仪器时应尽可能远离干扰源。

4. 仪器放置应避开有化学腐蚀气体的地方,如硫化氢、二氧化硫、氨气等。

5. 仪器应避免阳光直射。

6. 仪器使用在额定电压的±10%范围内,频率变化在±1 Hz 范围内,并要有良好的接地。

7. 仪器通电前检查

(1) 接通电源,让仪器预热至少 20 分钟,使仪器进入热稳定工作状态。有时仪器会因运输、存储环境因素而受潮产生诸如读数波动等不稳定现象,此时,请保持仪器周围有良好的通风环境,并连续开机数小时,直到读数稳定为止。

(2) 仪器接通电源后,即进入自检状态,首先显示“UNICO”,数秒后显示为:0.×××A(或−0.×××A),即自检完毕。

8. 维护

(1) 每次使用后应检查样品室是否积存有溢出溶液,经常擦拭样品室,以防废液对部件或光路系统的腐蚀。

(2) 仪器使用完毕应盖好防尘罩,可在样品室及光源室内放置硅胶袋防潮,但开机时一定要取出。

(3) 仪器液晶显示器和键盘日常使用和保存时应注意防划伤、防水、防尘、防腐蚀。

(4) 长期不用仪器时,尤其要注意环境的温度、湿度,定期更换硅胶。

第六节　恒温器和人工呼吸机

在进行哺乳类动物离体器官实验时,给离体组织器官提供在体时的恒温环境是非常重要的。超级恒温器是一种比较好的恒温仪器,能满足离体组织器官生理恒温环境要求。超级恒温器规格型号很多,其主要功能是保持容器内水的温度恒定,用水泵提供恒温水循环。

动物实验常常需对动物进行麻醉,有些麻醉剂有抑制呼吸中枢作用,影响动物的呼吸运动;有些动物实验使用肌松剂,动物不能自行呼吸,做开胸腔手术时,动物的胸腔被打开,肺不能进行扩张和收缩。采用人工呼吸机为动物提供呼吸动力,可保证实验动物呼吸的正常进行。

一、HSS-1B 型数字式超级恒温浴槽

HSS-1B 超级恒温浴槽(图 2-38)采用数字控制技术,温度采用数字设定,数字显示,操作方便,温度范围为室温～100℃,温度波动度±0.03℃,温度显示分辨率 0.1℃,循环水流量 6 L/min。该装置既可作痛觉及肠平滑肌等离体器官实验,又可单独作为通用恒温循环浴槽使用。

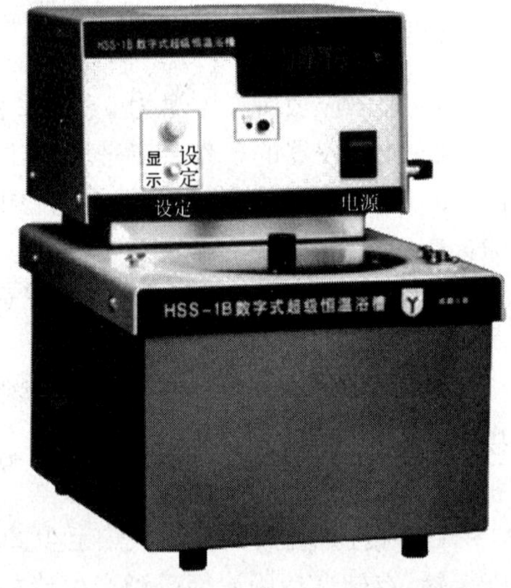

图 2-38　HSS-1B 型数字式超级恒温浴槽

使用方法

1. 使用前槽内加入清水,水面不得低于工作台面 30 mm,否则通电工作时会损坏加热器。
2. 用胶管连接好灌流装置。
3. 开启“电源”开关。
4. “设定”开关拨向“设定”一侧,旋转温控旋钮至数字显示需要的工作温度。
5. “设定”开关拨向“显示”一侧,此时温控器显示的是当前槽内水的温度。此后温控器进入自动控制状态。

二、HX-200 动物人工呼吸机

HX-200 动物人工呼吸机(图 2-39)主要用于生物医学实验室,可为麻醉、肌松或开胸动物提供机控呼吸。该呼吸机适用动物为:大白鼠、豚鼠、仓鼠、兔、猫、猴及小中型狗等常用实验动物。

(一) 使用方法

1. 准备　　主机平置,接上电源,然后将两皮管分别插入潮气输出及呼气口接头。

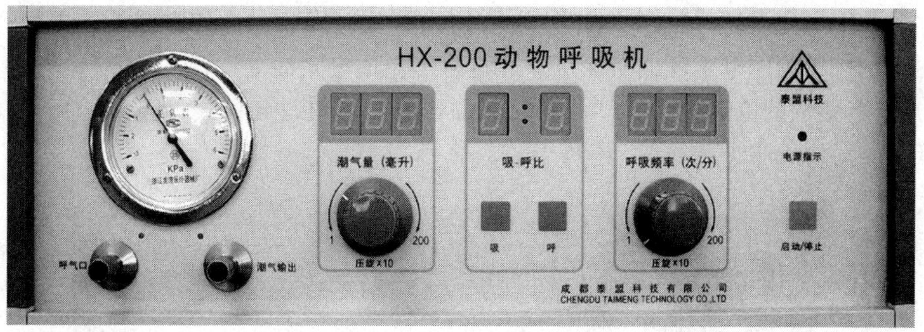

图 2－39　动物人工呼吸机

2. 操作　　首先估计实验动物所需潮气量，呼吸频率，呼吸时比，然后操作呼吸机，步骤如下：

(1) 打开电源开关。

(2) 将吸呼时比、呼吸频率调到所需位置：按下吸呼比下面相应按钮可对吸呼比例进行调节，吸呼比可设定为 1～5 之间的任意比例关系。呼吸频率通过下方旋钮进行调节，顺时针旋转频率增加，逆时针旋转频率减小。

(3) 将潮气量调到所需位置：调节方法同呼吸频率的调节。

(4) 将三通一头用软胶管与动物气管插管接通，这时即开始作控制呼吸。

(5) 当动物进行机控呼吸时，应及时注意观察所选各参数对动物是否合适，在一般情况下，主要是潮气量的选择是否合适，如觉不适，应及时修正。

(二) 注意事项

1. 在系统运行中，改变潮气量后，无需按动启动按钮系统即可按最新设置运行。若改变其他参数，则须按启动按钮系统方可运行。

2. 潮气量多数与呼吸频率及呼吸时比的参数之间有一定的关系，如果在实验中需要将后二者进行再一次调整的话，那么应将潮气量输出值重新修正到所需值。

第七节　实验装置和器械

一、换能器

在生物医学中传感器又称为换能器(transducer)。换能器是一种能将机械能、化学能、光能等非电量形式的能量转换为电能的器件或装置。

在生物医学上，换能器能将人体及动物机体各系统、器官、组织直至细胞水平及分子水平的生理功能或病理变化所产生的如体温、血压、血流量、呼吸流量、脉搏、生物电、渗透压、血气含量等非电量转换为电量，然后送至电子测量仪器进行测量、显示和记录。

(一) 应变式换能器的工作原理

机能学实验中使用的张力换能器和压力换能器属应变式换能器，这类换能器是根据导电材料在受力变形时,材料电阻率发生变化或其几何尺寸变化使电阻改变的原理制成的。用导电材料制成电阻丝或喷涂于弹性材料上制成电阻应变片(图 2-40),应变片受水平拉力时,应变片的电阻丝长度(L)变长,截面(S)减小。根据(1)式,应变片的电阻(R)增大,同理,应变片受水平压力,其 R 减小。

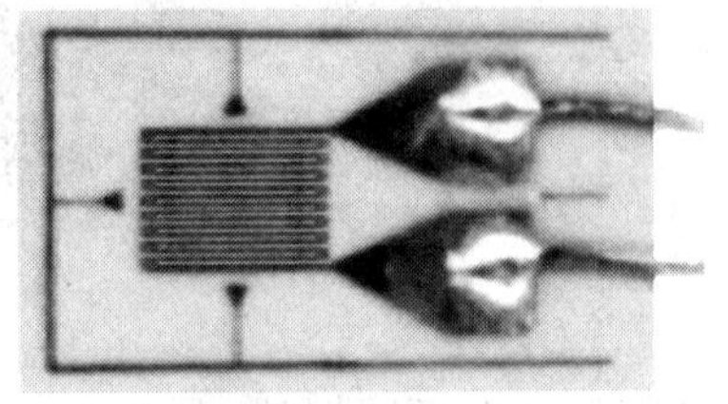

图 2-40　电阻应变片

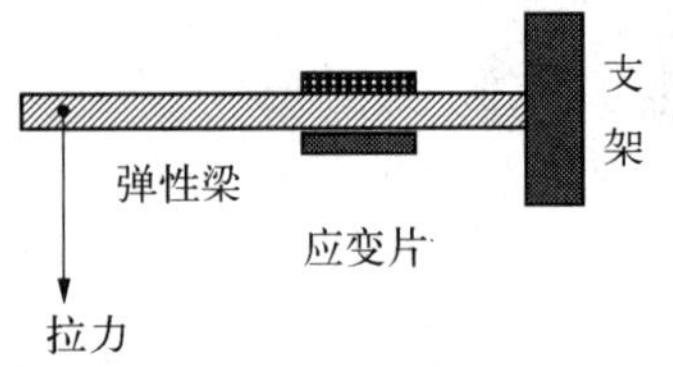

图 2-41　张力换能器结构

以张力换能器为例,应变片粘贴在弹性悬臂梁上(图 2-41),贴在梁上面的应变片为

$$R = \rho \frac{L}{S} \tag{1}$$

R_1、R_4,贴在梁下面的应变片为 R_2、R_3,用 R_1、R_4、R_2、R_3 构成惠斯登电桥的四臂(图 2-42),悬臂梁无外力作用时,$R_1 = R_2$,$R_3 = R_4$。根据(2)式,输出电压 $U_{out} = 0$。

$$U_{out} = E\left(\frac{R_2}{R_1 + R_2} - \frac{R_4}{R_3 + R_4}\right) \tag{2}$$

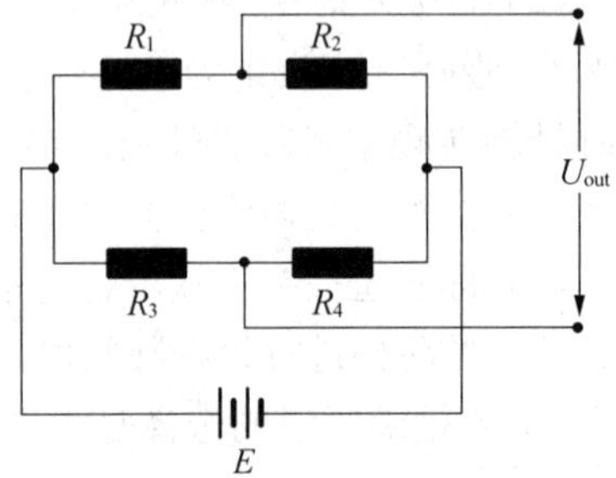

图 2-42　换能器的电桥线路

悬臂梁受力(如向下),悬臂梁向下位移变形,贴在梁上面的应变片(R_1、R_4)受力被拉长,电阻增大,贴在梁下面的应变片(R_2、R_3)受力被缩短,电阻减小,电桥平衡被改变,电桥就输出一个电压,这个电压的值与电阻应变片所受力的大小成比例。力的变化转换成电桥输出电压的变化。测量血压、呼吸的换能器,基本的工作原理与张力换能器相似。

(二) 常用的换能器

在机能学实验中,常用的换能器有:

1. 生物电的引导电极　　它能将离子电流转换成电子电流。电极多选用银、不锈钢、铂等材料制成,实验室引导动物心电图时常采用注射器针头作引导电极。

2. 张力换能器(图 2-43)　　它能将各种张力转换成电信号。张力换能器有多种规格,根据被测张力的大小选用合适量程的换能器。常用的有 5 g、10 g、50 g 和 100 g 等。

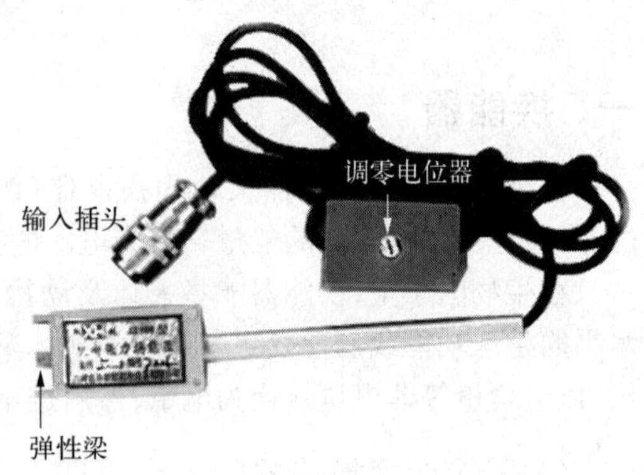

图 2-43　张力换能器

3. 压力换能器　它能将各种压力如血压、呼吸道气压转换成电信号。压力换能器根据测量对象的不同,可分为血压换能器(图 2-44)和呼吸换能器(图 2-45),血压换能器用于测量高的压力(-50～360 mmHg),而呼吸换能器用于测量低的压力(-10～50 cmH_2O)。

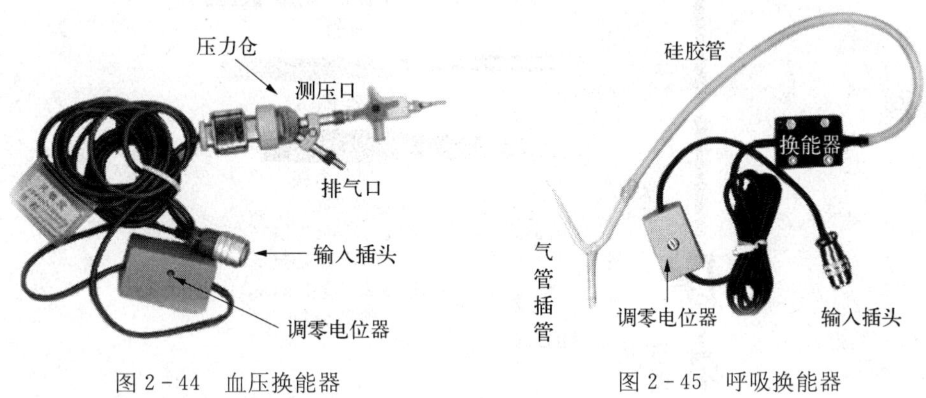

图 2-44　血压换能器　　图 2-45　呼吸换能器

4. 流量传感器　它能将各种流体的流量转换成电信号。此类传感器应用光电或磁电原理工作。

(三) 换能器使用注意事项

1. 在使用时不能用手牵拉弹性梁和超量加载。张力换能器的弹性悬臂梁其屈服极限为规定量程的 2～3 倍,如 50 g 量程的张力换能器,在施加了 150 g 力后,弹性悬臂梁将不能恢复其形变,即弹性悬臂梁失去弹性,换能器被损坏。

2. 防止水进入换能器内部。张力换能器内部没有经过防水处理,水滴入或渗入换能器内部会造成电路短路,损坏换能器,累及测量的电子仪器。

3. 压力换能器不能碰撞,应轻拿轻放。压力换能器的内部由应变丝构成电桥,应变丝盘绕在应变架上,应变架结构精密,应变丝和应变架在碰撞和震动时,会发生断丝或变形。

4. 压力换能器施加的压力不能超过其量程规定的范围。换能器的弹性膜片在过载情况下将不能恢复其形变,过载会发生应变丝断丝或应变架变形。

(四) 微距调节夹

微距调节夹是张力换能器专用调节夹具。张力换能器用普通双凹夹固定和调节张力时,张力的大小很难控制,而且很容易损坏张力换能器。采用微距调节夹可对张力换能器的张力大小实现精细调节。

使用方法　将微距调节夹固定在铁支架上,换能器固定杆插入微距调节夹的换能器固定孔,旋紧换能器固定螺母,逆时针转动调节螺母,将螺杆旋出。松开支架固定螺母,根据标本系线的长度,粗调标本与换能器的距离,旋紧支架固定螺母。连接标本和换能器,转动调节螺母,调节标本和换能器系线的张力。

二、常用器械及使用方法

机能学实验常用的器械如图 2-46 和图 2-47 所示,用途如下:

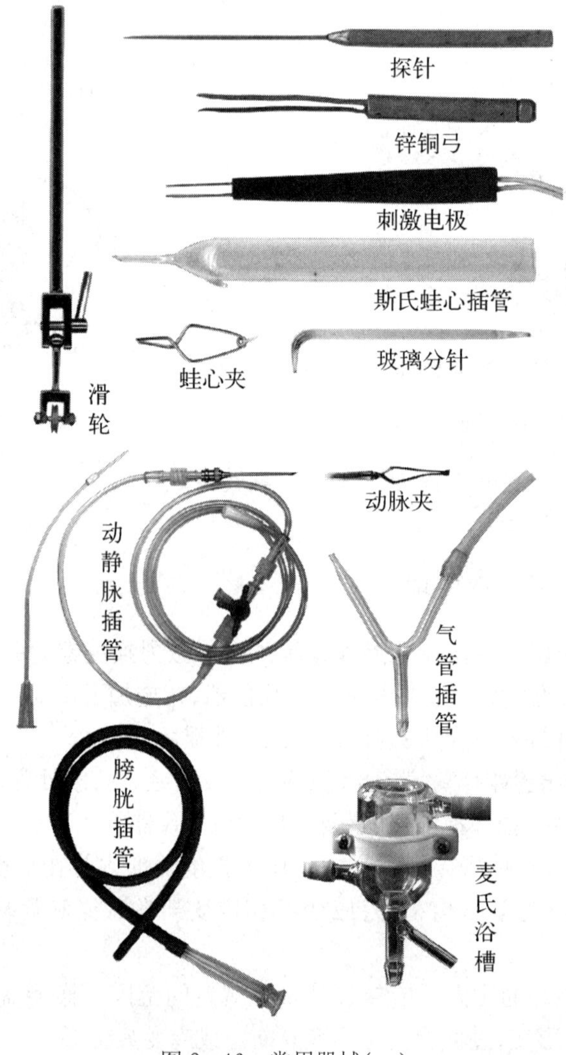

图 2-46　常用器械(一)

1. 金属探针　　用于破坏蛙类脑和脊髓。

2. 锌铜弓　　锌铜弓用金属锌和铜铆接而成,锌铜弓在极性溶液中形成回路时,锌与铜两极产生约 0.5~0.7 V 的直流电压,因此可用来刺激神经和肌肉,使神经或肌肉兴奋。这种刺激仅在锌铜弓与神经或肌肉接触瞬间产生,持续接触不能使神经或肌肉兴奋。

3. 刺激电极　　刺激电极一般用铜或不锈钢丝制成,两极分别接刺激器输出的正极和负极。刺激电极有双极刺激电极、保护电极和锁定电极等多种。

4. 蛙心插管　　蛙心插管有斯氏和八木氏插管两种。斯氏蛙心插管用玻璃制成,尖端插入蟾蜍或青蛙的心室,突出的小钩用于固定离体心脏,插管内充灌生理溶液。

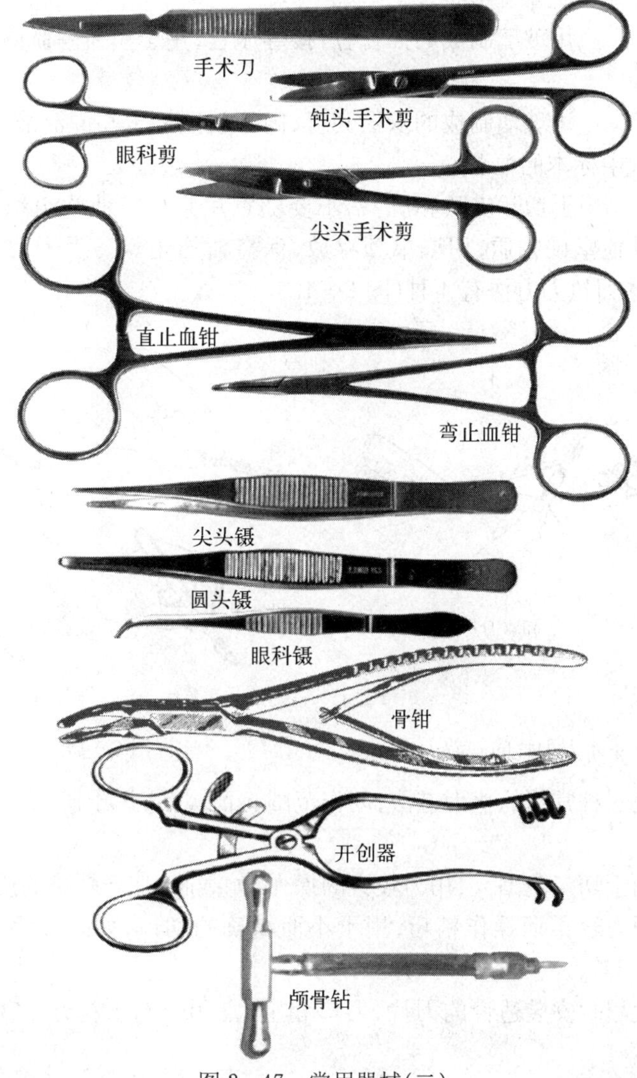

图 2-47　常用器械(二)

5. 玻璃分针　用以分离神经肌肉标本等组织,因其光滑故对组织不易产生损伤。用时应沾少许任氏液或生理盐水。

6. 蛙心夹　使用时将一端夹住标本(如蛙心的心尖),另一端借缚线连于换能器(或杠杆),以进行标本(如心脏)活动的记录。

7. 滑轮　用来改变力的方向,多用在张力换能器与标本之间的连接。

8. 血管插管　血管插管常采用 PVC 管、静脉留置针、大号不锈钢注射器针头(磨去锋口),后接三通和动脉测压管。动脉插管在急性动物实验时插入动脉,另端接压力换能器或水银检压计,以记录血压。静脉插管,插入静脉后固定,以便于记录静脉压或在实验过程中随时用注射器通过插管向动物体内注射各种药物和溶液。

9. 动脉夹　用于阻断动脉血流。

10. 气管插管　急性动物实验时插入气管,以保证呼吸通畅,或做人工呼吸。一端接气鼓或呼吸换能器可记录呼吸运动。

11. 膀胱插管　　用玻璃制成的插管,后接导尿管,用于引流膀胱内的尿液和尿的流量的测定。

12. 麦氏浴槽　　用玻璃制成的双层套管,内管放置标本和灌流液,内壁和外壁间通恒温水以保持内管中标本的恒温。

13. 手术刀　　用于切开皮肤和脏器,不要随意用它切其他软组织,以减少出血,注意刀刃不要碰及其他坚硬物质,用毕单独存放,保持清洁干燥。手术刀刀片的安装见图2-48。常用的手术刀执刀方法有4种(图2-49)。

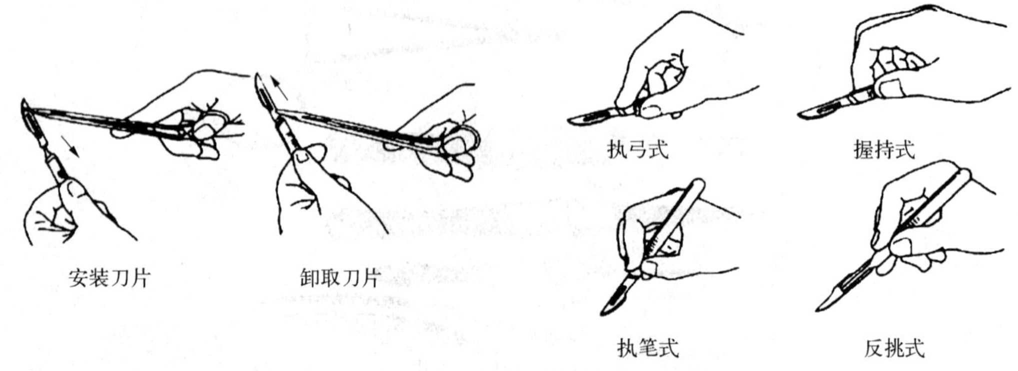

图2-48　手术刀刀片的安装　　　　图2-49　执刀方法

(1) 执弓式是一种常用的执刀方法,动作范围大而灵活,用于腹部、颈部、股部的皮肤切口。

(2) 握持式用于切口范围大,用力较大的操作,如截肢、切开较长的皮肤切口等。

(3) 执笔式用力轻柔而操作精巧,用于小而精确的切口,如眼部手术、局部神经、血管、腹部皮肤小切口等。

(4) 反挑式使用时安装适合的刀片,刀口朝上,常用于向上挑开组织,以避免损伤深部组织。

14. 剪刀　　实验用剪刀有手术剪刀、眼科剪刀和普通粗剪刀,又有大小、类型(直弯、尖头、钝头)、长短之分。

(1) 手术剪用于剪切皮肤、肌肉、血管等软组织。钝头手术剪的钝头端可插入组织间隙,分离、剪切无大血管的肌肉和结缔组织。

(2) 眼科剪刀常用于剪神经、血管、包膜,如剪破血管、胆管、输尿管等以便插管。禁止用眼科剪刀剪切皮肤、肌肉、骨组织。

(3) 普通粗剪刀用来剪毛、皮肤、肌肉、骨和皮下组织。

持剪的方法是以拇指和无名指分别持剪刀柄的两环,中指放在无名指指环的外侧柄上,食指轻压在剪刀柄和剪刀口连接部(图2-50)。

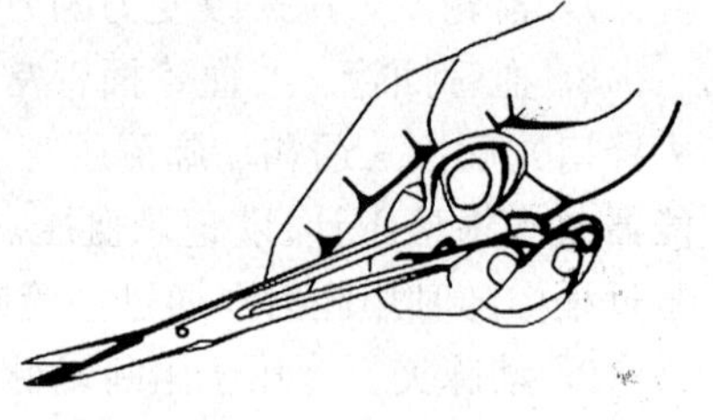

图2-50　持剪法

15. 止血钳　　有大、小,有齿、无齿,有直形、弯形之分。根据不同操作部位选用不同类型的止血钳。持止血钳的方法与手术剪相同。

(1) 直止血钳和无齿止血钳用于手术部位的浅部止血和组织分离,有齿止血钳主要用于强韧组织的止血、提拉切口处的部分等。

(2) 弯止血钳用于手术深部组织或内脏的止血,有齿止血钳不宜夹持血管、神经等组织。

(3) 蚊式止血钳较细小,适于分离小血管及神经周围的结缔组织,用于小血管的止血,不适宜夹持大块或较硬的组织。

16. 镊子　　分有齿和无齿两类,大小长短不一。主要用于夹捏或提起组织。圆头镊子用于较大或较厚的组织及牵拉皮肤切口,眼科镊子或钟表镊子用于夹捏细软组织。执镊方法为用拇指对食指和中指(图 2 - 51)。

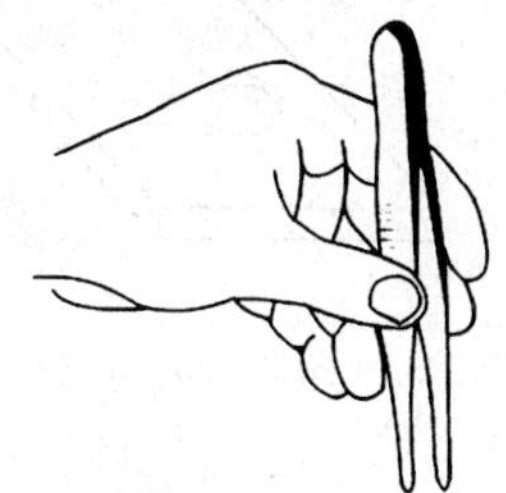

图 2 - 51　执镊法

17. 颅骨钻　　用于动物开颅钻孔。

18. 骨钳　　先用颅骨钻钻孔,然后用骨钳咬切骨质,扩大骨孔。

19. 开创器　　用于撑开手术创面。

20. 组织钳　　组织钳弹性大而软,尖端有细齿,对组织损伤比较小,用于皮下组织及水巾的夹持。

21. 持针器　　持针器有大小之分,持针器的头端较短,内口有槽。

22. 注射器　　注射器有可重复使用的玻璃注射器和一次性塑料注射器,容量有0.1 ml的微量注射器和 100 ml 的大容量注射器。常用的有 1～20 ml 的注射器(图 2 - 52),根据注射溶液量的多少选用合适容量的注射器。注射器抽取药液时应将活塞推到底,排尽针筒内的空气,安装针头,注射器针头的斜面与注射器容量刻度标尺在同一平面上,旋力压紧针头。注射器握持方法有平握法和执笔法两种(图 2 - 52)。

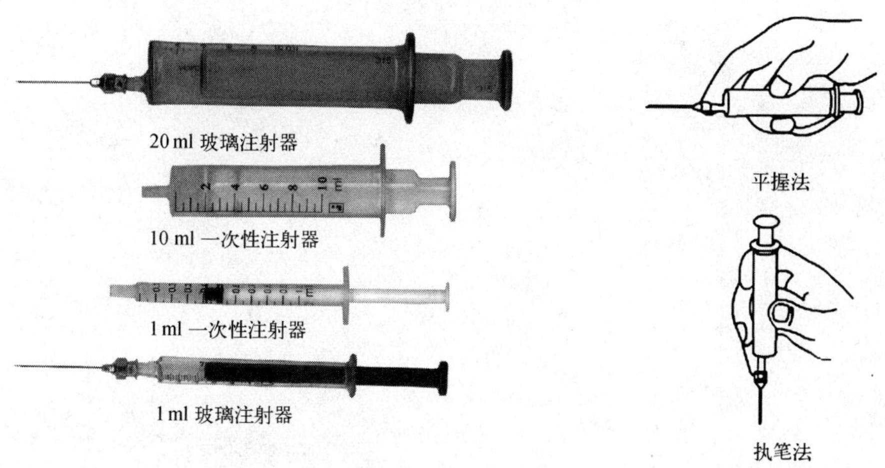

图 2 - 52　注射器及握持方法

23. 手术台　　动物实验用手术台有蛙手术台(蛙板)、兔手术台和狗手术台。

(1) 蛙板　蛙板(图 2 - 53)一般用平整的松木板制成,长宽约 20×15 厘米,用白漆粉刷。蛙板用来固定蛙体及标本制备,可用蛙钉或大头针将蛙体或标本钉在蛙板上。有的蛙板上开有一圆孔,将蛙的肠系膜覆盖在圆孔上,通过显微镜可观察微循环。

(2) 兔手术台　兔手术台(图 2-54)有木手术台和金属手术台,构造基本相同,固定杆用于固定兔的头部,固定钩用来固定动物的四肢。为了防止动物的体温降低,手术台的底部安装了加热装置。

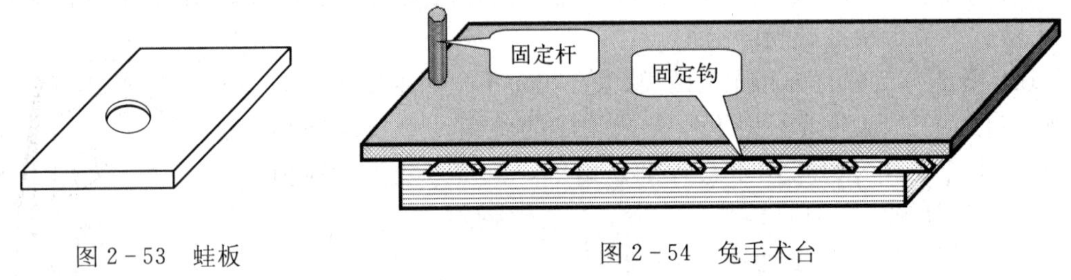

图 2-53　蛙板

图 2-54　兔手术台

(陆源)

第三章　实验动物基本知识

实验动物(laboratory animal)是指经人工培育,对其携带微生物实行控制,遗传背景明确,来源清楚,可用于科学实验、药品、生物制品的生产和检定及其他科学研究的动物。实验用动物(animal for research)是指一切能用于科学实验的动物,其中除实验动物外,还包括野生动物、经济动物和观赏动物。

第一节　常用实验动物的种类

一、蟾蜍

蟾蜍属两栖纲,无尾目,蟾蜍科。蟾蜍品种很多,中华蟾蜍指名亚种(*Bufo gargarizans gargarizans* Cantor, Zhoushan Toad,见图 3-1)是我国大陆地区分布最广的品种之一。

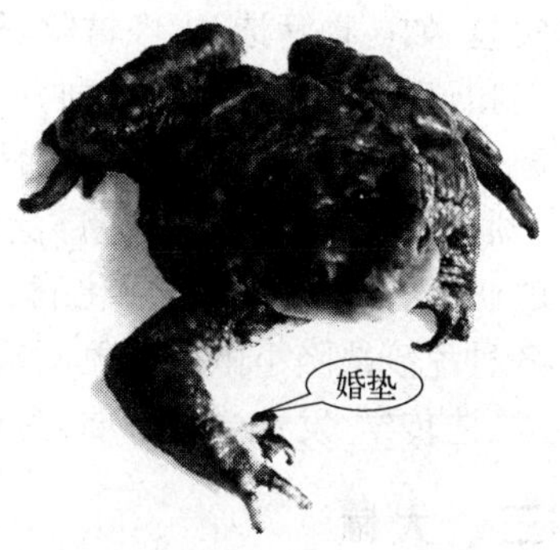

图 3-1　中华蟾蜍指名亚种

(一) 生物学特性

蟾蜍用肺呼吸。蟾蜍和蛙的身体背腹扁平,左右对称,头为三角状,眼大并突出于头部两侧,有上、下眼睑和瞬膜,以及鼻耳等感受器官。前肢有 4 趾,后肢有 5 趾,趾间有蹼。背部皮肤上有许多疣状突起的毒腺,分泌蟾蜍素,尤以眼后的椭圆状耳腺,分泌毒液多。雄性蟾蜍皮肤光滑,前肢 3 趾上有黑色、粗糙的斑块——婚垫(或婚刺),会鸣叫。雌性蟾蜍皮肤粗糙,前肢趾上无婚垫,不会鸣叫。

(二) 在生物科学研究中的应用

蟾蜍的一些基本生命活动和生理功能与温血动物近似,其离体组织和器官所需的生活条件比较简单(无须人工给氧和恒温环境),易于控制和掌握。蟾蜍常用于神经生理、肌肉生理、心脏生理、微循环、水肿、肾功能不全等实验,蟾蜍是教学实验常用的小动物。

二、小鼠

小鼠(Mouse)是目前世界上用量最大、用途最广、品种最多的实验动物。实验小鼠(图 3-2)来自野生小鼠,经过人们长期选择培育而成。

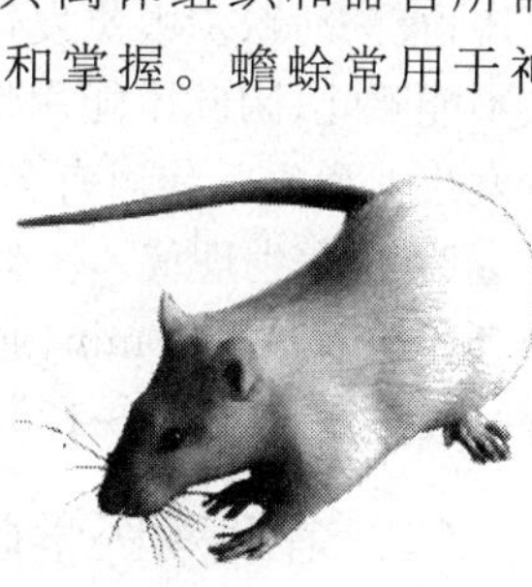

图 3-2　小鼠

(一) 生物学特性

1. 小鼠体型较小,是啮齿目实验动物中较小的动物,出生体重 1.5 g 左右,月龄可达 12～15 g,二月龄体重达 25 g 左右。90 日龄昆明小鼠体重可达 37～40 g 左右,体长为 90～110 mm。面部尖突,触须长,耳耸立呈半圆形,尾长与体长约相等。

2. 小鼠性情温顺,胆小易惊,易于捕捉,夜间比较活跃,尤其是傍晚时更为活跃。雄鼠分泌醋酸铵臭气,是引起室内特异臭气的主要原因。不耐饥饿,不耐热,对环境适应性差,对疾病抵抗力低。实验小鼠自发肿瘤多。白化小鼠怕强光。

3. 体温 38(37～39)℃,呼吸频率 163(84～230)次/min,心率 625(470～780)次/min,通气量 24(11～36)ml/min,潮气量 0.15(0.09～0.23)ml,收缩压 113(95～125)mmHg,舒张压 81(67～90)mmHg,血量 7.78%。

(二) 在生物科学研究中的应用

小鼠具有广泛的用途,由于其繁殖力强,便于大量人工饲养,可用于需要大量动物的实验,如药物筛选、毒性试验、药物效价比较等,由于其妊娠期短,繁殖力强,也常用于避孕药和营养试验,小鼠对多种疾病比较敏感,如流行性感冒、血吸虫、疟疾、狂犬病和一些细菌性疾病,因此可用于实验治疗,人工接种方法或化学致癌物在小鼠中易引起肿瘤,可用于肿瘤的研究等,小鼠还广泛用于血清、菌苗、疫苗等生物制品的生物鉴定。遗传性疾病的研究,如黑色素病、白化病、遗传性贫血、系统性红斑狼疮等,用于免疫学的研究如利用各种免疫缺陷小鼠研究免疫机理等。总之,小鼠被广泛地用于生物学、医学、兽医学、生理学、遗传学、发生学等方面,为科学研究和生产提供了方便。

三、大鼠

大鼠(Rat)属脊椎动物门、哺乳纲、啮齿目、鼠科、大鼠属的动物。实验大鼠(图 3-3)系由褐色家鼠驯化而成。19 世纪中期开始用于实验动物。欧美等国已培育成无菌大鼠。

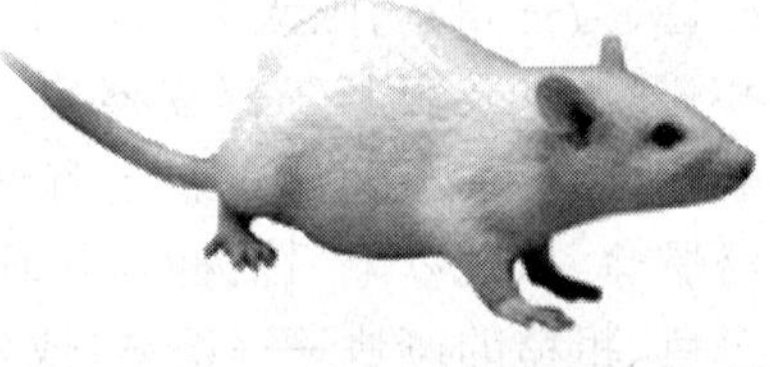

图 3-3 大鼠

(一) 生物学特性

1. 大鼠性情温顺,行动迟缓,但捕捉方法粗暴或缺乏维生素 A 时常咬人。喜居安静环境,夜间活跃。嗅觉发达,味觉很差,汗腺不发达,温度过高,会流出唾液调节体温。大鼠不能呕吐,因此不能用作呕吐实验。抵抗力较强,容易饲养,但对营养、维生素缺乏敏感可发生典型缺乏症。有多种毛色,白、黑、棕、黄、斑驳等。

2. 正常生理值　体温 39(38.5～39.5)℃,心率 475(370～580)次/min,呼吸频率 85.5(66～114)次/min,通气量 73(56.8～98.0)ml/min,潮气量 0.86(0.6～1.25)ml,麻醉时收缩压 116(88～138)mmHg,血容量占体重的 7.4%。

(二) 在生物医学研究中的应用

在生物医学研究中,大鼠用量仅次于小鼠,占第 2 位。

1. 大鼠在营养学和代谢疾病的研究上，是首选的实验动物。如对维生素 A、B、C，氨基酸，蛋白质缺乏和营养代谢异常研究，是至关重要的。大鼠在免疫学，内分泌学和神经生理的研究中，都有一定的价值。如应用大鼠切除内分泌腺，进行肾上腺、垂体、卵巢等实验及行为表现的研究。筛选新的心血管及老年病药物。

2. 对传染病的研究，如对于支气管肺炎，副伤寒的研究中大鼠是常应用的实验动物。

3. 畸胎、多发性关节炎、化脓性淋巴腺炎、中耳炎的研究，或筛选抗炎药物等研究。因其易患肝癌，应用化学致癌物，诱发肝癌，在培育肿瘤模型方面，应用广泛。

4. 应用于药物的毒理实验，由于大鼠无胆囊，常用于胆管插管、收集胆汁，进行消化功能的研究。大鼠肝切除 60%～70%后，仍能再生，因此常用于肝外科。

四、豚鼠

豚鼠(Guinea pig)属于啮齿目，豚属科，豚鼠属的动物。在分类上更接近于毫猪、栗鼠。原产南美大陆西北部，16 世纪由西班牙人带入欧洲，后向全世界传播。有多种称呼，如荷兰猪、天竺鼠、海猪等。习惯上把应用于动物实验的叫豚鼠(图 3－4)。

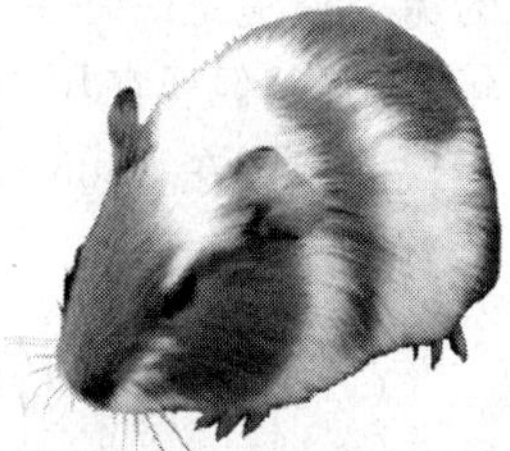

图 3－4　豚鼠

(一) 生物学特性

1. 豚鼠性情温顺，轻易不伤人，胆小易惊，喜群居和干燥清洁的生活环境。嗅觉、听觉较发达，对各种刺激有较高的反应，如空气混浊，气温突变，寒冷或炎热等，都会引起豚鼠体重减轻、厌食、妊娠末期流产、仔鼠发育迟缓，甚至诱发肺炎等多种疾病。受到惊吓，特殊音响持续刺激，以及异形物体的出现等，也会使动物出现一系列不良反应。

2. 对抗生素极为敏感，尤其是对青霉素及四环素族的致敏性很高。豚鼠调节体温的能力较差，易受外界温度变化的影响，新生仔鼠更为明显，主要依靠室内温度的恒定和母体的抚育来维持其正常的体温。温度过高或过低都会降低豚鼠的抵抗力。

3. 正常生理值　　体温 38.6(37.8～39.5)℃，心率 280(200～360)次/min，呼吸频率 90(69～104)次/min，潮气量 1.8(1.0～3.9)ml，通气量 160(100～280)ml/min，血压 75～120 mmHg，血容量占体重的 6.4%。

(二) 在生物医学中的应用

豚鼠在实验和研究中的用途不断被人们所发现和利用。根据豚鼠的固有特性，很多实验必须使用豚鼠而不能用别的动物代替。

1. 豚鼠对很多致病菌和病毒十分敏感，是微生物感染试验中常用的实验动物。如对结核杆菌、白喉杆菌、鼠疫杆菌、布氏杆菌、沙门氏菌、霍乱弧菌、Q 热、淋巴细胞性脉络丛脑膜炎病毒、钩端螺旋体等易感，常用于上述传染病的研究，以及病原的分离、鉴别和诊断。

2. 豚鼠是研究维生素 C 的生理功能的重要动物模型。由于豚鼠体内不能合成维生素 C，如果饲料中缺乏维生素 C 就会出现维生素 C 缺乏症，故常用于研究实验性坏血症。

3. 在免疫学研究中常使用豚鼠进行过敏性反应和变态反应的研究。如给豚鼠注射马血清，很容易复制成过敏性休克动物模型，豚鼠迟发型超敏反应性的反应与人相似。另外豚鼠的血清可为免疫学补体结合试验提供所需要的补体。

4. 豚鼠的耳蜗发达,故听觉敏锐,听觉音域广,可用于听力试验以及一些内耳疾病的研究。

5. 具有对某些药物、毒物非常敏感,对缺氧耐受性强等特点,常用于有关方面的实验。

五、兔

兔(Rabbit)属于哺乳纲,兔形目,兔科的动物。作为实验动物主要使用真兔属中的家兔,也使用野兔属和白尾棕色兔属的兔。家兔是由野生穴兔在欧洲驯化而成,我国养兔已有几千年的历史,但现在用作实验动物的兔(图 3-5)都是欧洲兔的后代。我国在 1985 年已培育出无菌兔和 SPF(无特殊病原体)兔。

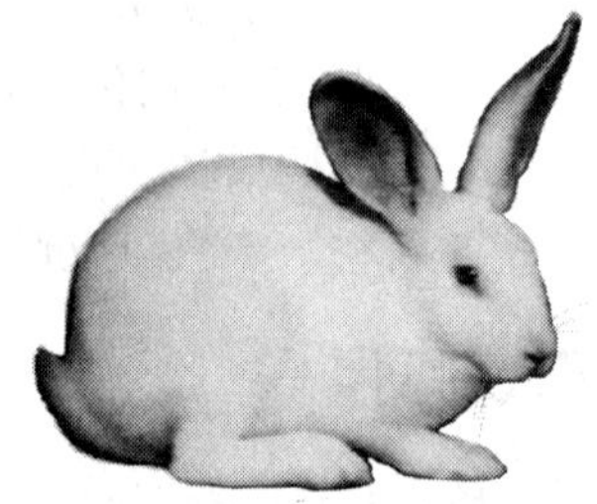

图 3-5 兔

(一) 生物学特性

1. 家兔是草食性动物,喜食粗饲料,齿尖,喜磨牙,有啃木、扒土的习惯。夜间活跃,吃食多,白天多处于假眠和休息状态。听觉、嗅觉灵敏,胆小易惊。喜居安静、清洁、干燥、凉爽、空气新鲜的环境,耐冷不耐热,耐干不耐湿,有良好的卫生习惯。有夜间直接从肛门口吃粪的食粪癖。白天排圆形颗粒状硬粪,夜间排软粪。乳兔也有吃食母兔粪的习性。

2. 刚出生仔兔体裸无毛,闭眼,体重 40～100 g。兔生长很快,4 周龄可达成年体重的 12%。寿命可长达 8 年,甚至 10 年。

3. 被毛较厚,依靠耳和呼吸散热,易产生发热反应,对热源反应灵敏典型、恒定。有特殊的血清型和唾液型。小肠不能吸收大分子物质,仔兔不能从初乳中得到抗体,而是在胚胎期从母体获得抗体。有能产生阿托品脂酶的基因,因此,吃了含有颠茄叶的饲料不会出现中毒症状。同胞兄妹交配容易产生近亲退化。

4. 正常生理值　体温 39.0(38.5～39.50)℃,心率 258±2.8 次/min,动脉血压 110(95～130)mmHg,血量 59±2.3 ml/kg 体重,呼吸频率 51(38～60)次/min,潮气量 21.0(19.3～24.6)ml,通气量 1 070(800～1 140)ml/min。尿液呈碱性,pH 8.2, 但饥饿时尿液变酸,pH 在 6～7 之间,幼兔尿偏酸。

(二) 在生物医学科学中的应用

1. 生殖生理研究　由于雌兔只能在交配后排卵、能准确判定其排卵时间,故可用于胚胎学的妊娠诊断等方面的研究。

2. 遗传性疾病　如软骨发育不全、血管性血友病、青光眼、高血压等症的研究。

3. 制造生物制品及各类抗血清的制剂　耳静脉粗,抽取血样方便,其血清量与其体重相比较其他的动物多,广泛地用于各种抗血清的制备,制造预防家畜疫病的疫苗,如兔化猪瘟弱毒疫苗等。

4. 在实验生理学方面的应用　生理学科实验教学多采用家兔作为实验用动物。

5. 研究代谢失常　如低淀粉酶血症、维生素 A 缺乏、脑水肿和动脉硬化。

6. 肿瘤疾病和免疫学方面的研究　如肿瘤的移植，在免疫学的研究中，尤其是涉及对抗原刺激的抗体应答保护方面，以兔为实验动物。

7. 其他　广泛应用于研究药物的致畸作用或其他干扰正常生殖过程的现象。食品药物的毒理学试验。

六、猫

猫(Cat)属哺乳纲，食肉目，猫科，猫属动物。

(一) 生物学特性

1. 猫的大脑和小脑较发达，其头盖骨和脑具有一定的形态特征，对去大脑实验和其他外科手术耐受力也强。平衡感觉、反射功能发达，瞬膜反应敏锐。

2. 猫的循环系统发达，血压稳定，血管壁较坚韧，对强心甙比较敏感。

3. 猫对吗啡的反应和一般动物相反，狗、兔、大鼠、猴等主要表现为中枢抑制，而猫却表现为中枢兴奋。猫对呕吐反应灵敏。猫的呼吸道黏膜对气体或蒸气反应很敏感。猫对所有酚类(Phenol)都敏感，如对杀蠕虫剂酚噻嗪(Phenothiazine)非常敏感。

4. 猫在正常条件下很少咳嗽，但受到机械刺激或化学刺激后易诱发咳嗽。

5. 猫的眼睛能按照光线强弱的程度灵敏地调节瞳孔，白天光线强时，瞳孔可以收缩成线状，晚上视力很好。猫舌的形态学特征是猫科动物所特有的。舌表面有无数突起的乳头能舔除附在骨上的肉。猫的大网膜也非常发达。

6. 正常生理值　猫正常体温 38.7(38.0～39.5)℃，心率 120～140 次/min，收缩压 120～150 mmHg，舒张压 75～100 mmHg，呼吸频率 26(20～30)次/min，潮气量 12.4 ml，通气量 322 ml/min，血量占体重的 5%。

(二) 在生物医学科学中的应用

猫主要用于神经学、生理学和毒理学的研究。猫可以耐受麻醉与脑的部分破坏手术，在手术时能保持正常血压，猫的反射机能与人近似，循环系统、神经系统和肌肉系统发达。实验效果较啮齿类更接近于人，特别适宜作观察各种反应的实验。

七、狗

狗(Dog)属哺乳纲，食肉目，犬科，犬属的动物(图 3-6)。

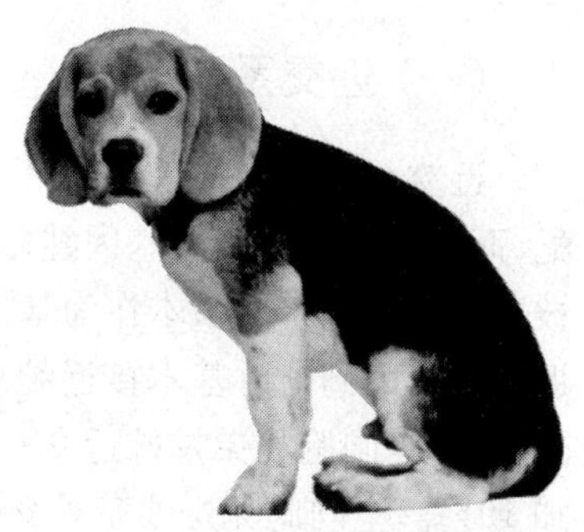

图 3-6　Beagle 犬

(一) 生物学特性

1. 具有发达血液循环和神经系统，内脏与人相似，比例也近似。胸廓大，心脏较大。肠道短，尤其是小肠。肝较大，胰腺小分两支，胰岛小，数量多。眼水晶体较大。嗅脑、嗅觉器官、嗅神经发达，鼻黏膜上布满嗅神经。食管全由横纹肌构成。皮肤汗腺极不发达。雄狗无精囊和尿道球腺,有一块阴茎骨。

2. 正常生理值　体温 39(38.5～39.5)℃,心率 80～120 次/min,呼吸频率 18(15～30)次/min,潮气量 320(251～432)ml,通气量 5 210(3 300～7 400)ml/min,72 ml/min(10 kg),收缩血压 149(108～189)mmHg,舒张压 100(75～122)mmHg,血量为体重的 7.7(5.6～8.3)%,心输出量 14 ml/次,尿量 25～41 ml/kg/24 h,尿 pH 为 6.1。

(二) 在生物科学研究中的应用

1. 实验外科学　临床医生研究新的手术或麻醉方法时往往选用狗来作动物实验,取得经验和技巧后用于临床。如心血管外科、脑外科、断肢再植、器官和组织移植等。

2. 基础医学研究　是目前基础医学研究和教学的首选动物,尤其是生理、病理生理研究。狗的神经、血液循环系统发达,适合作失血性休克,弥漫性高血压,脊髓传导实验,大脑皮层定位试验,条件反射实验,内分泌腺摘除实验,各种消化道和腺瘘、肠瘘、胃瘘、胆囊瘘、唾液腺瘘、胰液管瘘等。

3. 药理、毒理学实验　各种化学物品和药品临床前的毒性实验。

4. 某些疾病研究　如高胆固醇血症,动脉粥样硬化,糖原缺乏综合征,先天性白内障,先天性心脏病,淋巴肉瘤,中性粒细胞减少症,肾盂肾炎,狂犬病等。

5. 行为学、肿瘤学研究以及核辐射研究等。

第二节　实验动物的品系

科学研究须有可比性、可重复性和科学性。应用动物进行生物医学研究,其可比性、可重复性和科学性首先要求研究对象的同一性。从遗传学、微生物学、营养和环境生态学等方面进行严格控制而培育的同一品系实验动物,它们的生物学特性基本相同或差异较小。采用这类动物进行生物医学研究,才有可能使同类的动物实验获得可比性或可重复性。

一、按遗传学特征分类

(一) 近交系

近交系一般是指采用 20 代以上全同胞兄弟姊妹或亲子(子女与年轻的父母)进行交配,而培养出来的遗传基因纯化的品系(图 3-7)。因全同胞兄弟姊妹交配较为方便而多被采用。如以杂种亲本作为基代开始用上述近交方式,至少要连续繁殖 20 代才初步育成近交系。因到此时基本接近纯化,品系内个体间差异很小。一般用近交系数(F)代表纯化程度,全同胞兄弟姊妹近交一代可使异质基因(杂合度)减少 19%,即可使纯化程度增加 19%。全同胞兄妹或亲子交配前 20 代纯合度的理论值可达 $F=98.6\%$,然而纯与不纯仅从近交系数来说明并不足为凭。还要用许多检测遗传学纯度的方法加以鉴定。人们曾经习惯用“纯种”称呼近交系。

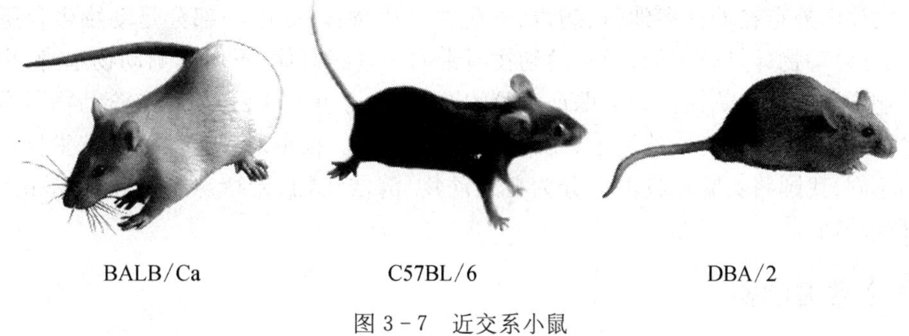

BALB/Ca　　C57BL/6　　DBA/2

图 3-7　近交系小鼠

(二) 突变品系

在育种过程中,由于单个基因的突变,或将某个基因导入,或通过多次回交“留种”,而建立一个同类突变品系,此类个体中具有同样遗传缺陷或病态。如侏儒、无毛、肥胖症、肌萎缩、白内障、视网膜退化等。现已培育成的自然具有某些疾病的突变品系有:贫血鼠、肿瘤鼠、白血病鼠、糖尿病鼠、高血压鼠和裸鼠(无胸腺无毛)(图 3-8)等等。这些品系的动物大量应用于相应疾病的防治研究,具有重大的价值。

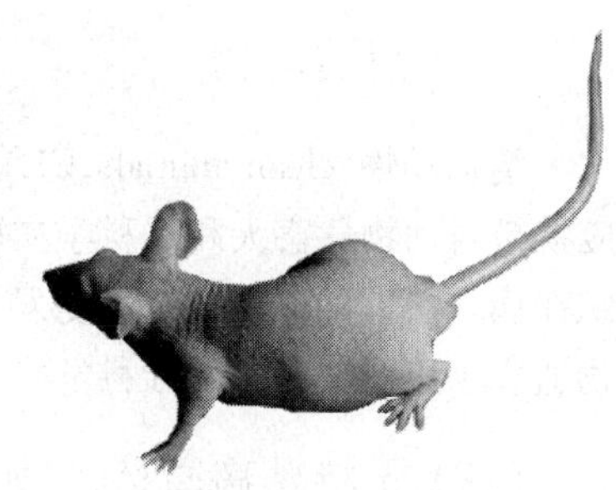

图 3-8　BALB/cA 裸鼠

(三) 杂交一代

由两个近交系杂交产生的子一代称为杂交一代。它既有近交系动物的特点,又获得了杂交优势。杂交一代具有旺盛的生命力、繁殖率高、生长快、体质健壮、抗病力强等优点。它与近交系动物有同样的实验效果。杂交一代又称为系统杂交性动物。

(四) 远交系

远交系,又称封闭群。在同一血缘品系内,不以近交方式,而进行随机交配繁衍,经五年以上育成的相对维持同一血缘关系的种群,如 Sprague-Dawley (SD)大鼠。我国已大量繁殖封闭群新西兰白兔和封闭群青紫蓝兔,可用于教学科研实验。

(五) 非纯系

即一般任意交配繁殖的杂种动物。杂种动物具有旺盛的生命力,适应性强,繁殖率高,生长快,易于饲养管理。但个体差异大,反应性不规则,实验结果的重复性差,其中包含有最敏感的与最不敏感的两种极端的个体。适用于筛选性实验。杂种动物比较经济,在教学实验中最常用。

二、实验动物的微生物学分类

动物体内外存在着许多细菌、病毒、寄生虫等生物体,其中一部分是动物生存所必需的,一部分对动物体是有害的,而实验动物所带的一些病原体,不但影响动物本身,更重要的是影响了试验的准确性。为了保证实验的准确性、可重复性,必须对实验动物所携带的其他生物体加以控制,特殊情况下,使之成为无菌动物。根据对实验动物所带生物体控制范围的不同,我国将实验动物群体分为普通动物、清洁动物、无特殊病原体动物和无菌动物及悉生动物。

(一) 普通动物

普通动物(conventional animals,CV)又称一级动物,是微生物控制要求中最低的一个级别的动物,要求不带有动物烈性传染病和人畜共患病原体。普通动物对实验的反应性较差,因价格低,是教学实验中常用的动物。

(二) 清洁动物

清洁动物(clean animals,CL)又称二级动物,除不带有普通动物应排除的病原体外,还不应携带对动物危害大和对科学实验干扰大的病原体。清洁动物外观健康无病,主要器官组织在病理组织学上不得有病变发生。清洁级动物是我国自行设立的一种等级动物,这类动物适宜于用作短期和部分科学研究,其敏感性和重复性较好,目前我国已逐步广泛应用。

(三) 无特殊病原体动物

无特殊病原体动物(specific pathogen free animals,SPF 动物)又称三级动物,除不带有普通动物、清洁动物应排除的病原体外,还应排除有潜在感染或条件性致病的病原体,以及对实验干扰大的病原。如 SPF 动物小鼠应排除金黄色葡萄球菌、绿脓杆菌、小鼠肺炎病毒、小鼠腺病毒、小鼠微小病毒、毛滴虫、鞭毛虫等。这类动物是目前国际公认的标准级别的实验动物,适合于所有科学实验。这种动物因其繁殖饲养条件复杂,价格昂贵,故不适用于教学。

(四) 无菌动物和悉生动物

无菌动物(germfree animals,GF)和悉生动物(gnotobiotic animals,GN)属四级动物。无菌动物是指采用当前的技术手段无法在动物体表、体内检出一切其他生物体。这种动物系在无菌条件下剖腹取出,又饲养在无菌的、恒温、恒湿的条件下,食品饮料等全部无菌。悉生动物又称已知菌动物,悉生动物是将已知菌植入无菌动物体内,因植入的菌类数量不同可分为单菌动物、双菌动物和多菌动物。

第三节　实验动物选择的一般要求

根据不同的实验目的,选择使用相应的种属、品系和个体实验动物,是实验研究成败的关键之一。

一、种属的选择

实验动物选择,应注意影响动物实验效果的各种因素。以医学为目的的实验尽可能选择其结构、功能和代谢特点接近于人类的动物,不同种属的动物对于同一刺激的反应也不同。例如,过敏反应或变态反应的研究宜选用豚鼠。因为豚鼠易于致敏。因家兔体温变化灵敏,故常用于发热、热原检定、解热药和过热的实验。狗、大白鼠、家兔常用于高血压的研究。肿瘤研究则大量采用小白鼠和大白鼠。

二、品系的选择

同一种属动物的不同品系,对同一刺激的反应也有很大差异。例如,津白 2 号小鼠容易致癌。津白 1 号小鼠就不易致癌。再如,以嗜酸性粒细胞为变化指标,G_{57}BL 小鼠对肾上腺皮质激素的敏感性比 DBA 小鼠高 12 倍。

三、个体的选择

同一品系的实验动物,对同一刺激物反应存在着个体差异。年龄、体重、性别、生理状态和健康状况不同,往往导致对同一刺激的不同结果。

(一) 年龄

年幼动物一般较成年动物敏感。应根据实验目的选用适龄动物。动物年龄一般可按体重大小来估计。急性实验选用成年动物。大体上,成年小白鼠为 20～30 g,大白鼠 180～250 g,豚鼠 450～700 g,兔 2.0～2.5 kg,猫 1.5～2.5 kg,狗为 9～15 kg。慢性实验最好选用年轻一些的动物。减少同一批实验动物的年龄差别,可以增加实验结果的正确性。

(二) 性别

不同性别对同一刺激的反应也不同。在实验研究中,对性别无特殊需要时,在各组中宜选用雌雄各半。如已经证明无性别影响时,可雌雄不拘。

(三) 生理状态

动物的特殊生理状态如妊娠、授乳期机体的反应性有很大变化。在个体选择时,应该予以考虑。

(四) 健康状况

动物处于衰弱、饥饿、寒冷、炎热、疾病等情况下,对刺激的反应是很不稳定的。健康状况不好的动物,不能用作实验。判定哺乳动物健康状况的一般特征:

1. 一般状态　身体匀称,发育良好,眼睛有神,好动,反应灵活,食欲良好。

2. 头部　眼结膜不充血,瞳孔清晰。眼鼻部均无分泌物流出。呼吸均匀,无罗音,无鼻翼扇动,不打喷嚏。

3. 皮毛　皮毛清洁柔软而有光泽,无脱毛、蓬乱现象,皮肤无真菌感染。

4. 腹部　不膨大,肛门区清洁无稀便、无分泌物。

5. 外生殖器　无损伤、脓痂和分泌物。

6. 爪趾　无溃疡和结痂。

（陆源　汤伯瑜）

第四章　动物实验技术

动物实验技术是进行动物实验时的各种操作技术和实验方法，如动物的捉拿、麻醉、手术、生理指标和生化测定等，也包括实验动物本身的饲养管理技术和各种监测技术等。本章主要介绍与机能学实验相关的动物实验技术。掌握动物实验基本操作技术，并在实验中正确应用是保证实验成功的关键步骤。

第一节　动物实验的基本操作

一、常用实验动物的捉拿和固定方法

（一）蟾蜍

捕捉时可持其后肢。操作者以左手食指和中指夹住动物前肢，用左拇指压住动物脊柱，右手将其双下肢拉直，用左无名指和小指夹住(图 4－1A)，此法用于毁坏蟾蜍脑脊髓。作注射操作时，将蟾蜍背部紧贴手心，实验者左手用拇指及食指夹蟾蜍头及躯干交界处，左手其他三指则握住其躯干及下肢(图 4－1B)。

在捉拿蟾蜍时，注意勿挤压两侧耳部突起的耳后腺，以免毒液射到实验人员的眼中引起损伤。

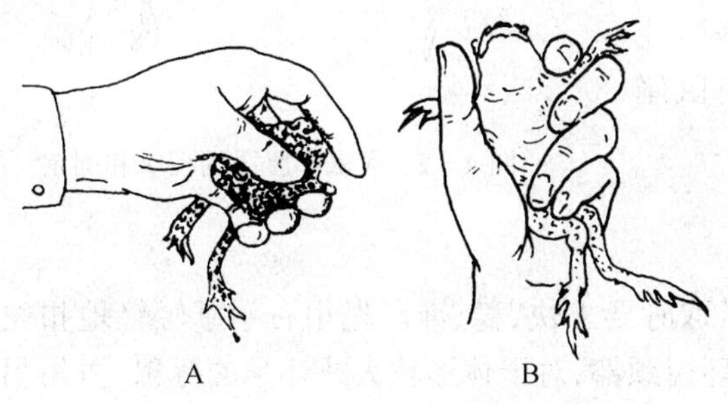

图 4－1　青蛙(或蟾蜍)捉拿法图

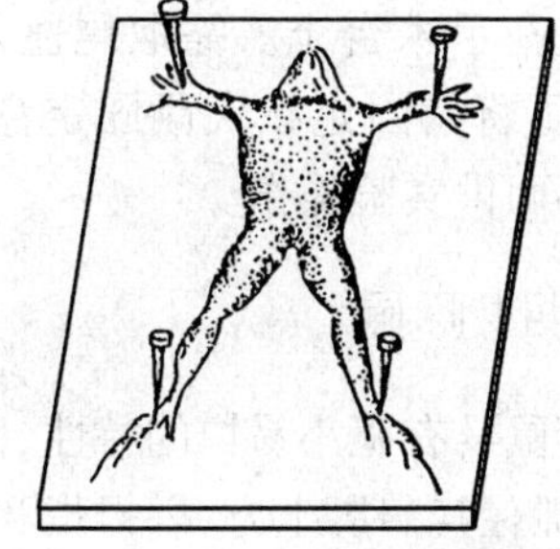

图 4－2　青蛙(或蟾蜍)固定法

对蟾蜍进行手术或其他复杂操作时，则按实验需要的体位，用蛙钉或大头针将四肢钉于蛙板上(图 4－2)。

（二）小鼠

捕捉时可持其尾部末端。做腹腔穿刺或测量体温时，可按下法固定：实验者以右手拇指及食指抓住其尾巴，并令其在粗糙台面上或鼠笼上爬行，轻轻向后拉鼠尾，这样小鼠会四肢紧紧抓住笼面，起到暂时固定的作用。以左手拇指、食指沿其背向前抓住其颈部皮

肤,拉直鼠身,以左手中指抵住其背部,翻转左手,小鼠腹部向上。然后以左手无名指及小指固定其躯干下部及尾部。右手可进行其他简单实验操作(图 4-3)。

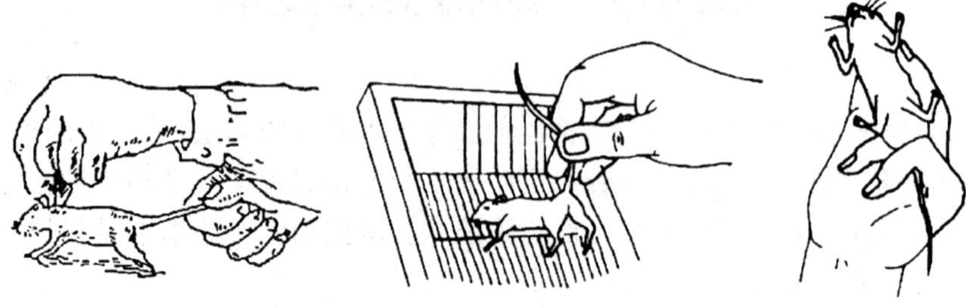

图 4-3 小白鼠的捉拿法

(三) 大鼠

大鼠被激怒后易咬人,所以实验前应尽量避免刺激它。捉拿时最好不用止血钳夹其皮肤,戴纱手套或用一块布盖住后捉拿,这样对大鼠的刺激小,并可防止被咬伤。

对大鼠进行注射、灌胃等操作时,用右手将鼠尾抓住提起,放在较粗糙的台面或鼠笼上,抓住鼠尾向后轻拉,左手抓紧两耳和头颈部皮肤,余下三指紧捏鼠背部皮肤,如果大鼠后肢挣扎厉害,可将鼠尾放在小指和无名指之间夹住,将整个鼠固定在左手中,右手进行操作(图 4-4A)。

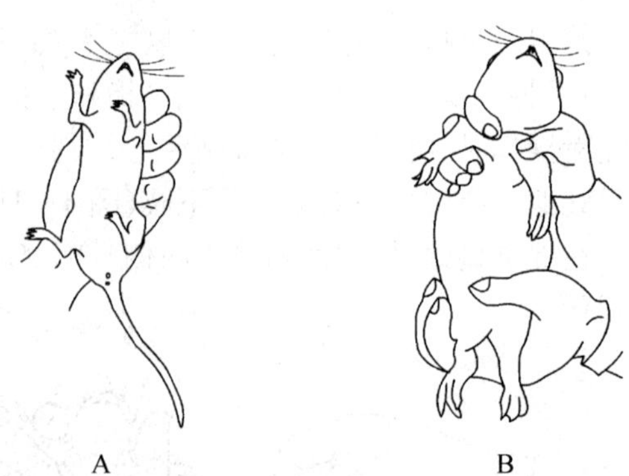

图 4-4 大鼠和豚鼠的捉拿和固定

若进行手术或解剖,则应事先麻醉或处死,然后用绳缚四肢,用棉线固定门齿,背卧位固定在手术台上。需取尾血及尾静脉注射时,可将其固定在大鼠固定盒里,将鼠尾留在外面供实验操作。

(四) 豚鼠

豚鼠具有胆小易惊的特性,因此抓取时要求快、稳、准。先用右手掌轻轻地扣住豚鼠背部,抓住其肩胛上方,以拇指和食指环握颈部,对于体形较大或怀孕的豚鼠,可用另一只手托住其臀部(图 4-4B)。

(五) 家兔

捕捉时以右手抓住其颈背部皮肤(不能抓两耳),轻轻把动物提起,迅速以左手托住其臀部,使动物体重主要落在抓取者的左掌心上,以免损伤动物颈部(图 4-5)。家兔一般不咬人,但脚爪锐利,在挣扎反抗

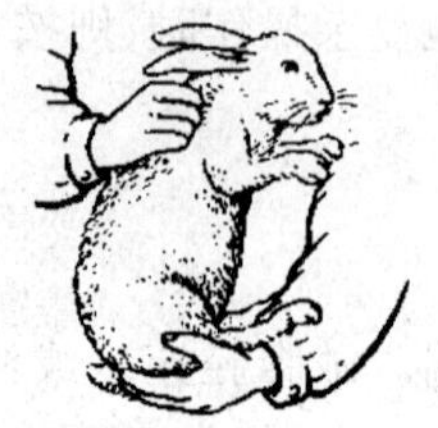
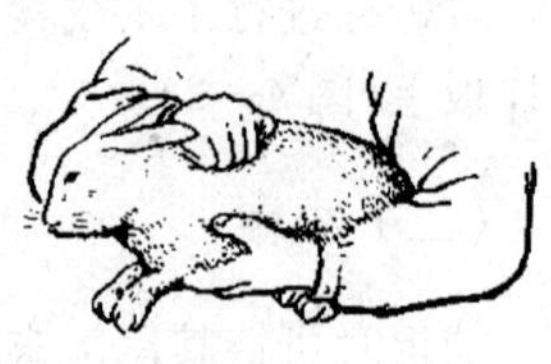

图 4-5 兔捉拿方法

时容易抓伤捕捉者，所以捕捉时要特别注意其四肢。此外，抓动物的耳朵、腰部或四肢造成动物耳、颈椎或双侧肾脏的损害。

对家兔施行手术，须将兔固定于手术台上。多数实验采用仰卧位固定，缚绳打套结绑缚四肢在踝关节上（打活结便于解开），然后将两后肢拉直，把缚绳的另一头缠绕于家兔手术台后缘的钩子上打结固定，再将绑前肢的绳子在家兔的背部穿过，并压住其对侧前肢，交叉到兔手术台对侧的钩上打结固定。最后固定头部。兔头夹固定时先将兔颈部放在半圆形的铁圈上，再把铁圈推向嘴部压紧后拧紧固定螺丝，将兔头夹的铁柄固定在兔手术台的固定柱上（图 4－6）。棉绳固定头部时，用一根粗棉绳勾住兔两颗上门齿，将棉绳拉直后在手术台的固定柱上绕两圈后打结固定。做颈部手术时，可将一粗注射器筒垫于动物的项下，以抬高颈部，便于操作。以上方法较适于仰卧位固定。动物取俯卧时（特别头颅部实验），常用马蹄形头固定器固定。

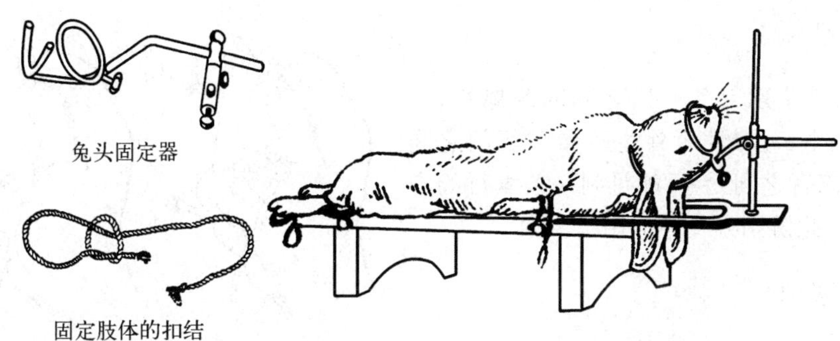

图 4－6　兔仰位固定于手术台

（六）猫

捉拿猫时，动作应轻慢，轻抚猫的头，颈及背部，抓住其颈背部皮肤，另一手抓其背部。对凶暴的猫，可用套网捉拿，注意猫的利爪和牙齿，避免被其抓伤或咬伤。必要时可用固定袋将猫固定。手术时的固定方法与家兔相同。

（七）狗

1．捕捉　捉狗时，首先是用狗头钳捕捉，用一长棉带（约 1 m 长）打一空结绳圈，操作者从狗背面或侧面将绳圈套在其嘴面部，迅速拉紧绳结，将绳结打在上颌，然后绕到下颌再打一个结，最后将棉带引至后颈部打结把带子固定好，防止其被挣脱。也可用狗头钳捕捉后，直接进行腹腔麻醉。当动物麻醉后，应立即解绑，尤其用乙醚麻醉时更应特别注意。因狗嘴被捆绑后，动物只能用鼻呼吸，如此时鼻腔有多量黏液填积，可能会造成窒息。

2．头部固定　麻醉后，将动物以仰卧位或俯卧位固定在手术台上。仰卧便于进行颈、胸、腹、股等部的实验，后者便于脑和脊髓实验。固定狗头可用特别的狗头夹。狗头夹为一圆铁圈，圈的中央横有一根铁条和固定弧圈，固定弧圈与一螺杆相连，下面的一根铁条平直并可抽出。固定时先将狗舌拽出，将狗嘴伸进铁圈，再将平直铁条插入上下颌之间，然后下旋螺杆，使固定弧圈在鼻梁上（俯卧位固定时）或下颌上（卧位固定时）。铁圈附有铁柄,用以将狗头夹固定在手术台上。

3. 四肢固定　头部固定后,再固定四肢。先用粗棉绳的一端缚扎于踝关节的上方。将两后肢左右分开,将棉绳的另一端分别缚在手术台两侧木钩上,而前肢须平直放在躯干两侧。将缚左右前肢的两根棉绳从狗背后交叉穿过,压住对侧前肢小腿,分别缚在手术台两侧的木钩上。

二、实验动物性别的辨别

(一) 蟾蜍

雄性者背部有光泽,前肢的大趾外侧有一直径约 1 mm 的黑色突起——婚垫,捏其背部时会叫,前肢多半呈曲环钩姿势;雌性者无上述特点。

(二) 小鼠

雄性者外生殖器与肛门之间的距离长,二者之间有毛生长;雌性者外生殖器与肛门之间的距离短,二者之间无毛,能见到一条纵行的沟(图 4-7)。此辨别方式亦适用于大鼠。

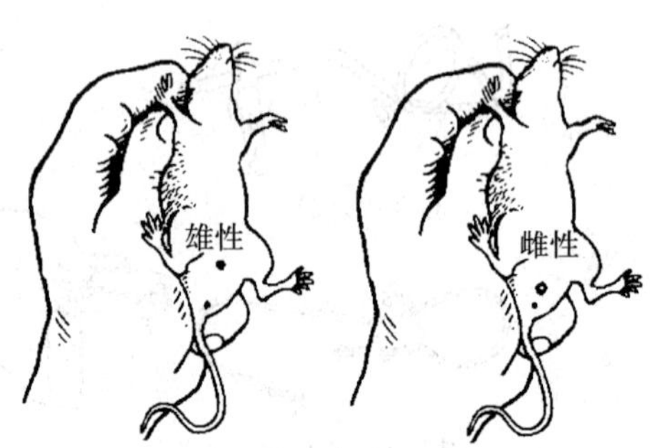

图 4-7　小鼠性别的特征

(三) 家兔

雄者可见阴囊及其内之睾丸,有突出的外生殖器,雌者无上述特征。

三、实验动物的编号

为了分组和辨别的方便常需要给实验动物编号。动物实验中,常用的编号标记有染色法、挂牌法、烙印法等 3 种方法。

(一) 染色法

染色法是用化学药品涂染动物体表一定部位的皮毛,以染色部位、染色颜色不同来标记区分动物的方法。

1. 常用染色剂

(1) 3%～5%苦味酸溶液,黄色。

(2) 0.5%中性红或品红溶液,红色。

(3) 20%硝酸银溶液,咖啡色(涂上后需在日光下暴露 10 min)。

(4) 煤焦油乙醇溶液,染成黑色。

2. 染色编号方法　此法对白色毛皮动物如兔、大鼠和小鼠都很实用,常用的染色方法有:

(1) 直接用染色剂在动物被毛上标号码。此法简单,但如果动物太小或号码位数太多,就不可能采用此法。

(2) 用一种染色剂染动物的不同部位，其惯例是先左后右(也可先右后左)，从上到下；其顺序为左前腿1号，左腹部2号，左后腿3号，头部4号，腰部5号，尾根部6号，右前腿7号，右腹部8号，右后腿9号，10号不染(图4-8)。

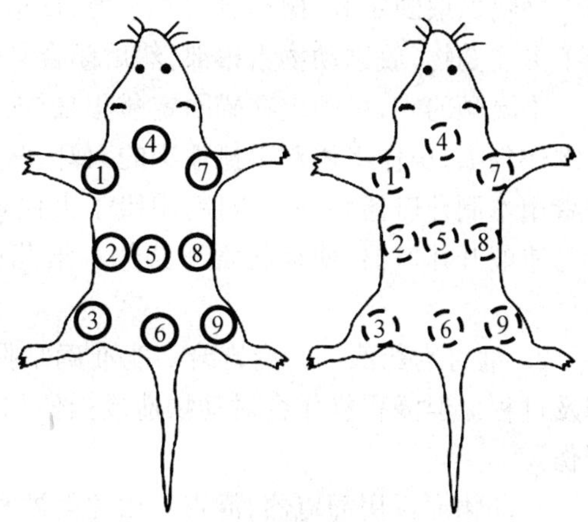

图4-8　小鼠背部的编号方法

(3) 用多种染色剂染动物的不同部位。可用另一种颜色作为10位数，照(2)法染色，配合(3)法，可编到99号。比如要标记13号，就可以在左前腿涂上0.9%品红(红色)，左后腿涂上3%苦味酸(黄色)。

染色法虽然简单方便，又不给动物造成损伤和痛苦，但这种标记法对慢性长久实验不适用。因为时间久后，颜色可自行消退，加之动物之间互相摩擦，动物舔毛，尿、水浸湿以及动物自然换毛脱毛，容易造成混乱。

(二) 挂牌法

挂牌法是将编号烙压在金属牌上，挂在动物身上或笼门上以示区别。

狗的号码牌挂在颈链绳上最好。豚鼠可挂在耳朵上，挂时应注意避开血管，将金属小牌直接穿过耳廓折叠在耳部。但挂牌使动物感到不适，会用前爪搔抓金属号牌而致耳部损伤。金属牌应选不易生锈、对动物局部组织刺激较小的金属制造。

四、常用给药方法

机能学实验中，无论是急性动物实验，还是慢性动物实验，都需要对实验动物进行处理，用药物对实验动物进行处理是一种常规方法。对实验动物进行药物处理涉及给药方法。本节主要介绍在机能学实验中常用的一些给药方法。

较常见的给药方法有摄取法给药、注射法给药、涂布法给药和吸入法给药，其中前两种方法较为常用。

在急性实验中所进行的各种注射，一般都不需要无菌操作。作慢性动物实验时，应根据给药途径选择无菌操作。

(一) 经消化道药法

1. 自动摄取法　把药物放入饲料或溶于动物饮水中让动物自动摄取。此法的优点是操作简便，不会因操作损伤动物。由于不同个体因各种原因其饮水和摄食量有差异，摄入的药量难以控制，不能保证剂量准确。饲料和饮水中的药物容易分解，难以做到平均添加。该方法一般适用于对动物疾病的防治或某些药物的毒性实验，复制某些与食物有关的人类疾病动物模型。

2. 喂药法　如药物为固体，对体形较大的动物如豚鼠、兔、猫和狗，可用喂药法给药。动物抓取固定好,操作者的左手拇、食指压迫动物颌关节处或其口角处,使口张开,用镊子夹住药物,放进动物舌根部,然后闭合其嘴,使动物吞咽药物。

不温顺的猫,可固定在猫固定袋里操作。给狗喂药,先用狗头钳固定其头部,用粗棉带绑住狗嘴,操作者用双手抓住狗的双耳,两腿夹住狗身固定,然后解开绑嘴绳,由另一操作者用木制开口器将狗舌压住,用镊子夹住药物从开口器中央孔放入狗嘴,置舌根部,然后迅速取开开口器,使动物吞下药物。给药前可先用棉球蘸水湿润动物口腔,以利吞咽药片。

3. 灌胃给药法　灌胃给药能准确掌握给药量、给药时间、发现和记录药效出现时间及过程。但灌胃操作会对动物造成损伤和心理影响。熟练的灌胃技术可减轻对动物的损伤。

小动物灌胃用灌胃器,灌胃器由注射器和灌胃管构成,用尖端磨平后稍加弯曲的注射器针头制成灌胃管。小鼠的灌胃管长约 4～5 cm,直径约 1 mm(10～12 号针头),大鼠的灌胃针长约 6～8 cm,直径约 1.2 mm(12～14 号针头)。胃管插入深度大致是从口腔至最后一根肋骨后缘,成年动物插管深度一般是:小鼠 3 cm,大鼠 5 cm,家兔 15 cm,犬 20 cm。

(1) 小鼠灌胃　左手拇指和食指捏住小鼠颈背部皮肤,无名指或小指将尾部紧压在手掌上,使小鼠腹部向上,右手持灌胃器经口角将灌胃管插入口腔。用胃管轻压小鼠上腭部,使口腔和食管成一直线,再将胃管沿上腭缓缓插入至预定深度,如稍感有阻力且动物无呼吸异常,可将药注入(图 4-9)。如动物挣扎厉害、憋气,就应抽出重插。胃管插入气管时,动物立即死亡。药液注完后轻轻退出胃管,操作宜轻柔,以防损伤食管及隔肌。灌注量为 0.1～0.3 ml/10 g 体重。

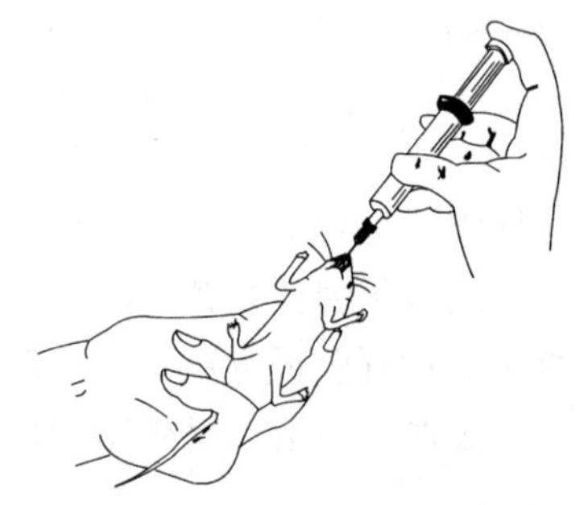

图 4-9　小鼠灌胃法

(2) 大鼠灌胃法　一只手的拇指和中指分别放到大鼠的左右腋上,食指放于颈部,使大鼠伸开两前肢,握住动物。灌胃法与小鼠相似。插管时,为防止插入气管,应先回抽注射器针芯,无空气抽回说明不在气管内,即可注药。灌注量为 1～2 ml/100 g 体重。

(3) 豚鼠灌胃法　一操作者以左手从动物背部把后肢伸开,握住腰部和双后肢,用右手拇、食指夹持两前肢。另一操作者右手持灌胃器沿豚鼠上腭壁滑行,插入食管,轻轻向前推进(5 cm)插入胃内。

插管时亦可用木制或竹制的开口器,将 9 号导尿管穿过开口器中心的小孔插入胃内。将导管一端置于水杯中,若有连续气泡,说明插入呼吸道,应立即拔出重插,如无气泡,即可注入药物,注药完毕后再注入生理盐水 2 ml,以保证给药剂量的准确。灌胃完毕后,先退出胃管,后退出开口器。拔插管时,应慢慢抽出,当抽到近咽喉部时应快速抽出,以防残留的液体进入咽喉部,返流入气管。灌胃量每次 4～7 ml/只。

(4) 兔灌胃法　用兔固定箱,可一人操作。如无固定箱,则需两人协作进行,一人坐好,腿上垫好围裙,将兔的后肢夹于两腿间,左手抓住双耳,固定其头部,右手抓住其两前肢。另一人将开口器横置于兔口中,把兔舌压在开口器下面(图 4-10),将 9 号导尿管自开口器中央的小孔插入,慢慢沿上腭壁插入约 15～18 cm。插管完毕将胃管的外口端放入水杯中，切忌伸入水中过深。如有气泡从胃管逸出，说明胃管在气管内，应拔出来重插。如无气泡逸出，则可将药推入，并以少量清水冲洗胃管，以保证给药剂量的准确。灌胃完毕后，先退出胃管，后退出开口器。灌胃量每次 80～150 ml/只。

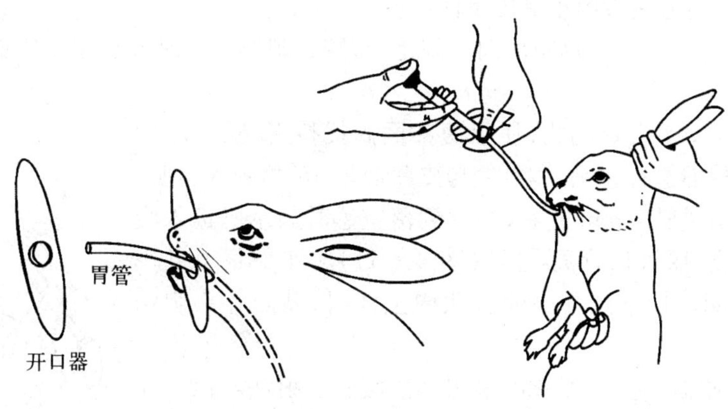

图 4-10　兔灌胃方法

(5) 狗灌胃法　给狗灌胃时，用狗头钳捕捉狗，一人坐姿，将狗的后肢夹于两腿间，左手抓住双耳，固定其头部，右手抓住其两前肢。另一人将开口器横置于狗口中，将狗舌压在开口器下面，将 12 号导尿管自开口器中央的小孔插入，慢慢沿口腔上腭壁插入食管约 20 cm 即可入胃内。其余过程与兔灌胃法相同。灌胃量每次 200～500 ml/只。

4. 经直肠给药　根据动物大小选择不同的导尿管，在导尿管的头部涂上凡士林，使动物取蹲位，一操作者以左臂及左腋轻轻按住动物的头部及前肢，用左手拉住动物尾巴以暴露肛门，右手轻握后肢。另一操作者将导尿管缓慢送入肛门，插管深度以 7～9 cm 为宜。药物灌入后，取生理盐水将导尿管内的药物全部冲入直肠内，然后将导尿管在肛门内保留一会再拔出。

(二) 注射给药法

1. 皮下注射法　在准备注射部位之皮肤后，左手将注射部位附近之皮肤提起，右手握住注射器，斜向刺入。刺入后左手放开皮肤，先用左手将针芯回抽，若无血液流入注射器则表明并未刺伤血管，则可将注射器针芯徐徐推进，将预定剂量的药物注入。若注射针头已刺伤血管，则应将针头拔出，重新注射。

(1) 小鼠　用左手拇指和中指将小鼠颈背部皮肤轻轻提起，食指轻按其皮肤，使其形成一个三角形小窝，右手持注射器从三角窝下部刺入皮下，轻轻摆动针头，如易摇动则表明针尖在皮下，回抽无血后可将药液注入。针头拔出后，以左手在针刺部位轻轻捏住皮肤片刻，以防药液流出，大批动物注射时，可将小鼠放在鼠笼盖或粗糙平面上，左手拉住尾部，小鼠自然向前爬动，此时右手持针迅速刺入背部皮下，推注药液。注射量约为 0.1～0.3 ml/10 g 体重。

(2) 大鼠　注射部位可在背部或后肢外侧皮下，操作时轻轻提起注射部位皮肤。将注射针头刺入皮下，一次注射量约为 1 ml/100 g 体重。

(3) 豚鼠　注射部位可选用两肢内侧、背部、肩部等皮下脂肪少的部位。通常在大腿内侧,注射针头与皮肤呈45°角的方向刺入皮下,确定针头在皮下推入药液,拔出针头后,拇指轻压注药部位片刻。

(4) 兔　注射方法参照小鼠皮下注射法。

2. 腹腔注射法　　动物腹部向上固定,腹腔穿刺部位一般多在腹白线偏左或偏右的下腹部。

(1) 小鼠　左手固定动物,使鼠腹部面向捉持者,鼠头略朝下。右手持注射器进行穿刺,注射针与皮肤面呈45°角刺入腹肌,针头刺入皮肤后进针3 mm左右,当感到落空感时表示已进入腹腔,回抽无肠液、尿液后即可注射(图4-11)。注射量0.1~0.2 ml/10 g体重。应注意切勿使针头向上注射,以防针头刺伤内脏。

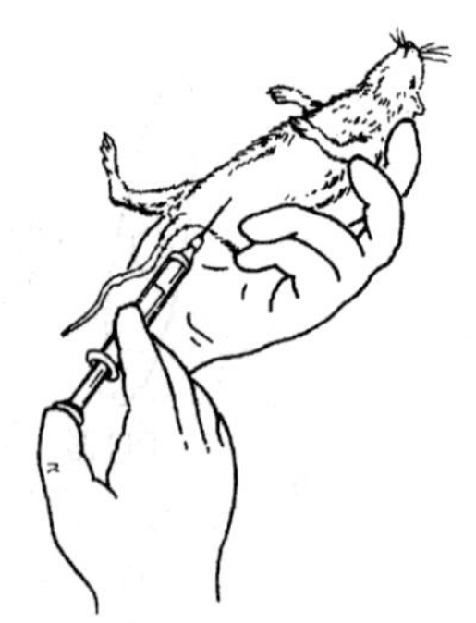
图4-11　小鼠腹腔注射方法

(2) 大鼠、豚鼠、兔、猫等皆可参照小鼠腹腔注射法。但应注意家兔与猫在腹白线两侧注射,离腹白线约1 cm处进针。大鼠注射量1~3 ml/100 g体重。

3. 肌肉注射法　　肌肉注射主要用于注射不溶于水而悬于油或其他剂型中的药物。肌肉注射应选择肌肉发达、血管丰富的部位,如大鼠、小鼠和豚鼠的大腿外侧,家兔、猫、犬、猴的臀部或股部。注射时固定动物,剪去注射部被毛,与肌肉层组织接触面呈60°角刺入注射器针头,回抽针芯无回血后注入药液(小动物可免回抽针芯)。注射完毕后用手轻轻按摩注射部位,促进药液吸收。

小鼠、大鼠、豚鼠一般不做肌肉注射,如需要时,小鼠一次注射量不超过0.1 ml/只。

4. 静脉注射法　　静脉注射应根据动物的种类选择注射的血管。大鼠和小鼠多选用尾静脉,家兔多选用耳缘静脉,犬多选用后肢小隐静脉,豚鼠多选用耳缘静脉或后肢小隐静脉注射。因为静脉注射是通过血管给药,所以只限于液体药物。如果是混悬液,可能会因悬浮粒子较大而引起血管栓塞。

(1) 小鼠、大鼠多采用尾静脉注射　鼠尾静脉有3根,两侧及背侧各1根,左、右两侧尾静脉较易固定,应优先选择。注射时,先将动物固定于固定器内(图4-12),可采用筒底有小口的玻璃筒、金属或铁丝网笼。将全部尾巴露在外面,以右手食指轻轻弹尾尖部,必要时可用45~50℃的温水浸泡尾部或用75%乙醇擦尾部,使全部血管扩张充血、表皮角质软化,以拇指与食指捏住尾部两侧,使尾静脉充盈明显,以无名指和小指夹持尾尖部,中指从下托起尾巴固定之。用4号针头,针头与尾部呈30°角刺入静脉,推动药液无阻力,且可见沿静脉血管出现一条白线,说明针头在血管内,可注药。如遇到阻力较大,皮下发白且有隆起时,说明针头不在静脉内,需拔出针头重新穿刺。注射完毕后,拔出针头,轻按注射部止血。一般选择尾两侧静脉,并宜从尾尖端开始,渐向尾根部移动,以备反复应用,一次注射量为0.05~0.1 ml/10 g。

大鼠亦可舌下静脉注射或把大鼠麻醉后,切开其大腿内侧皮肤进行股静脉注射;亦可颈外静脉注射。

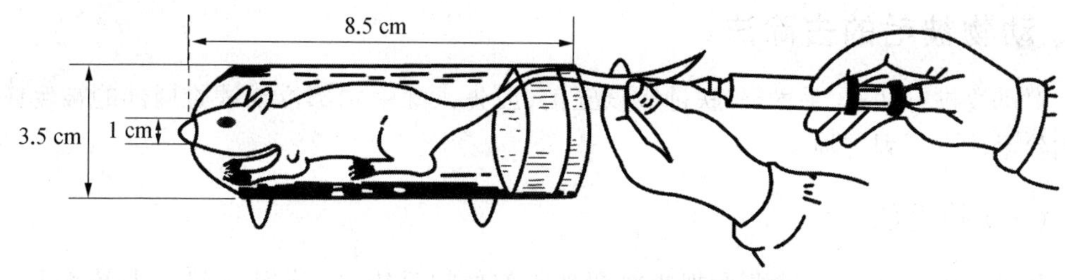

图 4－12　小鼠尾静脉注射法

(2) 豚鼠　可选用多部位的静脉注射,如前肢皮下头静脉、后肢小隐静脉。耳壳静脉或雄鼠的阴茎静脉,偶可心内注射。一般前肢皮下静脉穿刺易成功。也可先将后肢皮肤切开,暴露静脉,直接穿刺注射,注射量不超过 2 ml。

(3) 家兔　家兔给药一般采用耳缘静脉注射。兔耳缘静脉沿耳背后缘走行(图 4－13)。将覆盖在静脉皮肤上的兔毛仔细拔去或剪去,可用水湿润局部,将兔耳略加搓揉或用手指轻弹血管,使兔耳血流增加,并在耳根将耳缘静脉压迫,以使其淤血而发生血管怒张。注射者用左手食指和中指夹住静脉近心端,拇指和小指夹住耳缘部分,以左手无名指和小指放在耳下作垫,待静脉充盈后,右手持注射器使针头尽量由静脉末端刺入,顺血管方向平行、向心端刺约 1～1.5 cm,放松左手拇指和食指对血管的压迫,右手试推注射器针芯,若注射阻力较大或出现局部肿胀,说明针头没有刺入静脉,应立即拔出针头,若推注不大阻力,可将药物徐徐注入,注射完毕后,与血管平行地将针头抽出,随即以棉花一块压迫针眼,以防止出血。

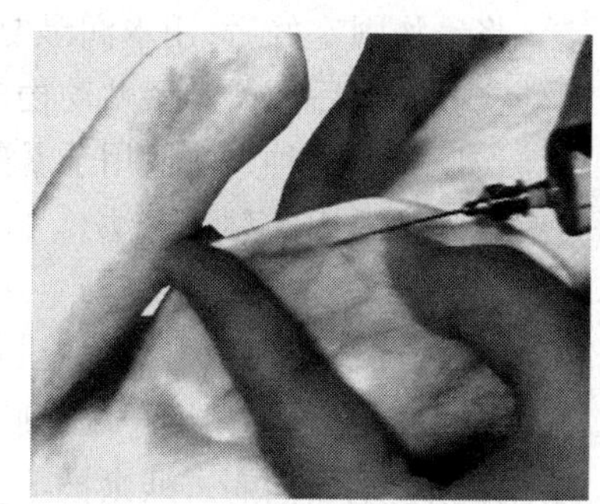

图 4－13　兔耳缘静脉注射法

实验过程中需反复静脉给药,也可不抽出针头,用动脉夹将针头与兔耳固定,换一有肝素生理盐水的注射器接上,防止血液流失和凝血,以备下次注射时使用。

(4) 狗　用狗头钳夹住狗颈部,将其压倒在地,并固定好,剪去前肢或后肢皮下静脉部位的被毛(前肢多取内侧的头静脉,后肢多取外侧面的小隐静脉),用碘酒消毒,在静脉近心端用胶管绑扎或用手捏紧,使血管充盈,针头自远心端向心刺入血管,待回抽有血后,松开绑扎的胶管,缓缓地注入药液。

5. 淋巴囊注射法　蛙及蟾蜍常经淋巴囊给药。它们有数个淋巴囊,该处注射药物易吸收。一般多以腹淋巴囊作为注射部位,将针头先经蛙后肢上端刺入,经大腿肌肉层,再刺入腹壁皮下腹淋巴囊内,然后注入药液。这种注射方法可防止拔出针头后药液外溢。注射量为 0.25～1.0 ml/只。

(三) 涂布法给药

涂布皮肤方法给药主要用于鉴定药物经皮肤的吸收作用、局部作用或致敏作用等。药液与皮肤接触的时间可根据药物性质和实验要求而定。

五、动物被毛的去除法

对动物进行注射、手术、皮肤过敏试验前,应先去除手术部位或试验局部的被毛。常用的除毛法有下列几种:

(一) 拔毛法

将动物固定好后,用食指和拇指将要暴露部位的毛拔去。此法一般用来暴露采血点或动、静脉穿刺部位。如兔耳缘静脉和鼠尾静脉采血法,就需拔去顺静脉走行方向的被毛。拔毛不但暴露了血管,又可刺激局部组织,起到扩张血管、利于操作的作用。

(二) 剪毛法

将动物固定好后,用水润湿要剪去的被毛,备冷水1杯,用来装剪下的被毛,以免被毛到处飞扬。然后用剪刀紧贴动物皮肤剪毛。剪毛过程中要特别小心,切不可提起被毛,以免剪伤皮肤。这种方法适用于暴露中等面积的皮肤。做家兔和狗的颈部手术以及家兔的腹部手术常采用这种除毛法。

(三) 剃毛法

动物固定好后,用刷子蘸温肥皂水将所要暴露部位的被毛浸润透,剪去被毛,然后用剃毛刀顺被毛倒向剃去残余被毛。这种除毛法最适用于暴露外科手术区。剃毛时用手绷紧动物皮肤,不要剃破皮肤。剃毛刀除专用的外,可用半片剃胡刀片夹在有齿止血钳上代替。刀片要用新的,钝刀片不但剃毛不方便,还很容易损伤动物皮肤。

(四) 脱毛法

采用化学脱毛剂脱毛。常用的脱毛剂配方有:

1. 硫化钠8 g溶于100 ml水中。
2. 硫化钠3份、肥皂粉1份、淀粉7份加水调成糊状软膏。
3. 硫化钠10 g、生石灰15 g,加水100 ml。

用脱毛剂前,要剪去脱毛部位的被毛,以节省脱毛剂。切不可用水浸润被毛,否则脱毛剂会顺被毛流入皮内毛根深处,损伤皮肤。动物应放在凹型槽等容器内,以免脱毛剂及洗毛水四处流淌。用镊子夹棉球或纱布团蘸脱毛剂涂抹在已剪去被毛的部位,等3~5分钟后,用温水洗去脱下的毛和脱毛剂。操作时动作应轻,以免脱毛剂沾在实验操作人员的皮肤黏膜上,造成不必要的损伤。脱毛剂配方1和2适用于给家兔和啮齿类动物脱毛,配方3适用于给狗脱毛。

第二节 实验动物的麻醉

进行在体动物实验时,宜用清醒状态的动物,这样将更接近生理状态,有的实验则必须用清醒动物。但在进行各类动物实验时,各种强刺激(疼痛)持续地传入大脑皮质,会引起大脑皮质的抑制,使其对皮质下中枢的调节作用减弱或消失,致使机体生理机能发生障碍,甚至发生休克及死亡。另一方面,许多实验动物性情凶暴,容易伤及操作者。因此,动物实验时,动物的麻醉是必不可少的。

实验动物的麻醉就是用物理的或化学的方法,使动物全身或局部暂时痛觉消失或痛觉迟钝,以利于进行实验。

动物的麻醉与人类的麻醉有不同之处,特别是麻醉毒性、副作用、使用剂量等方面是与人类有差别的,不能完全通用。

动物麻醉的方法有全身麻醉、局部麻醉、针刺麻醉、复合麻醉、低温麻醉等。一般实验室所采用的大部分是全身麻醉和局部麻醉。

麻醉药的种类较多,作用原理也各有不同,它们除能抑制中枢神经系统外还可引起其他一些生理机能的变化。所以需根据动物的种类和实验手术的要求加以选择。麻醉必须适度,过浅或过深都会影响手术或实验的进程和结果。

一、常用麻醉药

麻醉药按其使用方法分为局部麻醉药与全身麻醉药两大类。前者常用于浅表或局部麻醉(如1%普鲁卡因局部浸润麻醉,0.1%地卡因黏膜喷洒麻醉等)。后者又分为挥发与非挥发性麻醉药两类。挥发性麻醉药(如乙醚等)作用时间短,麻醉深度易掌握,动物麻醉后苏醒快,但麻醉过程中要随时注意动物的反应,防止麻醉过量或过早复苏。非挥发性麻醉药(如乌来糖、巴比妥、氯醛糖等)作用时间较长,且不一定需专人照管,但苏醒慢,不易掌握麻醉深度。

(一) 氨基甲酸乙酯

氨基甲酸乙酯(urethane)又名乌拉坦、乌来糖、脲酯。氨基甲酸乙酯可导致较持久的浅麻醉,对呼吸无明显影响。常用于兔、猫、狗、蛙等动物。氨基甲酸乙酯对兔的麻醉作用较强,是家兔急性实验常用的麻醉药。对猫和狗则奏效较慢,诱发大鼠和兔产生肿瘤,需长期存活的慢性实验动物最好不用它麻醉。氨基甲酸乙酯易溶于水,使用时可配成20%~25%的溶液。优点:价廉,使用简便,一次给药可维持4~5 h,且麻醉过程较平稳,动物无明显挣扎现象。缺点:苏醒慢,麻醉深度较难掌握。

(二) 氯醛糖

氯醛糖(α-chloralose)本药溶解度较小,常配成1%水溶液。使用前需先在水浴锅中加热,使其溶解,但加热温度不宜过高,以免降低药效。本药的安全度大,能导致持久的浅麻醉,对植物性神经中枢的机能无明显抑制作用,对痛觉的影响也极微,故特别适用于研究要求保留生理反射(如心血管反射)或研究神经系统反应的实验。

(三) 氯醛糖氨基甲酸乙酯混合麻醉剂

1 g氯醛糖和10 g氨基甲酸乙酯,分别用少量0.9%氯化钠溶液加温助溶后再混合,然后加0.9%氯化钠溶液至100 ml。氯醛糖加温过高可降低药效。静脉注射剂量为

5 ml/kg混合液,氯醛糖氨基甲酸乙酯混合麻醉剂常用于中枢性实验,如大脑皮层诱发电位等。

(四) 巴比妥类

巴比妥类药物(barbiturate)种类很多,是由巴比妥酸衍生物的钠盐组成,是有效的镇静及催眠剂。根据作用的时限可分为长、中、短、超短效作用四大类。戊巴比妥钠作用时间为 3～5 h,属中效巴比妥类,硫喷妥钠作用时间仅 10～15 min,属超短效巴比妥类,适用于较短时间的实验。长、中效作用的巴比妥类药物多用于动物实验抗痉和催眠,实验麻醉所使用的则属于中、短、超短效作用的巴比妥类药物。

巴比妥类药物主要作用是阻碍冲动传到大脑皮质,从而对中枢神经系统起到抑制作用。巴比妥类对呼吸中枢有较强的抑制作用,麻醉过快或过深时,导致呼吸肌麻痹甚至死亡,故应注意防止给药过多、过快。对心血管系统也有复杂的影响,抑制微循环导致血压降低,直接抑制心脏的收缩功能,影响基础代谢,降低体温。故这类药物不太适合用于心血管机能研究实验。

戊巴比妥钠(sodium pentobarbital)是最常用的一种动物麻醉剂,白色粉状,毒性小,作用发生快,持续时间约 3～5 h。既可腹腔内注射,又可以静脉注射,一般用生理盐水配制成 1%～5%的溶液,用该药麻醉时中型动物多为静脉给药,也可腹腔给药,小型动物多为腹腔给药。

(五) 乙醚

乙醚(ether)无色透明,极易挥发,气味特殊,易燃易爆,与空气中的氧接触能产生刺激性很强的乙醛及过氧化物。保存于暗色容器中置阴凉处。乙醚的麻醉作用主要是抑制中枢神经系统,对其他系统影响不明。使用时能刺激呼吸道黏膜使分泌物增加,使用乙醚麻醉时应注意使用阿托品来对抗这一作用。有呼吸道病变的动物禁用乙醚麻醉。

(六) 局部麻醉药

1. 普鲁卡因　用于手术局部浸润麻醉可用 1%溶液,剂量按所需麻醉面的大小而定,骨髓穿刺、局部皮肤切开等均可采用。如用犬做实验时,为避免兴奋躁动,可先给半量吗啡做皮下注射,这种局麻加全身镇静方法,实验结果受麻醉药的影响较小,在急性实验中被广泛使用。还有神经封闭可采用 2.5%普鲁卡因注射,脊髓麻醉可用 1%～2%浓度。

2. 氯乙烷　氯乙烷的特点是沸点低,在高于 12℃室温中即可沸腾,具有强大的挥发性,故必须装在密闭的瓶内。用时按下瓶上开关,氯乙烷迅速蒸发,皮肤急剧冷却,因而使皮肤感觉神经末梢发生暂时性麻痹。可进行无痛的皮肤切开。氯乙烷获得的麻醉,不向深处扩散,比地卡因和其代用品的麻醉有一定优点,对于炎症组织亦能出现麻痹作用。黏膜麻醉,常用 0.1%地卡因黏膜喷洒麻醉。

二、麻醉方法

麻醉方法可分为全身麻醉和局部麻醉两种。

(一) 全身麻醉法

全身麻醉法简称全麻。全麻可使动物意识和感觉暂时不同程度的消失。麻醉动物肌肉充分松弛、感觉完全消失、反射活动减弱。全身麻醉有吸入麻醉和注射麻醉,一般吸入麻醉采用挥发性麻醉药,注射麻醉用非挥发性麻醉药,常用麻醉药的给药剂量和途径见表4-1。

表4-1　动物常用麻醉药物的剂量及作用特点

药物(常用浓度)	动　物	给药途径	剂量/(mg/kg)	作用时间及特点
乙　醚	各种动物	吸　入		实验过程中持续吸入麻醉剂麻醉时间由实验决定
戊巴比妥钠(1%～5%)	犬、兔、猫 豚鼠 大鼠、小鼠	静脉、腹腔 腹　腔 腹　腔	30 40～50 40～50	2～4 h,中途加1/5量,可维持1 h以上,麻醉力强,易抑制呼吸
硫喷妥钠(5%)	犬、兔、猫 大鼠 小鼠	静　脉 腹　腔 腹　腔	15～20 40 15～20	15～30 min,麻醉力强,抑制呼吸、宜缓慢注射
氨基甲酸乙酯(20%)	犬、兔、猫 大鼠、小鼠 大鼠、小鼠 蛙、蟾蜍	静　脉 皮下或肌肉 腹　腔 淋巴囊注射	750～1 000 1 350 1 000～1 500 2 000～2 500	2～3 h,毒性小,较安全,主要适用小动物的麻醉
氨基甲酸乙酯(10%) 氯醛糖(1%)	兔、猫 大鼠	静脉、腹腔	500+50	5～6 h,安全,肌松不完全
普鲁卡因(1%～2%)	各种动物	脊髓黏膜	视情况而定	30 min

1. 吸入麻醉　　吸入麻醉是将挥发性麻醉剂或气体麻醉剂经呼吸道吸入动物体内,从而产生麻醉效果的方法。吸入麻醉药常用的有乙醚、氟烷、甲氧氟烷、氯仿等。气体麻醉剂常用氧化亚氮、环丙烷等。现主要介绍乙醚的吸入麻醉。乙醚可用于各种动物,尤其是时间短的手术或实验。吸入10～20 min后开始发挥作用。

(1) 大鼠、小鼠、豚鼠　麻醉前准备好一密封、透明的容器(可用大烧杯代替),再将乙醚与动物容器相通,也可用浸润乙醚的棉球或纱布放在密闭的容器内,再将动物放入,并注意动物的行为。开始时动物出现兴奋,进而出现抑制,自行倒下,当动物角膜反射迟钝、肌紧张降低,即可取出动物,若动物逐渐开始恢复肌紧张(重新挣扎)则重复麻醉一次,待平静后即可进行实验。若实验时间长,可先固定动物在实验台上,将乙醚棉球或纱布靠近其鼻部,即可开始实验。实验过程中,应注意动物的反应,适时追加乙醚吸入量,维持其麻醉深度和时间。有些非吸入麻醉的实验,在动物出现苏醒行为时,可施乙醚吸入麻醉,维持实验的顺利进行。

(2) 用于狗麻醉时,应提前0.5 h给动物皮下注射吗啡(1%盐酸吗啡0.7～1 ml/kg)和阿托品(0.1～0.3 mg/kg)。吗啡可镇静止痛,阿托品可对抗乙醚刺激呼吸道分泌黏液的作用。然后将狗嘴扎紧,以防麻醉初期动物兴奋时骚动咬人。按动物大小选用合适的麻醉口罩,并在口罩内放浸润乙醚的纱布。一人将狗按倒,用膝盖和两手固定动物的髋部及四肢。麻醉者一手握住下颌以固定头部(注意防止窒息),另一手将口罩套在狗嘴上,使其吸入乙醚。动物吸入乙醚后,常先有一个兴奋加强期,动物开始挣扎,同时呼吸变得不规则,有时甚至出现呼吸暂停。此时应移开口罩,待动物呼吸恢复后,再继续吸入乙醚。随着麻醉加深,动物可出现呼吸加深和肌张力增强的现象。深呼吸有吸入过量乙醚的危险,此时可让动物每呼吸数次乙醚后,取下口罩,呼吸一两次新鲜空气,则可避免这种危险。等度过这一时期后,麻醉将逐渐加深,动物呼吸渐趋平稳,肌张力逐渐降低,瞳孔缩小。如果出现角膜反射消失时,表示麻醉已达足够深度,可以进行手术。这时应立即解去狗嘴上的绑绳,开始手术。

(3) 给猫作乙醚麻醉时,可将其罩在特制的玻璃罩(或密闭箱等代用物)中,将浸有乙醚的脱脂棉花或纱布放入罩内。麻醉时间不可过长,以免缺氧。麻醉兔亦可用口罩法。在进行手术或实验过程中,需要继续吸入少量乙醚以维持麻醉。此时,仍可采用口罩给药。如实验中行气管切开术,则可通过气管插管用麻醉瓶滴加给药。

乙醚麻醉的优点　麻醉深度易掌握,较安全,且麻醉后动物苏醒较快。缺点:需有专人照管,在麻醉初期常出现兴奋加强现象。乙醚可强烈刺激呼吸道,促使黏液分泌增加,从而有堵塞呼吸道的危险,故需特别注意。必要时可皮下或腹腔注射阿托品(0.1～0.3 mg/kg),以减少黏液分泌。

2. 注射麻醉法　通过对动物的肌肉、腹腔、静脉等注射麻醉药,实现麻醉的方法。注射麻醉因给药的部位不同,麻醉药物的剂量、麻醉起效时间和麻醉持续时间都有差异。一般情况下,腹腔给药与静脉给药麻醉比,用药剂量大、起效时间慢、持续时间长,但麻醉深度不易控制,静脉麻醉,起效快、麻醉深度比较容易控制。

大、小鼠和豚鼠多采用腹腔注射给药法进行麻醉。兔、猫和狗等动物,除腹腔给药外,还可静脉注射给药。

(二) 局部麻醉法

局部麻醉指在用药局部可逆性地阻断感觉神经冲动的发出和传导,在动物意识清醒的条件下用药使局部感觉消失。局部麻醉药一般在用药后几分钟内起效,药效维持 1 h 左右。局麻药对感觉神经尤其是痛觉神经的作用时间较运动神经长。

局部麻醉方法很多,有表面麻醉、浸润麻醉和阻断麻醉等。应用最多的是浸润麻醉。

浸润麻醉是将药物注射于皮内、皮下组织或手术野深部组织,以阻断用药局部的神经传导,使痛觉消失。常用的浸润麻醉药是 1% 盐酸普鲁卡因。此药安全有效、吸收显效快,但失效也快。注射后 1～3 min 内开始作用,可维持 30～45 min。它可使血管轻度舒张,导致手术局部出血增加,且又容易被吸收入血而失效。

施行局部浸润麻醉时,先把动物抓取固定好,再将进行实验操作的局部皮肤区域用皮试针头先做皮内注射,形成橘皮样皮丘,然后换局麻长针头,由皮丘点进针,放射到皮丘点四周继续注射,直至要求麻醉区域的皮肤都浸润到为止。再按实验操作要求的深度,按皮下、筋膜、肌肉、腹膜或骨膜的顺序,依次分别注入麻醉药,以达到浸润神经末梢的目的。每次注射时必须先回抽,以免把麻醉药注入血管内。注意进针后,如麻醉药用完,又需继续用药,不需拔出针头,只将注射器取下另抽吸麻醉药即可。这样可减少对动物痛觉的刺激,又可减少对局部组织的损伤。

三、麻醉操作要求

(一) 麻醉的基本原则

1. 不同动物个体对麻醉药的耐受性是不同的。因此,在麻醉过程中,除参照一般药物用量标准外,还必须密切注意动物的状态,以决定麻药的用量。

2. 麻醉的深浅可根据呼吸的深度和快慢、角膜反射的灵敏度和有无四肢和腹壁肌肉的紧张性以及皮肤夹捏反应等进行判断。当呼吸突然变深变慢,角膜反射的灵敏度明显下降或消失,四肢和腹壁肌肉松弛,皮肤夹捏无明显疼痛反应时,应立即停止给药。

3. 静脉注药时应坚持先快后慢的原则,一般给药应先一次推入总量的2/3,待观察动物的行为,若已达到所需的麻醉深度,则不一定全部给完所有药量。动物的健康状况、体质、年龄、性别也影响给药剂量和麻醉效果,因此实际麻醉动物时应视具体情况对麻醉剂量进行调整。避免动物因麻醉过深而死亡。

(二) 麻醉并发症和急救

1. 呼吸停止　呼吸停止可出现在麻醉的任何一期,如在兴奋期,呼吸停止具有反射性质。在深麻醉期,呼吸停止是由于延髓麻醉的结果或由于麻醉剂中毒时组织中血氧过少所致。

呼吸停止的表现是胸廓呼吸运动停止、黏膜发绀、角膜反射消失或极低、瞳孔散大等。呼吸停止的初期,可见呼吸浅表、呼吸不规则。此时必须停止供给麻醉剂,先张开动物口腔,拉出舌尖到口角外,立即进行人工呼吸。可用手有节奏地压迫和放松胸廓,或推压腹腔脏器使胸上下移动,以保证肺通气。与此同时,迅速作气管切开并插入气管套管,连接人工呼吸机以代替徒手人工呼吸,直至主动呼吸恢复。还可给予苏醒剂以促恢复。常用的苏醒剂有咖啡因(1 mg/kg)、尼可刹米(2～5 mg/kg)和山梗菜碱(0.3～1 mg/kg)等。

2. 心跳停止　吸氯仿、乙醚时,有时于麻醉初期出现反射性心跳停止,通常是由于剂量过大的原因。还有一种情况,就是手术后麻醉剂所致的心脏急性变性,心功能急剧衰竭而停跳。

心跳停止的到来可能无预兆。呼吸和脉搏突然消失,黏膜发绀。心跳停止应迅速采用心脏按摩,即用掌心(小动物可用指心)在心脏区有节奏地敲击胸壁,其频率相当于该动物正常心脏收缩次数。同时,心室注射强心剂0.1%肾上腺素。

(三) 补充麻醉

实验过程中如麻醉过浅,可临时补充麻醉药,但一次注射剂量不宜超过总量的1/5,且须经一定时间后才能补充,如戊巴比妥钠须在第一次注射后5 min,苯巴比妥钠须在第一次注射后30 min以上。

(四) 麻醉注意事项

1. 乙醚是挥发性很强的液体,易燃易爆,使用时应远离火源。平时应装在棕色玻璃瓶中,储存于阴凉干燥处,不宜放在冰箱内,以免遇到电火花时引起爆炸。

2. 因麻醉药的作用,致使动物体温缓慢下降。所以应设法保温,不使肛温降至37℃以下。在寒冷季节,注射前应将麻醉剂加热至与动物体温相一致的水平。

3. 犬、猫或灵长类动物,手术前8～12 h应禁食,避免麻醉或手术过程中发生呕吐。家兔或啮齿类动物无呕吐反射,术前无需禁食。

(陆源　杨午鸣　何新康)

第三节　动物实验常用生理溶液

细胞的生命活动受到它所浸浴的环境体液中各种理化因素的影响,如各种离子、渗透压、pH、温度等。无论浸浴离体标本或机体输液,皆须配制各种接近于生理情况的液体,称之为生理溶液(Physiological solution)。生理溶液的理化性质如各种离子、渗透压、pH、温度等与离体标本或机体的组织液相似。

1. 常用的生理溶液配制　生理溶液由无机盐、葡萄糖和水配制而成。配制生理溶液有两种方法:

(1) 根据用量按表4-2计算出各成分的量,用天平称取各成分溶解于蒸馏水(氯化钙单独用一容器溶解),将溶液用蒸馏水稀释至配制量的80%左右,再将氯化钙溶液一边搅拌一边缓慢加入。

(2) 按表4-2先将各成分分别配成一定浓度的基础溶液,然后按表所载分量混合之,氯化钙溶液在其他成分混合稀释后再一边搅拌一边缓慢加入。

葡萄糖应在临用时加入,加入葡萄糖的溶液不能久置,否则会发生变质。

2. 生理溶液的用途　各种生理溶液都有其适用的对象,实验时应根据实验对象选择合适的生理溶液。

(1) 生理盐水(Normal saline)　0.9% NaCl溶液适用于哺乳类动物的输液、手术部位的湿润等;0.65% NaCl溶液适用于蛙、龟、蛇等变温动物器官组织的湿润。

(2) 任氏液(Ringer's solution)　适用于蛙类动物组织器官的湿润、离体器官的灌流。

(3) 拜氏液(Bayliss' solution)　适用于离体蛙心。

(4) 乐氏液(Locke's solution)　适用于哺乳类动物心脏、子宫等。

(5) 台氏液(Tyrode's solution)　适用于哺乳类动物,特别适用于哺乳类动物的小肠。

(6) 克氏液(Krebs' solution)　适用于哺乳类动物各种组织。

(7) 克-亨氏液(Krebs-Henseleit's solution)　适用于豚鼠离体气管、大鼠肝脏等。

(8) 豚鼠支气管液(Thoroton's solution)　适用于豚鼠离体支气管。

(9) 大鼠子宫液(De-Jalon's solution)　适用于离体大鼠子宫。

表 4-2　常用生理盐溶液的成分及配制

成分及基础液浓度		任氏液	拜氏液	乐氏液	台氏液	克氏液	克-亨氏液	豚鼠支气管液	大鼠子宫液
NaCl	(g)	6.5	6.5	9.2	8.0	6.6	6.92	5.59	9.0
20%	(ml)	32.5	32.5	46	40	33.0	3.46	27.95	45
KCl	(g)	0.14	0.14	0.42	0.2	0.35	0.35	0.46	0.42
10%	(ml)	1.4	1.4	4.2	2.0	3.5	3.5	4.6	4.2
$CaCl_2$	(g)	0.12	0.12	0.12	0.2	0.28	0.28	0.075	0.03
5%	(ml)	2.4	2.4	2.4	4	5.6	5.6	1.5	0.6
$NaHCO_3$	(g)	0.20	0.2	0.15	1.0	2.10	2.10	0.52	0.5
5%	(ml)	4	4	3	20	42	42	10.4	10.0
NaH_2PO_4	(g)	0.01	0.01	—	0.05	—	—	0.1	—
1%	(ml)	1	1		5			10	
$MgCl_2$	(g)	—	—	—	0.1	—	—	0.023	—
5%	(ml)				2			0.45	
KH_2PO_4	(g)	—	—	—		0.162	0.16	—	—
10%	(ml)					1.62	1.6		
$MgHSO_4 \cdot 7H_2O$	(g)	—	—	—		0.294	0.29	—	—
10%	(ml)					2.94	2.9		
葡萄糖(g)			2.0	1.0	1.0	2	2	—	0.5
pH				7.5	8.0				
蒸馏水		加至 1 000 ml	加至 1 000 ml	加至 1 000 ml	加至 1 000 ml	加至 1 000 ml	加至 1 000 ml	加至 1 000 ml	加至 1 000 ml

第四节　实验动物手术

动物实验除从动物的体表探测生物信号外,常常需从动物体的深部或将其器官组织取出体外进行生物信号的探测和记录,通过手术的方法将探测装置放置于动物的体内深部或获取动物的器官组织是机能学实验的基本方法和技术。手术质量直接关系到实验结果的可靠性和实验的成败,实验者应高度重视动物手术环节并熟练掌握实验动物的基本手术方法和技术。

一、术前准备

1. 理论准备　　术前应查阅资料,熟悉手术部位的解剖结构,了解麻醉、手术方法及应急措施,制定手术方案和手术材料清单。

2. 材料准备　　根据手术清单准备下述材料:

(1) 动物准备　准备合适的笼具放养动物,术前使动物保持安静。必要时对动物进行清洁消毒处理。犬、猫或灵长类动物,术前 8～12 h 应禁食,避免麻醉或手术过程中发生呕吐。家兔或啮齿类动物无呕吐反射,术前无需禁食。

(2) 器械准备　根据手术要求准备手术刀、手术剪等手术器械及动物实验专用的头夹、玻璃分针、动脉夹、颅骨钻、骨钳等。器械准备要充分、完整,避免临时找器械而延误手术进程。

(3) 药品准备　麻醉药品、生理盐水、肝素、急救药、消毒及抗菌药物等实验药品和试剂。

(4) 其他准备　手术台、手术灯、解剖显微镜、纱布、棉球、绑带、手术线、棉线、骨蜡等。

(5) 仪器准备　仪器应在术前连接、调试完毕,处于待机状态,人工呼吸机备用。

二、手术

1. 麻醉动物　按实验要求麻醉动物。

2. 固定动物　动物被麻醉后,动物的肢体会呈现软弱无力和角膜反射减弱或消失。此时可将动物四肢套上(活扣)绑带,以仰卧或俯卧位将动物固定于手术台上。

3. 备皮　选定手术部位,左手绷紧皮肤,用粗剪刀紧贴皮肤,将手术部位及其周围的被毛剪去(不可用手提起被毛,以免剪破皮肤)。

4. 皮肤切开　选好切口部位和范围,必要时做出标志。切口的大小,既要便于实验操作,又不可过大。术者先用左手拇指和另外四指将预定切口上端两侧的皮肤绷紧固定,右手持手术刀,以适当的力量,一次全线切开皮肤和皮下组织,直至肌层表面。手术切口较大时,也可以用止血钳提起皮肤,用手术刀或手术剪切一小口,从切口处用止血钳分离皮肤和皮下组织,再用钝头手术剪剪开所需长度的皮肤。

5. 组织分离　根据实验需要从浅部向深部逐一分离组织。结缔组织用止血钳或玻璃分针作钝性分离。作肌肉分离,若肌纤维走行方向与切口方向一致,可剪开肌膜,用玻璃分针顺肌纤维方向钝性分离至所需长度,将肌肉逐块分离,否则用两把止血钳夹住肌肉或用线作双结扎从中横行切断。用止血钳或玻璃分针分离血管,分离神经最好采用玻璃分针。

6. 结扎　在切除组织、切断神经、血管时,应先用手术线作双结扎,而后在两结扎处的中间切除组织或切断神经、血管。

7. 止血　在手术过程中必须注意及时止血。微血管渗血,用温热盐水纱布压迫止血。不可揩擦组织,以防组织损伤和血凝块脱落。较大血管出血需先用止血钳将出血点及其周围的少许组织一并夹住,然后用线结扎。

8. 手术部位保护　手术部位需暴露较长时间时,应用浸有生理盐水纱布覆盖或在创口内滴加适量温热(37℃左右)石蜡油,以防组织干燥、失去生理活性。

9. 消毒　术后需饲养的动物,备皮处应消毒处理并覆盖手术巾,手术器械、敷料应消毒处理,术中,手术器械用碘酒消毒。

10. 缝合抗菌　术后需饲养的动物,手术部位应从里到外逐层缝合,肌肉注射抗菌素。

三、颈部手术及插管方法

大鼠、兔、猫和狗的颈部解剖结构比较相似,它们的颈部手术比较常见的有颈外静脉、颈总动脉和气管的暴露、分离及相应的插管术。

(一) 术前准备

1. 理论准备

(1) 颈部的解剖结构(图 4 - 14)

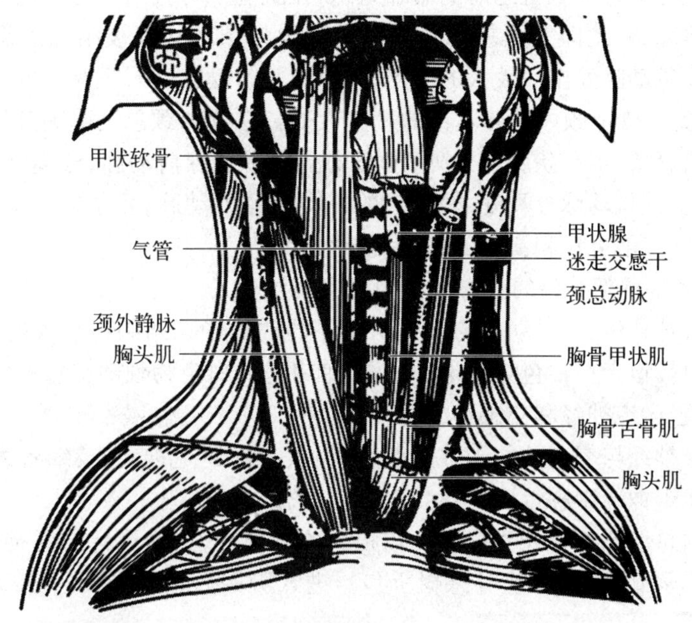

图 4 - 14　狗颈部解剖结构(右侧颈部浅层、左侧颈部深层)

① 浅层肌肉　在兔、猫、狗,颈部腹面浅层肌肉的分布基本相同,仅个别肌肉名称有异。自浅入深有 3 对肌肉。

胸骨乳突肌　起自胸骨,斜向外侧方,止于头部颞骨的乳突处(在狗颈部称为胸头肌),左右胸骨乳突肌呈“V”形斜向分布。

胸骨舌骨肌　位于颈腹面正中线,左右两条互相接触,平行排列,起自胸骨,止于舌骨体。覆盖于气管腹面。该肌的胸骨端置于胸骨乳突肌的深处,其外侧的深面则有胸骨甲状肌平行排列。

胸骨甲状肌　起自胸骨和第一肋软骨,止于甲状软骨后缘正中处。在靠近胸骨的一部分,完全被胸骨舌骨肌所覆盖,仅在向前至喉的部位才渐渐显露出来。

② 颈外静脉　兔、猫、狗的颈外静脉很粗大,是头颈部静脉的主干。其前端在下颌腺的后缘,它是由上颌外静脉和上颌内静脉联合而成的。颈外静脉分布很浅,在颈部的皮下、胸骨乳突肌(狗为胸头肌)的外缘。

③ 气管　气管位于颈部正中位,起自喉头环状软骨的下缘,向后伸展,呈圆筒状。颈部气管全部被胸骨舌骨肌和胸骨甲状肌所覆盖。

猫和狗的胸骨舌骨肌的腹侧,有较大面积被胸骨乳突肌(在狗为胸头肌)所覆盖。

气管的背侧为食管。喉头以下气管的两侧有甲状腺紧贴于气管壁上。左右各一叶,两叶之间可连接一个很窄的峡部,横跨在气管的腹侧面。甲状腺的侧叶多为长圆形,狗的甲状腺侧叶自喉的后端向后可达到第 6 或第 7 个气管软骨环处。每叶的侧面被胸头肌(猫为胸骨乳突肌)所覆盖,而其腹侧缘与胸骨甲状肌相接触。

④ 颈总动脉　颈总动脉位于气管外侧,其腹面被胸骨舌骨肌和胸骨甲状肌所覆盖。分离胸骨舌骨肌与胸骨甲状肌之间的结缔组织,在肌缝下可找到呈粉红色较粗大的血管,用手指触之有搏动感,此即为颈总动脉。颈总动脉与颈部神经被结缔组织膜束在一起。在甲状腺附近颈总动脉发出一较大的侧支,为甲状腺前动脉。

⑤ 颈动脉窦　位于颈内动脉基部的稍膨大处。在分离颈总动脉的基础上,沿着颈总动脉继续向头端分离,至甲状腺附近处,注意勿损伤甲状腺前动脉,分离至下颌骨后缘附近时,注意分离至颈总动脉分叉处,较粗大的一支为颈外动脉,较小的一支并向深层移行为颈内动脉,在其基部可见稍膨大部,即为颈动脉窦。

⑥ 颈部神经　颈部神经的分布因动物种类而异。

兔　　在气管外侧,颈总动脉与 3 根粗细不同的神经在结缔组织膜的包绕下形成血管神经束。其中最粗者呈白色为迷走神经;较细者呈灰白色为颈部交感神经干;最细者为主动脉神经,居于迷走神经和交感神经之间。

猫　　迷走神经与交感神经干并列而行,粗大者为迷走神经;较细者为交感神经,主动脉神经并入迷走神经中移行。

狗　　在颈总动脉的背外侧仅见一较粗大的神经干,称为迷走交感神经干。迷走神经与交感神经干紧靠而行,并被一总鞘所包。进入胸腔后,迷走神经与交感神经即分开移行。

(2) 施行全身静脉麻醉,制定手术方案、应急措施和手术材料清单见下述。

2. 材料准备

(1) 动物准备　健康家兔一只、雌雄不拘、体重 2.5 kg。

(2) 器械准备　手术刀柄及刀片各 1,手术剪 1 把,眼科手术剪 1 把,粗剪刀 1 把,直、弯、蚊式止血钳各 2 把,圆头镊 1 把,弯头眼科镊 1 把,1 ml、5 ml、20 ml 注射器各 1 副,6、7 号针头各 3 枚,兔头夹 1 个,玻璃分针 2 支,动脉夹 1 个,气管插管、动脉插管各 1 支,静脉插管、心导管(直径 1.2 mm 聚乙烯导管)各 1 支,三通阀 2 个。

(3) 药品准备　200 g/L 氨基甲酸乙酯(乌拉坦)溶液,生理盐水,肝素(或 5%枸橼酸钠),肝素生理盐水(125 U/ml),液体石蜡。

(4) 其他准备　实验动物手术台,手术灯,医用纱布,2-0 手术线,棉球,绑带。

(5) 仪器准备　呼吸换能器 1 个,压力换能器 2 个,微机生物信号采集处理系统 1 台,人工呼吸机 1 台备用。

(二) 颈静脉和右心导管插管术

颈外静脉插管可用于注射、取血、输液和中心静脉压测量。

1. 插管(心导管)及仪器准备　　静脉导管长 10 cm,用连接管接三通阀,管内充满 125 U/ml 肝素生理盐水,关闭三通阀。心导管长 20 cm,用连接管接三通阀,三通阀通过测压管连接压力换能器，管道排尽气体并充满 125 U/ml 肝素生理盐水。换能器和微机生物信号采集处理系统在实验前连接调试并定标，处于工作状态。

2. 麻醉、固定和备皮　用 200 g/L 氨基甲酸乙酯 1 g/kg 剂量行耳缘静脉麻醉，动物仰卧固定，左手绷紧颈部皮肤，用粗剪刀紧贴皮肤，将手术部位及其周围的被毛剪去(不可用手提起被毛，以免剪破皮肤)。

3. 切开皮肤　术者先用左手拇指和另外四指将颈部皮肤绷紧固定，右手持手术刀，沿颈部正中线切开皮肤，上起甲状软骨，下达胸骨上缘，长度约 5～7 cm。实验后创口不需缝合的，也可用止血钳提起两侧皮肤，距胸骨上 1 cm 处的正中线剪开皮肤约 1 cm 的切口，用止血钳贴紧皮下向头部钝性分离皮下筋膜，再用钝头剪刀剪开皮肤 5～7 cm。用止血钳提起皮肤并分离结缔组织，将皮肤向外侧牵拉。

4. 颈外静脉分离　颈部皮肤切开后，用左手拇指和食指捏住颈部右侧缘皮肤切口，其余三指从皮肤外向上顶起外翻，可清晰地看见位于颈部皮下，胸骨乳突肌外缘的颈外静脉。沿血管走向，用玻璃分针钝性分离颈外静脉二侧的皮下筋膜，仔细分离 3～5 cm 长，在血管的远心端穿丝线(或 2-0 手术线)，在靠近锁骨端用动脉夹夹闭颈外静脉的近心端，待血管内血液充盈后用手术线结扎颈外静脉的远心端。

5. 颈外静脉插管　靠远心端结扎线处用眼科剪向心方向呈 45°角在静脉上剪一“V”形小口(约为管径的 1/3 或 1/2)，用弯型眼科镊挑起血管切口，向心插入导管 2.5 cm。用线将血管和插管结扎在一起，此线在导管固定处打一活结，绕导管两圈打结固定。

6. 右心导管插管　测量颈外静脉的远心端结扎点到心脏的距离，并在心导管上做好标记，作为插入导管长度的参考。靠远心端结扎线处用眼科剪向心方向呈 45°角在静脉上剪一“V”形小口(约为管径的 1/3 或 1/2)，用弯型眼科镊挑起血管切口，向心插入导管 2.5 cm。用线将血管和插管结扎，去掉动脉夹(结扎血管的结既要血管切口处无渗血，又要使心导管可以继续顺利地插入)，打开三通阀。

将心导管向心沿血管平行方向轻缓地推送导管 5～6 cm。如在此处固定心导管，可测量中心静脉压。

监视微机生物信号采集处理系统上波形，向前推送导管 5～6 cm，此时会遇到(接触锁骨的)阻力，应将心导管提起呈 45°的角度后退约 0.5 cm，再继续插入导管，插管时出现一种“脱空”的感觉，表示心导管已进入到右心房。微机生物信号采集处理系统出现右心房压力波形(图 4-15)，表明导管已进入右心房。如导管推送的长度超过标记处，导管仍未进入心房，此时应将导管退出 1～2 cm，改变导管方向后再推送导管，可反复多次，直至导管进入心房。

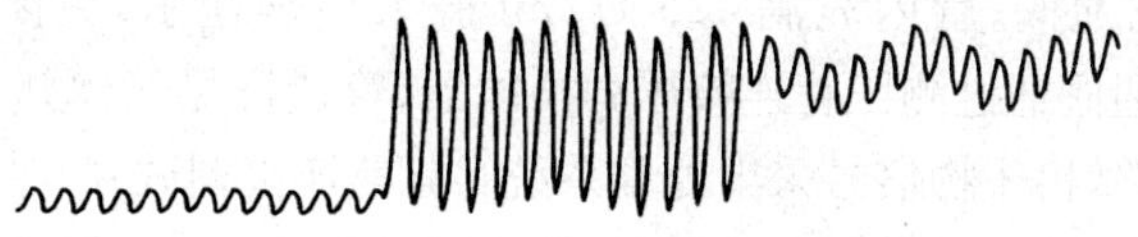

图 4-15　右心各部位血压波形图

在近心端处重新牢固地结扎血管。在远心端处将结扎血管的线再结扎到导管上，可防止导管从心房滑出的作用。清理手术视野,闭合颈部皮肤。

(三) 气管插管术

气管插管可用于气道压力、通气量测定及给动物进行人工呼吸。

1. 插管及仪器准备　"Y"形气管插管用连接管接呼吸换能器。换能器和微机生物信号采集处理系统在实验前连接调试并定标,处于工作状态。

2. 麻醉、固定和备皮　用 200 g/L 氨基甲酸乙酯 1 g/kg 剂量行耳缘静脉麻醉,动物仰卧固定,左手绷紧颈部皮肤,用粗剪刀紧贴皮肤,将手术部位及其周围的被毛剪去。

3. 切开皮肤　用止血钳提起两侧皮肤,距胸骨上 1 cm 处的正中线剪开皮肤约 1 cm的切口,用止血钳贴紧皮下向头部钝性分离皮下筋膜,再用钝头剪刀剪开皮肤 5～7 cm。用止血钳提起皮肤并分离结缔,将皮肤向外侧牵拉。

4. 气管分离　气管位于颈腹正中位,全部被胸骨舌骨肌和胸骨甲状肌所覆盖,用玻璃分针或止血钳插入左右两侧胸骨舌骨肌之间,作钝性分离,将两条肌肉向两外侧缘牵拉并固定,再在喉头以下分离气管两侧及其与食管之间的结缔组织,使气管游离开来,并在气管下穿两根较粗结扎线。

5. 气管插管　提起结扎线,用手术刀或手术剪在甲状软骨下缘 1～2 cm 处的气管两软骨环之间横向切开气管前壁(横切口不能超过气管口径的一半),再用剪刀向气管的向头端做一小的 0.5 cm 纵向切口,切口呈一"⊥"形,如气管内有血液或分泌物,应先用棉签揩净,将气管插管由切口处向胸腔方向插入气管腔内(图 4-16),用一结扎线结扎导管,结扎线绕插管分叉处一圈打结固定,另一结扎线将头断的气管切口结扎,以免气管切口处渗血。

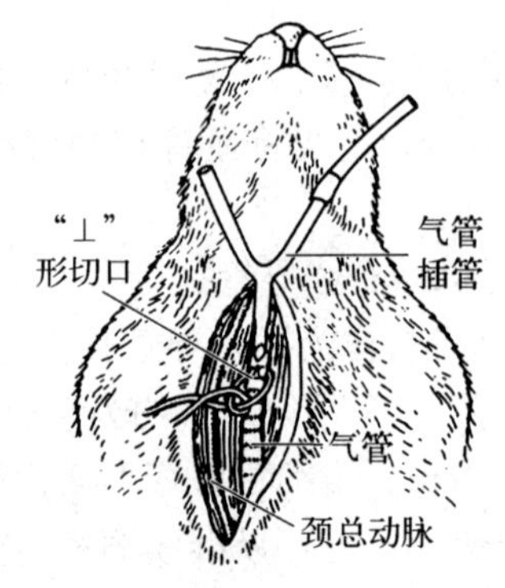

图 4-16　兔气管插管

6. 连接　记录呼吸运动时,将连接呼吸压力换能器的软管接在气管插管一叉管口,另一叉管用于动物通气,连接流量换能器时,流量换能器的软管分别接气管插管一叉管口,封闭插管另一叉管口。进行人工呼吸时,将气管插管的两个叉管分别接人工呼吸机吸气和呼气管。

(四) 颈动脉和左心导管插管术

颈动脉和左心导管插管可用于动脉血压、心功能测定和采集动脉血。

1. 插管(心导管)及仪器准备　动脉插管长 5～10 cm(可用 12～16 号注射器针头,尖端锋口磨钝),接三通阀,管内充满 125 U/ml 肝素生理盐水,关闭三通阀。心导管长 20 cm,接三通阀,三通阀通过测压管连接压力换能器,管道排尽气体并充满 125 U/ml 肝素生理盐水。换能器和微机生物信号采集处理系统实验前连接调试并定标,处于工作状态。

2. 麻醉、固定和备皮　用 200 g/L 氨基甲酸乙酯 1 g/kg 剂量行耳缘静脉麻醉,动物仰卧固定,左手绷紧颈部皮肤,用粗剪刀紧贴皮肤,将手术部位及其周围的被毛剪去。

3. 切开皮肤　用止血钳提起两侧皮肤,距胸骨上 1 cm 处的正中线剪开皮肤约

1 cm的切口，用止血钳贴紧皮下向头部钝性分离皮下筋膜，再用钝头剪刀剪开皮肤 5～7 cm。用止血钳提起皮肤并分离结缔，将皮肤向外侧牵拉。

4. 颈动脉分离　　颈总动脉位于气管外侧，其腹面被胸骨舌骨肌和胸骨甲状肌所覆盖。在这两条肌肉组织的汇集点上插入玻璃分针或弯止血钳，以上下左右的分离方式分离肌肉组织若干次后，分离左、右胸骨舌骨肌和胸骨甲状肌，用左手拇指和食指捏住颈部皮肤和肌肉，其余三指从皮肤外向上顶起外翻，可清晰地看见总动脉及在其内侧与之伴行的三根神经。在距甲状腺下方较远的部位，右手用玻璃分针轻轻分离颈总动脉与神经之间结缔组织，分离出 3～4 cm 长的颈总动脉，在其下穿两根线备用。动脉插管前应尽可能将动脉分离得长些。一般狗 4～5 cm，兔 3～4 cm，豚鼠和大鼠 2～3 cm。

5. 颈动脉插管　　在分离出来的动脉的远心端，用线将动脉结扎，在动脉的近心端，用动脉夹将动脉夹住，以阻断动脉血流。两者之间的另一线打一活结。在紧靠结扎处的稍下方，用眼科剪向心方法与动脉呈 45°角在动脉上作一“V”形切口，切口约为管径的 1/2，用弯型眼科镊夹提切口边缘，将动脉插管由切口向心脏方向插入动脉约 2.5 cm 后(图 4 - 17)。用备用线将插管固定于动脉血管内。并将余线结扎于插管的固定环上以防滑出。然后将插管放置稳妥，适当固定，以免扭转。去掉动脉夹，打开三通阀，观察动脉血压波形。

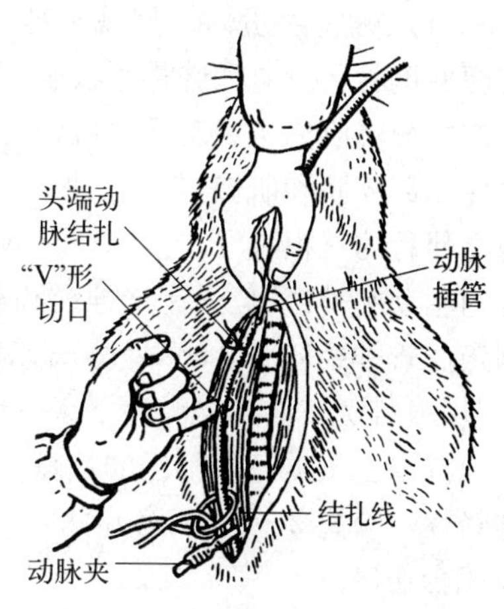

图 4 - 17　颈总动脉插管

6. 左心导管插管　　测量颈动脉的远心端结扎点到心脏的距离，并在心导管上做好标记，作为插入导管长度的参考。靠远心端结扎线处用眼科剪向心方向呈 45°角在颈动脉上剪一“V”形小口(约为管径的 1/3 或 1/2)，用弯型眼科镊提起血管切口边缘，向心插入导管 2.5 cm。用线将血管和插管结扎，去掉动脉夹(结扎血管的结既要血管切口处无渗血，又要使心导管可以继续顺利地插入)，打开三通阀。

监视微机生物信号采集处理系统上的波形，可以看到动脉压的曲线图形变化。当心导管到达主动脉入口处时，即可感觉到脉搏搏动，继续推进心导管。若遇到较大阻力，切勿强行推入，此时可将心导管略微提起少许呈 45°角，再顺势向前推进。如此数次可在主动脉瓣开放时使心导管进入心室。插管时出现一种“脱空”的感觉，表示心导管已进入到心室部位。同时，在计算机屏幕上也即可见到血压波幅将突然下降，脉压差则明显加大的心室压力波形(图 4 - 18)。

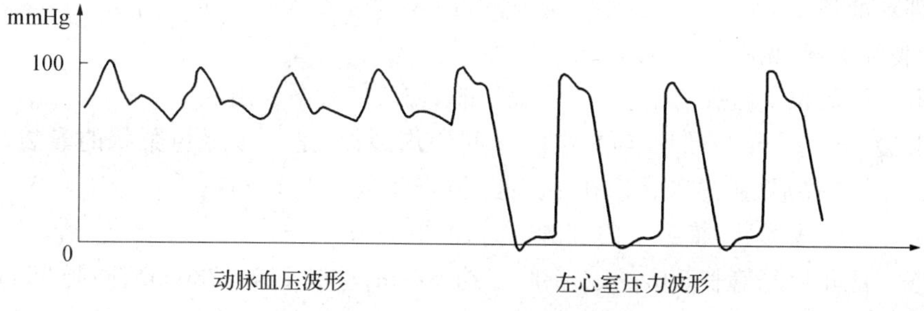

图 4 - 18　动脉血压和左心室压力波形

(五) 颈部神经分离

1. 麻醉、固定和备皮　用 200 g/L 氨基甲酸乙酯 1 g/kg 剂量行耳缘静脉麻醉，动物仰卧固定，用左手绷紧颈部皮肤，用粗剪刀紧贴皮肤，将手术部位及其周围的被毛剪去。

2. 切开皮肤　用止血钳提起两侧皮肤，距胸骨上 1 cm 处的正中线剪开皮肤约 1 cm的切口，用止血钳贴紧皮下向头部钝性分离皮下筋膜，再用钝头剪刀剪开皮肤 5～7 cm。用止血钳提起皮肤并分离结缔，将皮肤向外侧牵拉。

3. 神经分离

(1) 颈部主动脉神经(减压神经)、迷走神经和交感神经的分离方法　右手持玻璃针在腹面胸骨舌骨肌和胸骨甲状肌的汇集点上插入玻璃分针或弯止血钳，以上下左右的分离方式分离肌肉组织若干次后，分离左、右胸骨舌骨肌和胸骨甲状肌，用左手拇指和食指捏住颈部皮肤和肌肉，其余三指从皮肤外向上顶起外翻，可清晰地看见总动脉及在其内侧与之伴行的三根神经。最粗白色者为迷走神经；较细呈灰白色者为颈部交感神经干；最细者为主动脉神经，位于迷走神经和交感神经之间，但位置常有变异。用玻璃分针在气管外侧距血管神经鞘 0.5 cm 处分离筋膜并从血管神经鞘下穿过，在血管神经鞘外侧穿破筋膜，用眼科镊在血管神经鞘下穿一线，此线可防止血管神经鞘被打开后神经与筋膜、结缔组织混淆。根据三根神经的特点，用玻璃分针按先后次序将主动脉神经、迷走神经和交感神经逐一分离 2～3 cm，各穿两根线，打虚结备用。神经分离完毕，及时用生理盐水润湿，并闭合伤口。

(2) 颈部膈神经的分离方法　用止血钳在颈外静脉和胸骨乳突肌之间向深处分离，分离到气管边缘近脊柱处，可见到较粗的臂丛神经从外方行走，在臂丛的内侧有一条较细的神经——膈神经，该神经大约在颈下 1/5 处横跨臂丛并与臂丛交叉，向内侧、后向行走，用玻璃分针细心地将膈神经分离出 1～2 cm，在神经下穿一线，打活结备用。

四、腹部手术

腹腔脏器众多，结构复杂，实验涉及神经、循环、消化、泌尿、内分泌、免疫系统等。本书仅介绍胆汁、胰液和尿液引流手术。

(一) 术前准备

1. 理论准备

(1) 腹腔脏器(见图 4 - 19)

① 肝　肝脏位于腹腔前部，附着于膈肌的后方，前表面突出。

② 胆囊　位于肝的方形叶与右中叶之间的沟裂处，是一个绿色梨状的囊袋，胆汁经胆总管排入十二指肠，胆总管开口在十二指肠球部(幽门下 1 cm)。

③ 胃　胃呈囊袋状，横卧于腹部的前方，肝的下方。

④ 肠　成年兔肠管长 5 m，十二指肠长约 50 cm，空肠 200～230 cm，回肠 35 cm，盲肠 50～60 cm，结肠 25 cm，直肠 65～70 cm。

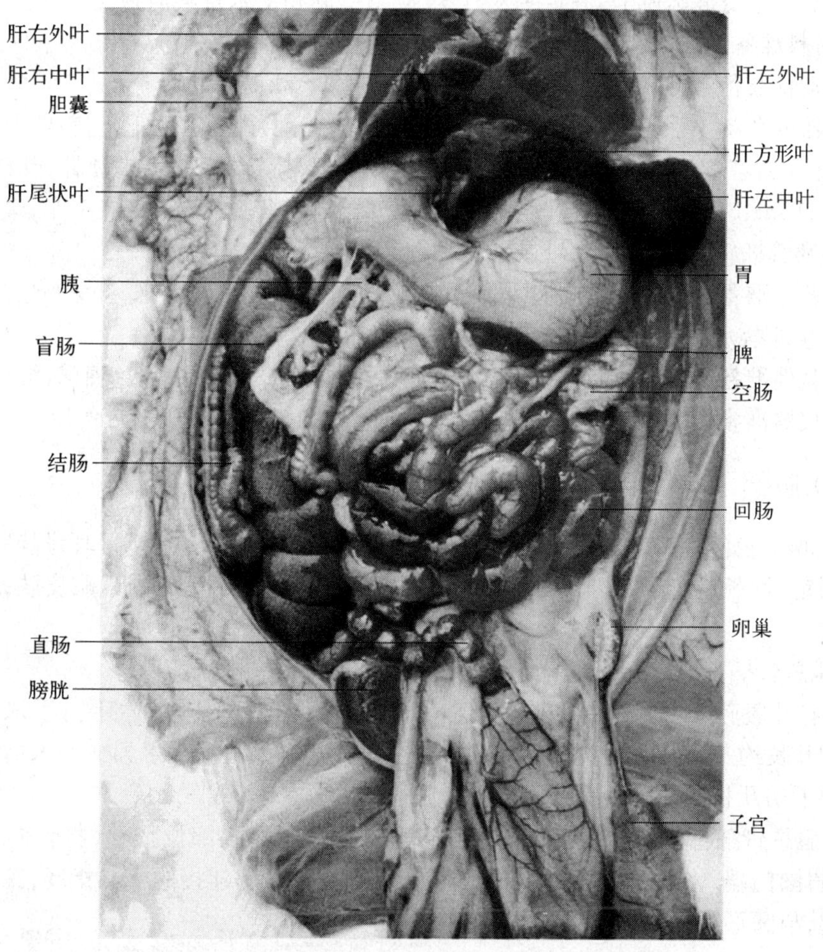

图 4-19　家兔腹腔器官

⑤ 胰　兔胰腺大部分呈单独的小叶状，色呈浅粉黄，与脂肪相似。基本上可聚集成两叶，右叶沿着十二指肠袢内的肠系膜分布，从右叶的中间部分向前分出另一小部分分布至胃小弯和十二指肠的起始端，而且继续左侧顺胃小弯至与胃相连的脾的前端，即为左叶。

胰导管是一条薄壁的小导管，在十二指肠襻的后部，从胰腺右叶发出并立即开口十二指肠的后段 1/3 处。

⑥ 脾　兔的脾脏长 5.2 cm，宽 1.5 cm，脾悬挂在大网膜上，紧贴于胃大弯的左侧部，其长轴与胃大弯的方向一致，而曲度与胃大弯相适应。

⑦ 肾　兔肾呈豆形，深红褐色，位于腹腔的背壁，分布在腰椎两侧并由脂肪组织包埋。右肾处于末肋和第 1、2 腰椎的横突的腹面，前端伸至肝的尾叶处。左肾的位置靠后外侧，位于第 2、3、4 腰椎横突的腹面。

⑧ 膀胱　膀胱是一梨形肌质囊，位于腹腔后部。输尿管从肾发出，斜行至膀胱，开口于膀胱基部背侧。

(2) 施行全身静脉麻醉,制定手术方案、应急措施和手术材料清单见下述。

2. 材料准备

(1) 动物准备　健康家兔一只、雌雄不拘、体重 2.5 kg。

(2) 器械准备　手术刀柄及刀片各 1,手术剪 1 把,眼科手术剪 1 把,粗剪刀 1 把,直、弯、蚊式止血钳各 2 把,圆头镊 1 把,弯头眼科镊 1 把,持针器 1 把,小圆针,开创器 1 把,量筒 1 个,1 ml、5 ml、20 ml 注射器各 1 副,6、7 号针头各 3 枚,兔头夹 1 个,玻璃分针 2 支,胆管、胰管插管、膀胱插管各 1 支。

(3) 药品准备　200 g/L 氨基甲酸乙酯(乌拉坦)溶液,生理盐水,肝素(或 5%枸橼酸钠),肝素生理盐水(125 U/ml),液体石蜡。

(4) 其他准备　实验动物手术台,手术灯,医用纱布,3－0 手术线,棉球,绑带,棉线。

(5) 仪器准备　微机生物信号采集处理系统 1 台,人工呼吸机 1 台备用。

(二) 腹部手术

1. 麻醉、固定和备皮　用 200 g/L 氨基甲酸乙酯 1 g/kg 剂量行耳缘静脉麻醉,动物仰卧固定,行颈迷走神经分离术。左手用绷紧腹部皮肤,用粗剪刀紧贴皮肤,将腹部被毛剪去。

2. 胆总管插管

(1) 打开腹腔　术者先用左手拇指和另外四指绷紧腹部皮肤,左手持手术刀沿剑突下正中切开长约 10 cm 的切口,用止血钳将皮肤与腹壁分离,用手术刀或手术剪沿腹白线自剑突向下切开长约 10 cm。

(2) 胆总管插管　打开腹腔,用手轻轻地将肝脏向胸腔部位推移,将胃向左下方推移,找到胃幽门端,将胃幽门端向左下方翻转,可见与胃幽门连接的十二指肠,其始部有一圆形隆起,与圆形隆起相连向右上方行走的一黄绿色较粗的肌性管道,则为胆总管。用玻璃分针在近十二指肠处仔细分离胆总管并在其下方置一棉线(或用圆形缝针在胆总管穿线),轻轻提起胆总管,在靠近十二指肠处的胆总管用眼科剪与胆总管呈 30°角剪一斜口,向右与胆总管相平行方向插入直径 1.5 mm聚乙烯管结扎固定(图 4－20)。管子插入胆总管后,可见绿色胆汁从插管流出,如不见胆汁流出,可按压胆囊,如仍不见胆汁流出,则可能是未插入胆总管内,应取出重插。

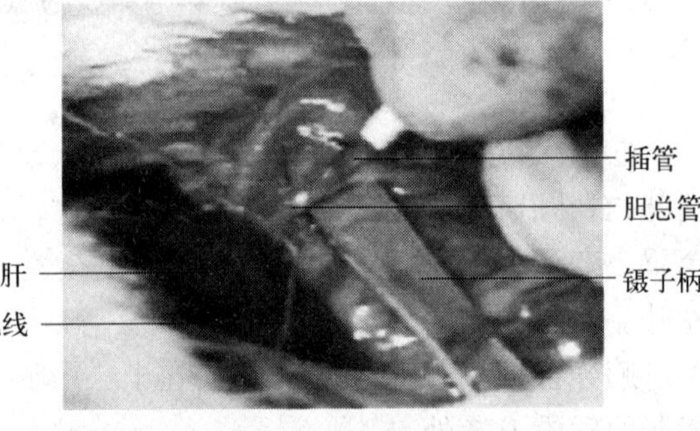

图 4－20　胆总管插管

3. 肠系膜微循环标本

(1) 寻找小肠肠襻　按胆总管插管方法切开腹腔后,用手轻轻地将肝脏向胸腔部位推移,寻找到胃幽门,沿十二指肠找到十二指肠与小肠交界处后约 5 cm 的部位,轻轻地牵拉出一段肠襻,置于微循环观察台上。一旦将小肠置于微循环观察台上后,立刻启动灌流装置(用克氏液灌流)。

(2) 微循环观察部位　在低倍镜下,调试微循环观察盒,选择一个理想的微循环观察视野(镜下范围内肠襻血管中包括动脉、静脉和毛细血管)。

4. 膀胱、输尿管插管

(1) 打开腹腔　剪去耻骨联合以上腹部的被毛,在耻骨联合上缘处向上切开皮肤 4～5 cm,用止血钳分离皮肤与腹壁,用手术剪或手术刀沿腹白线切一 0.5 cm 小口,用止血钳夹住切口边缘并提起。然后向上、向下切开腹壁层组织 4～5 cm。

(2) 膀胱插管　双手轻轻地按压切口两侧的腹壁,如膀胱充盈,膀胱会从切口处滑出。如未见膀胱滑出,用止血钳牵拉两侧切口,寻找膀胱,用止血钳提起膀胱移至腹外,用两把止血钳相距 0.5 cm 对称地夹住膀胱顶,用手术剪在膀胱顶部剪一纵行小口,将膀胱插管插入(图 4－21),用一棉线将膀胱壁结扎在插管的颈部处。膀胱上翻,在膀胱颈部穿线,结扎尿道。完成上述操作后,将膀胱插管平放在耻骨处,引流管自然下垂,管口低于膀胱水平。

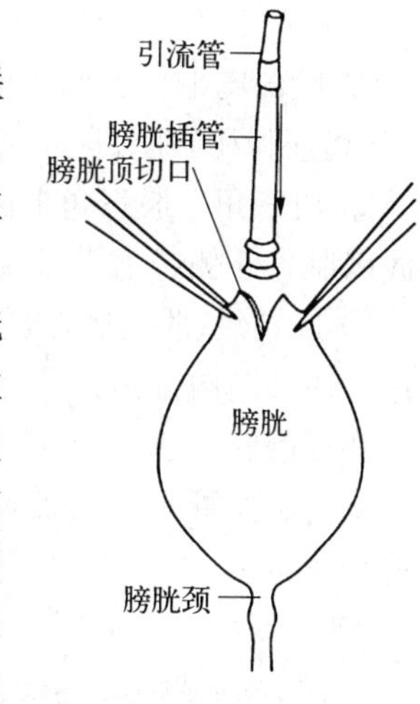

图 4－21　膀胱插管示意图

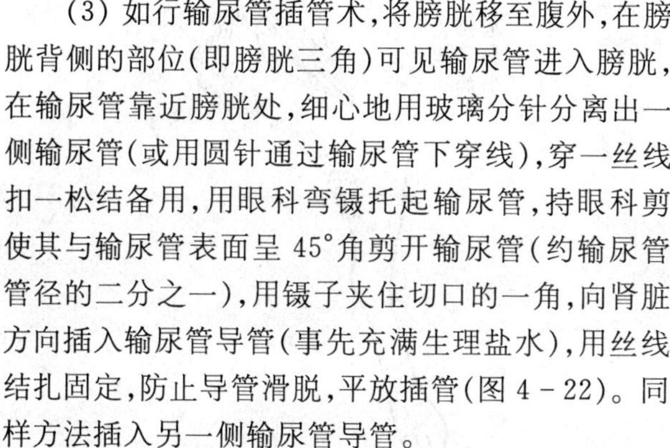

(3) 如行输尿管插管术,将膀胱移至腹外,在膀胱背侧的部位(即膀胱三角)可见输尿管进入膀胱,在输尿管靠近膀胱处,细心地用玻璃分针分离出一侧输尿管(或用圆针通过输尿管下穿线),穿一丝线扣一松结备用,用眼科弯镊托起输尿管,持眼科剪使其与输尿管表面呈 45°角剪开输尿管(约输尿管管径的二分之一),用镊子夹住切口的一角,向肾脏方向插入输尿管导管(事先充满生理盐水),用丝线结扎固定,防止导管滑脱,平放插管(图 4－22)。同样方法插入另一侧输尿管导管。

手术完毕后,用温热(38℃左右)生理盐水纱布覆盖腹部切口。如果需要长时间收集尿样,则应关闭腹腔。

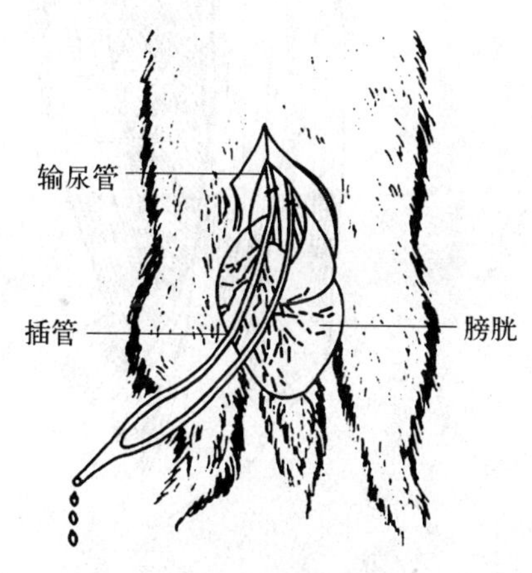

图 4－22　输尿管插管

注意:输尿管分离、插管操作应轻巧,不能过度牵拉输尿管,防止输尿管挛缩导致尿液排出受阻,输尿管严重痉挛时,可在局部滴数滴 2%普鲁卡因。输尿管导管插入时应防止导管插入输尿管的黏膜下。导管内事先充满生理盐水,不能有气泡,不能扭曲,以免导尿不畅。

五、股部手术及插管方法

股部手术是为了分离股动脉、股静脉,并进行插管,供血压记录、放血、输血、输液及注射药物之用。

(一) 术前准备

1. 理论准备

(1) 兔股部的解剖结构

① 股部皮下　股部内侧面正中线、腹股沟皮下,有浅层透明筋膜,大鼠有较多的脂肪,分离筋膜和脂肪,从外至内可见股内侧肌、缝匠肌和股薄肌。

② 股三角　股三角上面以腹股沟韧带为界、外侧面以缝匠肌后部的内侧缘为界、内侧面以耻骨外侧缘为界形成的三角区域(图 4-23)。

③ 股神经、股动脉、股静脉　股神经、股动脉、股静脉组成的血管神经束在股三角内通过。由外向内分别为股神经、股动脉、股静脉(图 4-23)。股动脉的位置中间偏后,被股神经和股静脉所遮盖,血管神经束暴露时仅见股神经和股静脉。

股动脉血管呈鲜红或淡红色,壁厚、有搏动现象;股静脉颜色为深红或紫红色,壁薄、无搏动感。

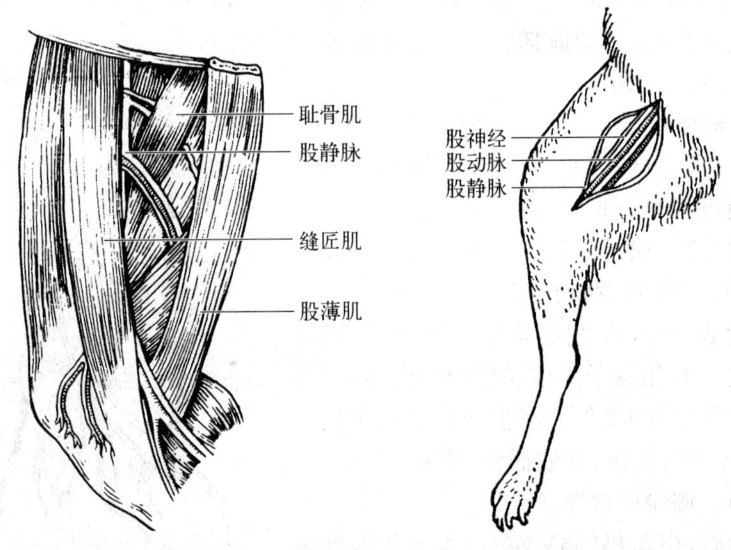

图 4-23　股三角和股部神经血管

(2) 施行全身静脉麻醉,制定手术方案、应急措施和手术材料清单见下述。

2. 材料准备

(1) 动物准备　健康家兔一只、雌雄不拘、体重 2.5 kg。

(2) 器械准备　手术刀柄及刀片各 1,手术剪 1 把,眼科手术剪 1 把,粗剪刀 1 把,直、弯、蚊式止血钳各 2 把,圆头镊 1 把,弯头眼科镊 1 把,1 ml、5 ml、20 ml 注射器各 1 副,6、7 号针头各 3 枚,兔头夹 1 个,玻璃分针 2 支,动脉夹 1 个,气管插管、动脉插管各 1 支,静脉插管(直径 1.2 mm 聚乙烯导管)各 1 支,三通阀 2 个。

(3) 药品准备　200 g/L 氨基甲酸乙酯(乌拉坦)溶液,生理盐水,肝素(或 5%枸橼酸钠),肝素生理盐水(125 U/ml),液体石蜡。

(4) 其他准备　医用纱布,2-0 手术线,棉球,绑带,棉线,实验动物手术台,手术灯等。

(5) 仪器准备 压力换能器2个,微机生物信号采集处理系统1台,人工呼吸机1台备用。

(二) 股部手术

1. 插管及仪器准备 动脉插管接换能器,微机生物信号采集处理系统实验前连接调试并定标,处于工作状态,测压管道内充灌肝素生理盐水、排净空气。

2. 麻醉、固定和备皮 用200 g/L氨基甲酸乙酯1 g/kg剂量行耳缘静脉麻醉,动物仰卧固定。用左手绷紧股部皮肤,用粗剪刀紧贴皮肤,将股部的被毛剪去。

3. 切开皮肤 术者先用左手拇指和另外四指将股部皮肤绷紧固定,右手持手术刀,沿股腹面正中线从腹股沟下缘向膝部切开皮肤4~5 cm。用止血钳分离皮下组织,暴露股部肌肉。

4. 血管神经分离 用玻璃分针或蚊式钳小心地沿缝匠肌后部内侧缘,暴露缝匠肌下方的血管神经束,用玻璃分针将股神经首先分离出来,然后再分离股动脉与股静脉之间的结缔组织(勿损伤血管小分支),如有渗血或出血的情况需要及时止血,分离出血管约2~3 cm,在其下面穿入2根手术线备用。当确定游离的血管有足够的长度时结扎远心端的血管,待血管内血液充盈后再在近心端用动脉夹夹闭血管。

5. 股动、静脉插管 靠近远心端血管结扎线0.3 cm处,用医用眼科直剪呈45°角剪开血管直径的1/3,用弯型眼科镊夹住切口游离尖端并挑起,插入血管导管2~4 cm,在近心端结扎血管导管、放开动脉夹。利用远心端的结扎线再次结扎插管导管。

6. 开启记录仪器即可记录动脉血压或静脉血压。动脉放血、静脉给药可通过开启与插管连接的三通阀进行操作和控制。

第五节 实验动物体液的采集方法

无论是来自外界环境,还是机体自身代谢产生的物质,我们都可以在机体的内环境中找到它们的痕迹。采集动物的体液并测定所含细胞或物质成分和含量,可以了解动物的生理功能和代谢变化。采集和测定动物体液的物质成分和含量是机能学实验的基本方法之一。实验动物体液的采集主要包括血液、淋巴液、消化液、脑脊髓液、尿液、精液、阴道内液体等。

一、血液的采集

(一) 大鼠、小鼠的采血方法

1. 尾尖采血

(1) 剪尾尖采血法 把动物麻醉后,将尾巴置于50℃热水中浸泡数分钟(也可用二甲苯或酒精涂擦鼠尾),擦干,使尾静脉充血后,剪去尾尖(小鼠约1~2 mm,大鼠约5~10 mm长),用试管接取血液,自尾根部向尾尖按摩,血液会自尾尖流入试管,每次可采血约 0.3 ml。

(2) 切割尾静脉采血法　动物麻醉后，如上法使尾部血管扩张，用锐利刀片切割开尾静脉一段，用试管等物接取血液，每次可取血 0.3～0.5 ml。采血后用棉球压迫止血，伤口短时间内即可结痂痊愈。鼠尾的三根静脉可交替切割，由尾尖开始，一根静脉可切割多次。这种方法主要适用于大鼠；小鼠尾静脉太细，不太适用。

2. 眼部采血

(1) 眼眶静脉丛(窦)采血法　用毛细管(玻璃或塑料均可)或特制的眶静脉丛采血器，采血前将毛细管或采血器浸泡在 1%肝素溶液中数分钟，然后取出干燥备用。将动物放在实验台上，左手抓住鼠耳之间的头皮，并轻轻向下压迫颈部两侧，致动物静脉血回流障碍，眼球外突。右手持毛细管由眼球和眼眶后界之间其尖端插入结膜，使毛细管与眶壁平行地向喉头方向推进约 3～5 mm 深，如是小鼠即达其静脉窦，可见血液顺毛细管外流。如为大鼠，需轻轻转动毛细管，使其穿破静脉丛，让血液顺毛细管流出。用纱布轻压眼部止血。同一动物可反复交替穿刺双眼多次，按此法小鼠可一次采血 0.2 ml，大鼠 0.5 ml。

(2) 眼眶动脉和静脉采血法　用左手抓住鼠，拇指和食指将鼠头部皮肤捏紧，使鼠眼球突出。用眼科弯镊在鼠右侧眼球根部将眼球摘去，并立即将鼠倒置，头朝下，此时眼眶内动、静脉很快流血，将血滴入预先加有抗凝剂的玻璃器皿内，直至动、静脉不再流血为止。此种采血法在采血过程中动物没有死，心脏跳动在继续，因此采集到的血液量比其他方法要多，若实验时需多量血液，此种方法最好。采血毕，立即用纱布压迫止血。这种方法易导致动物死亡，如需继续实验，就不能采用此法。

3. 大血管采血　颈静脉、颈动脉或股静脉、股动脉采血法。把麻醉的动物取仰卧位固定，分离暴露上述任何一条血管，穿一线结扎血管。静脉采血，提起结扎线，待血液充盈血管，注射器向远心端穿刺血管采血。动脉采血，注射器向近心端穿刺血管采血。如果动物血管太细，无法穿刺，可剪断血管直接用注射器或吸管吸血。

4. 断头采血　左手拇指和食指握住鼠颈部，头部朝下，用利剪在鼠颈头间 1/2 处剪断，提起动物，将血液滴入放有抗凝剂的容器内。小鼠可采血 1 ml 左右，大鼠可采血 10 ml左右。

上述采血法各有其长处，如果少量采血作涂片，可由尾尖采血，如果要求按无菌操作法采血，可由心脏采血。如果实验要求动物继续存活，绝不能用断头法或开胸法采血。注意：如为慢性实验，应严格执行消毒和止血程序。

(二) 豚鼠的采血方法

1. 心腔穿刺采血法　将豚鼠仰卧固定于小手术台上，把左侧心区部位的被毛剪去。用左手触摸动物左侧第 3～4 肋间，触摸心跳最明显处穿刺进针。进针角度与胸部垂直，当针头接近心脏时，就会感到心脏的跳动，再向里穿刺就可进入心室。若将注射器抽成负压，血液可自动流入注射器内。采血时动作要迅速，缩短留针时间以防止血液凝固。一个星期后，可重复进行心腔穿刺采血。此种方法也适用于兔的心腔穿刺采血。

2. 耳缘剪口采血法　用二甲苯或酒精反复擦拭耳缘使血管充分充盈，然后用刀片或剪刀割(剪)破耳缘血管，血液会从血管中流出，此法可采血 0.5 ml 左右。

(三) 兔的采血方法

1. 耳(中央)动脉采血法　将兔置于固定器内固定好,用手轻揉或用加热的方法使兔耳充血,可发现在其中央有一条较粗、颜色较鲜红的血管,即为耳中央动脉。左手固定兔耳,右手持注射器在中央动脉末端,使针头沿动脉平行方向穿刺入动脉,血液即可进入注射器内。取血后作压迫止血。另一种方法是:待耳中央动脉充血后,在靠耳尖中央动脉分支处,用锋利的手术刀片轻轻切一小口,血液就会从切破的血管中流出,立即取加有抗凝剂的容器在血管破口处采血。取血后应压迫止血。

2. 兔耳缘静脉采血法　将动物固定好后,用手轻揉动物耳缘,待耳缘静脉充血后。在靠耳尖部的静脉处,用针头刺破静脉,血液即可流出,也可用 6 号针头沿耳缘静脉远端(末梢)刺入血管,抽取血液。取血后压迫止血。一次可采血 5～10 ml。此法也适用于豚鼠。

3. 兔颈动、静脉采血法　采血前将动物麻醉固定后,暴露颈部皮肤,做颈侧皮肤切开,分离出颈动、静脉。根据所需血量可用注射器直接采血,也可行动、静脉插管术采血。

用注射器采血:结扎颈动脉远心端,动脉夹夹住颈动脉近心端,用连有 7 号针头的注射器,向心方向刺入血管,放开动脉夹,即可见动脉血流入注射器。静脉采血,结扎静脉近心端,待血液充盈静脉,提起结扎线,注射器针头向远心方向刺入血管,缓缓地抽取血液。动脉采血时要注意止血,可用纱布或动脉夹止血。

4. 兔股动、静脉采血法　可参照兔颈动、静脉采血法。

二、尿液的采集

1. 代谢笼采尿法　代谢笼是特别设计的为采集动物各种排泄物的密封式饲养笼。有的代谢笼除可收集尿液外,还可收集粪便和动物呼出的二氧化碳。一般简单代谢笼主要是用来收集尿液,只要将实验动物放在代谢笼内饲养,就可通过其特殊装置采取到动物尿液。

2. 强制排尿法

(1) 压迫膀胱法　在实验研究中,有时为了某种实验目的,要求每间隔一定的时间收集一次尿,可采用人工从体外压迫膀胱的方法来采集尿液。操作人员用手在动物下腹部加压,手法要既轻柔又有力。当增加的压力足以使动物膀胱括约肌松弛时,尿液即会自动由尿道排出。如果事先给动物用了镇静剂或麻醉剂,使膀胱和尿道括约肌麻醉,更易用此法采到尿液。此种采集尿液的方法,适用于兔、猫、犬等较大的动物。

(2) 提鼠采集尿液　鼠类在被抓住尾巴提起时,有排便反射。特别是小鼠的这种反射更明显。要采集少量尿液时,可提起动物,当动物排尿时,尿液不会马上流走,而可看见挂在阴部开口处或其下方的被毛上,所以在提动物的同时,操作人员要很快用吸管或玻璃管接住尿液。

(3) 膀胱导尿法　用导尿管经尿道插入导尿,可采集到没有受到粪便、食物污染的尿。如果严格按无菌操作法导尿,可得到无人为污染的尿液。施行导尿术,一般不必麻醉动物。以犬为例,一般雄犬插管导尿很容易。取一根自制的塑料导尿管(用内径 0.1～

0.15 cm、外径 0.15～0.2 cm、长 30 cm 较硬的塑料管,头端用酒精灯烧圆滑,尾端插入一个粗针头备接尿液用),先以液体石蜡湿润导尿管头端,然后由尿道口徐徐插入,一般均无阻力。插入深度约 22～26 cm,可根据动物大小而定,一般中等犬插入 24 cm 为适度。当导尿管插入膀胱时,尿液立即可从管中流出,证明插入正确,然后在尿道开口处缝一针,将导尿管固定好,并把导尿管尾端放入刻度细口瓶内,收集尿液。雌犬导尿比雄犬难一些,取一根临床上用的小号金属导尿管(内径为 0.25～0.3 cm,长 27 cm),插时头端先用液体石蜡湿润,用组织钳将犬外阴部皮肤提起,再用一把小号自动牵开器(头端先用液体石蜡湿润)将阴部扩开,即可见到尿道口,然后将导尿管由尿道口轻轻插入。至深度约 10～12 cm,即可插入膀胱,并可见到尿液从导尿管流出。在外阴道部皮肤缝一针,将导尿管固定好(不要固定得太紧,让其有一定的伸缩余地)。在导尿管尾端接一根细橡皮管通入玻璃量器内,收集、记录尿量。

(4) 穿刺膀胱法　动物麻醉固定,剪去耻骨联合之上腹正中线双侧的被毛,消毒后用注射针头接注射器穿刺,穿刺取钝角角度,入皮肤后针头应稍改变一下角度,这样可避免穿刺后漏尿。猫和狗不用麻醉也很配合。

实验中已暴露动物的膀胱,可直视穿刺抽取尿液。穿刺时注意常会因针头吸住膀胱壁而抽不出尿液,这时要转动、后退注射器。穿刺时先用无齿小平镊夹住一小部分膀胱壁,再在小平镊夹住的下方进针抽尿,可避免这种现象。

3. 膀胱瘘和输尿管瘘法　行膀胱插管或输尿管插管(本章腹部手术),即可采集尿液。这种采尿法一般是用于要精确计量单位时间内动物尿排量的实验。可将插管开口置于计量容器上。在整个观察过程中,要用 38℃生理盐水纱布覆盖好切口及膀胱。

采尿之前,可让动物多饮水,特别是沙鼠、小鼠等动物尿量特别少,多饮水后,动物的排尿量增加,有利于采集尿液。

三、消化液的采集

1. 胃液

(1) 胃管法　灌胃管由动物口内正确插入食管再进入胃内,胃液可自行流出,也可在灌胃管的出口端连接注射器,轻轻抽取,采集胃液。

(2) 胃瘘法　将特制的金属套管的一端安装在动物的胃大弯处的胃壁上,另一端通至腹壁处。这种方法收集的胃液不够纯净,但比插管法方便,适用于须随时或定时反复抽胃液的实验。

(3) 食管瘘　在动物食管上造一瘘管,胃上造一胃瘘。动物进食时,食物进入口腔,从食管瘘处流出体外。胃液等消化液却大量分泌。这种方法可收集到较纯净的胃液。

(4) 小胃法　将动物的胃体分离出一小部分,缝合起来形成小胃,然后在小胃上造有瘘管。并将主胃的切口缝合,但仍与食管及小肠相连,进行正常消化。这样,主胃和小胃互不相通,从小胃可收集到纯净的胃液。

2. 胆汁　行胆总管插管,即可随时或定时采集。有胆囊的动物也可做胆囊瘘管,这样就可以长期地采取胆汁。

3. 胰液　将实验动物的十二指肠及与十二指肠连接的胰腺手术方法取出,并把胰腺向上翻过来,仔细分离到胰大管或胰小管。一般从胰大管采集胰液,在胰大管上插入适当粗细的塑料管,就可采集到胰液。

4. 肠液　在实验动物的小肠上做造瘘手术,把肠瘘管缝到腹壁肌上,瘘管口伸出到动物腹部的皮肤外面。待伤口愈合后,即可从肠瘘管中采集肠液。

5. 腹腔液　小实验动物无菌腹腔细胞的采集,可用输入无菌盐水再回收腹腔无菌液方法采集,用该法可采集80%～90%的腹腔液。

动物麻醉后腹部剃毛消毒皮肤,用消毒巾擦干。用无菌血管钳小心提起皮肤,用注射器刺入腹腔下部,分别从三个方向注入无菌盐水或培养液,将动物从颈部提起,用无菌血管钳将针头夹住,拔去注射器,无菌盐水洗液由针头流出到消毒容器内。

四、阴道液和精液的采集

1. 阴道液体的采集

(1) 沾取法　将消毒的细棉签用生理盐水润湿,轻轻插入实验动物阴道内,慢慢转动几下沾取出阴道内含物(图4-24)。用该棉签涂片,即可进行镜下观察。

(2) 冲洗法　用装有橡皮球的头端光滑的滴管吸少量生理盐水插入动物阴道,挤出盐水冲洗阴道后用该滴管吸出,反复几次后抽出洗液滴在玻片上晾干染色(图4-25)。

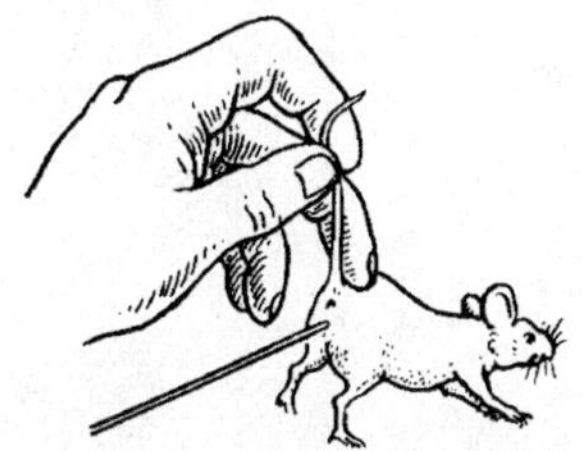

图4-24　阴道液沾取法采集

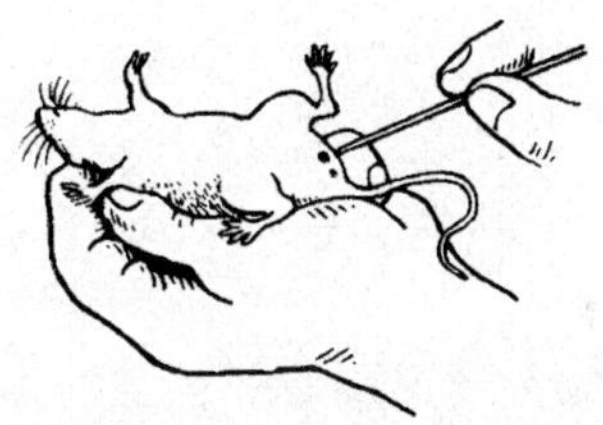

图4-25　阴道液冲洗法采集

2. 精液的采集

(1) 人工阴道法　市售的兽用人工阴道,适用于牛、马、猪、羊等大动物。兔、犬等动物亦可仿制。用人工阴道套在动物的外生殖器上采集精液。也可套在雌性动物的阴道内采集。

(2) 阴道栓采精液　大、小鼠在雌雄交配后,24 h内可在雌性动物阴道口发现白色稍透明的阴道栓,这是雄鼠的精液和雌鼠阴道分泌物在雌鼠阴道内凝固而成的。可通过阴道栓涂片染色观察凝固的精液。

第六节　实验动物的处死方法

我们应遵循人道主义精神,爱护和善待动物。在实验中应尽可能地减少动物的痛苦。实验结束,也应让动物无痛苦的死亡或尽量减少死亡的痛苦。

1. 蟾蜍的处死方法　蟾蜍可将头部剪去。

2. 大鼠和小鼠的处死方法

(1) 脊椎脱臼法　右手抓住鼠尾用力后拉,同时左手拇指与食指用力向下按住鼠颈,将脊髓与脑髓拉断,鼠立即死亡。

(2) 断头法　在鼠颈部用剪刀将鼠头剪掉,鼠因断头和大出血而死。

(3) 打击法　用手抓住鼠尾并提起,将其头部猛击桌角,或用小木槌用力敲击鼠头,使鼠致死。

3. 豚鼠、兔、猫的处死方法

(1) 空气栓塞法　向动物静脉内注入一定量空气,使之发生空气栓塞而致死。注入空气量,家兔约 10 ml,可由耳缘静脉注入。

(2) 急性放血法　自动脉(颈动脉或股动脉)快速放血使动物迅速死亡。

(3) 药物法　10% KCl,家兔静脉注射 5～10 ml,可使其心脏停搏而死亡,成年犬前肢皮下静脉注射 20～30 ml 即可处死。

(陆源　汤伯瑜　何新康)

第五章　机能学基础实验

第一节　神经肌肉实验

实验 1　蟾蜍坐骨神经腓肠肌标本制备

【预习要求】

1. 实验理论　　生理学教材中兴奋性、兴奋、刺激与反应的概念，神经肌接头化学传递的机制。

2. 实验方法　　蛙类捉拿、毁脑脊髓和坐骨神经-腓肠肌标本制备方法。

【目的】 掌握制备具有正常兴奋收缩功能的蛙类坐骨神经腓肠肌标本基本操作技术，掌握蛙类手术器械的使用方法。

蛙类的某些基本生命活动和生理功能与哺乳类动物有相似之处，而且其离体组织的生活条件比较简单，易于控制和掌握，因此蛙或蟾蜍的坐骨神经腓肠肌标本常被用来观察神经肌肉的兴奋性、刺激与反应的规律及肌肉收缩特点等实验。

1　材料

蟾蜍或蛙；任氏液；锌铜弓或铝银电极。

2　方法

2.1　毁脑脊髓　　取蟾蜍一只，用左手握住，以食指压其头部前端使其尽量前俯(图 5 - 1)，右手持探针自枕骨大孔处垂直刺入，到达椎管，即将探针改变方向刺入颅腔，向各侧不断搅动，彻底捣毁脑组织；再将探针原路退出，刺向尾侧，捻动探针使逐渐刺入整个椎管内，捣毁脊髓。此时蟾蜍下颌呼吸运动应消失，四肢松软，即成为一毁脑脊髓的蟾蜍(pithed toad)。否则须按上法再行捣毁。

2.2　剪除躯干上部及内脏　　用粗剪刀在颅骨后方剪断脊柱(图 5 - 2)。左手握住蟾蜍脊柱，右手将粗剪刀沿两侧(避开坐骨神经)剪开腹壁。此时躯干上部及内脏即全部下垂(图 5 - 3)。剪除全部躯干上部及内脏组织，弃于瓷盆内。

2.3　剥皮　　避开神经，用右手拇指和食指夹住脊柱，左手捏住皮肤边缘，逐步向下牵拉剥离皮肤(图 5 - 4)。拉至大腿时，如阻力较大，可先剥下一侧，再剥另一侧。将全部皮肤剥除后，将标本置于盛有任氏液的培养皿中。

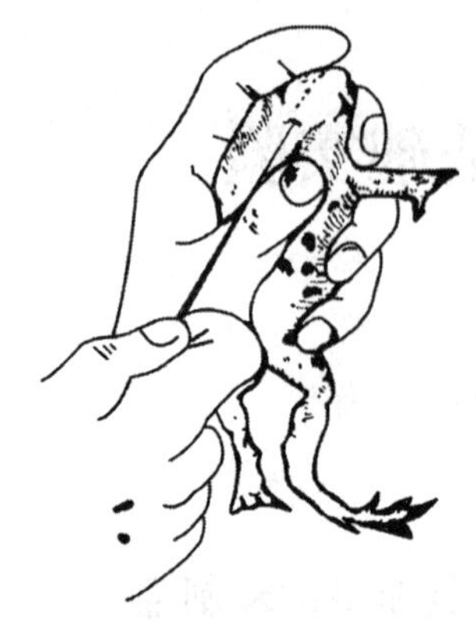

图 5-1 蛙脑和脊髓的破坏

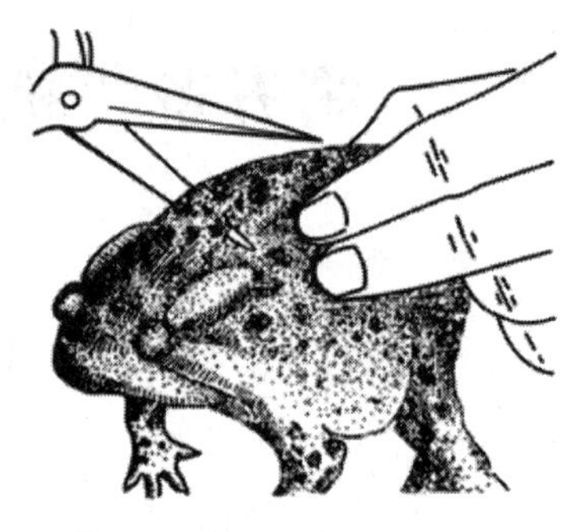

图 5-2 横断脊柱

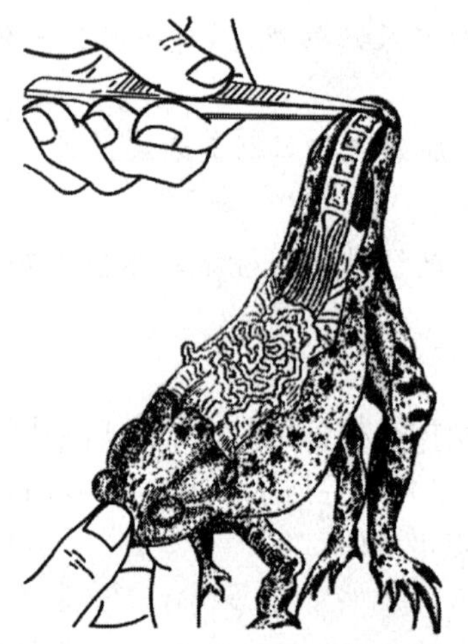

图 5-3 剪除躯干上部及内脏

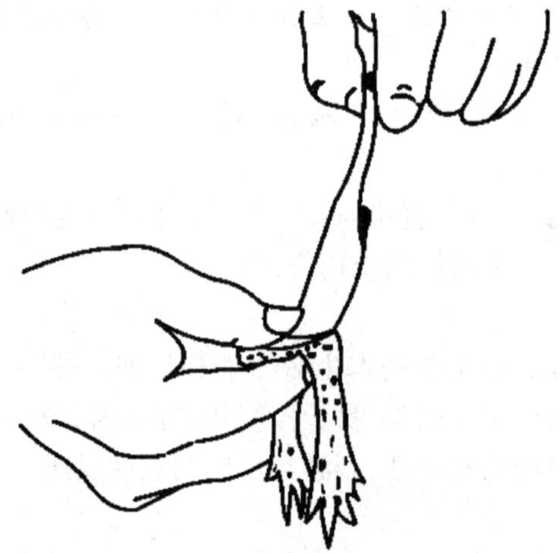

图 5-4 剥去皮肤

2.4 洗净双手和用过的全部手术器械,再进行下列步骤。

2.5 分离两腿 避开坐骨神经,用粗剪刀从背侧剪去骶骨,然后沿中线将脊柱剪成左右两半,再从耻骨联合中央剪开(为保证两侧坐骨神经完整,应避免剪时偏向一侧)。将已分离的标本浸入盛有任氏液的培养皿中。

2.6 游离坐骨神经 取腿一条,先用玻璃分针沿脊柱侧游离坐骨神经腹腔部,然后用大头针将标本背位固定于干净蛙板上。按图 5-5 和图 5-6 所示,用玻璃分针循股二头肌和半膜肌之间的坐骨神经沟,纵向分离暴露坐骨神经之大腿部分,直至分离至腘窝胫神经分叉处。然后剪断股二头肌腱、半腱肌和半膜肌肌腱,并绕至前方剪断股四头肌腱。自上向下剪断所有坐骨神经分支。将连着 3～4 节椎骨的坐骨神经分离出来。

2.7 完成坐骨神经小腿标本 将已游离的坐骨神经搭在腓肠肌上。用粗剪刀自膝关节周围向上剪除并刮净所有大腿肌肉,在距膝关节约 1 cm 处剪断股骨。弃去上段股骨,保留部分即为坐骨神经小腿标本(图 5-6)。

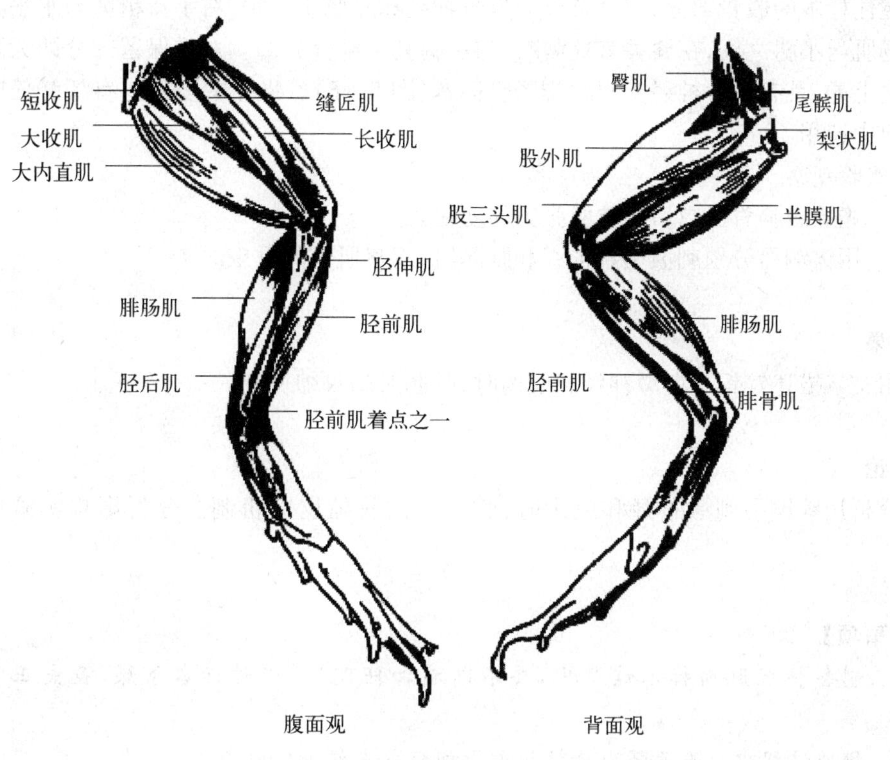

图 5-5 蛙后肢肌肉

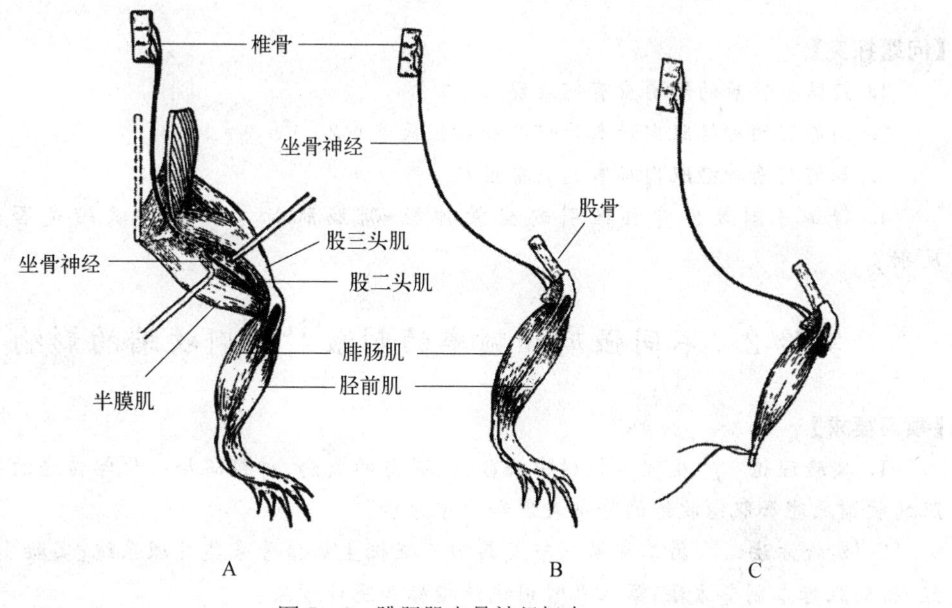

图 5-6 腓肠肌坐骨神经标本

2.8 完成坐骨神经腓肠肌标本　用尖头镊子在上述坐骨神经腓肠肌标本的跟腱下方穿孔，穿线结扎之。提起结扎线，在结扎线下方剪断跟腱，并逐步游离腓肠肌至膝关节处，左手握住标本的股骨部分,使已游离的坐骨神经和腓肠肌下垂,右手持粗剪刀水平方向伸进腓肠肌与小腿之间,在膝关节处剪断,与小腿其余部分分离。左手保留部分即为附着于股骨之上的、具有坐骨神经支配的腓肠肌标本(图 5-6)。将标本浸入盛有新鲜任氏液之培养皿中待用。

2.9 实验观察

2.9.1 蟾蜍毁脑脊髓前后四肢肌张力的变化。

2.9.2 用锌铜弓分别刺激坐骨神经和腓肠肌,观察肌肉的反应。

3 结果

用文字描述锌铜弓刺激神经和肌肉时,腓肠肌的收缩反应。

4 讨论

分析用锌铜弓刺激神经和肌肉时,腓肠肌的收缩反应机制。分析影响实验结果的因素。

【注意事项】

1. 制备神经肌肉标本过程中,要不断滴加任氏液,以防标本干燥,丧失正常生理活性。
2. 操作过程中应避免强力牵拉和手捏神经或夹伤神经肌肉。
3. 毁脑脊髓时防止蟾蜍皮肤分泌的蟾蜍毒液射入操作者眼内或污染实验标本。

【问题探究】

1. 毁脑脊髓后的蟾蜍应有何表现?
2. 制备好的神经肌肉标本为何要放在任氏液中?
3. 如何判断神经肌肉标本的兴奋性?
4. 锌铜弓刺激坐骨神经引起坐骨神经-腓肠肌标本的肌肉收缩是否是一种反射?

实验2 不同强度和频率的刺激对肌肉收缩的影响

【预习要求】

1. 实验理论　　生理学教材中兴奋性、兴奋的概念,神经肌接头化学传递的机制,骨肌的收缩原理和肌肉收缩的外部表现和力学分析。
2. 实验方法　　第二章第三节或第四节微机生物信号采集处理系统;实验1坐骨神经-腓肠肌标本制备方法;第八章常用统计指标和统计方法。
3. 实验准备　　绘制实验原始数据记录表和统计表;预测刺激强度和刺激频率对骨骼肌收缩张力及收缩形式影响。

【目的】 观察在刺激时间、强度变化率恒定的条件下，不同强度和频率的电刺激对肌肉收缩的影响。学习微机生物信号采集处理系统和换能器的使用。

肌肉、神经和腺体组织称为可兴奋组织，它们有较大的兴奋性。不同组织、细胞的兴奋表现各不相同，神经组织的兴奋表现为动作电位，肌肉组织的兴奋主要表现为收缩活动。因此，观察肌肉是否收缩可以判断它是否产生了兴奋。一个刺激是否能使组织发生兴奋，不仅与刺激形式有关，还与刺激时间、刺激强度、强度-时间变化率三要素有关，用方形电脉冲刺激组织，则组织兴奋只与刺激强度、刺激时间有关。用方形电脉冲刺激组织，在一定的刺激时间(波宽)下，刚能引起组织发生兴奋的刺激称为阈刺激，所达到的刺激强度称为阈强度，能引起组织发生最大兴奋的最小刺激，称为最大刺激，相应的刺激强度叫最大刺激强度；界于阈刺激和最大刺激间的刺激称阈上刺激，相应的刺激强度称阈上刺激强度。

刺激神经使神经细胞产生兴奋，兴奋沿神经纤维传导，通过神经肌接头的化学传递，使肌肉终板膜上产生终板电位，终板电位可引起肌肉产生兴奋(即动作电位)，传遍整个肌纤维，再通过兴奋-收缩耦联使肌纤维中粗、细肌丝产生相对滑动，宏观上表现为肌肉收缩。肌肉收缩的形式，不仅与刺激本身有关，而且还与刺激频率有关。当刺激频率较小，刺激的间隔大于一次肌肉收缩舒张的持续时间，则肌肉收缩表现为一连串的单收缩；增大刺激频率，使刺激的间隔大于一次肌肉收缩的收缩时间、小于一次肌肉收缩舒张的持续时间，则肌肉产生不完全强直收缩；继续增加刺激频率，使刺激的间隔小于一次肌肉收缩的收缩时间，则肌肉产生完全强直收缩。

1　材料

蟾蜍或蛙；任氏液；微调固定器，张力换能器，微机生物信号采集处理系统。

2　方法

2.1　实验系统连接和参数设置　　张力换能器的输出端与生物信号采集处理系统的输入通道相连(图 5－7)。启动 RM6240 或 MedLab 系统软件，在系统软件窗口设置仪器参数：

(1) RM6240 系统：点击“实验”菜单，选择“刺激强度(或频率)对骨骼肌收缩的影响”项。参数：通道模式为张力，采样频率 400 Hz～1 kHz，扫描速度 1 s/div，灵敏度 10～30 g，时间常数为直流，滤波频率 100 Hz。在“选择”下拉菜单中选择“强度/频率”项，显示刺激参数。

(2) MedLab 系统：点击“实验”菜单，选择“刺激强度(或频率)对骨骼肌收缩的影响”项。仪器参数：放大倍数 100，时间常数为直流，上限频率 100 Hz，采样间隔 1 ms。

2.2　离体蟾蜍坐骨神经腓肠肌标本制备参见实验 1。

2.3　在体蟾蜍坐骨神经腓肠肌标本制备　　毁脑脊髓(参见实验 1)。剥去一侧下肢自大腿根部起的全部皮肤，然后将蟾蜍俯卧位固定于蛙板上。在大腿背内侧的股二头肌与半膜肌之间，纵向分离坐骨神经至腘窝处，并在神经下穿线备用。然后分离腓肠肌的跟

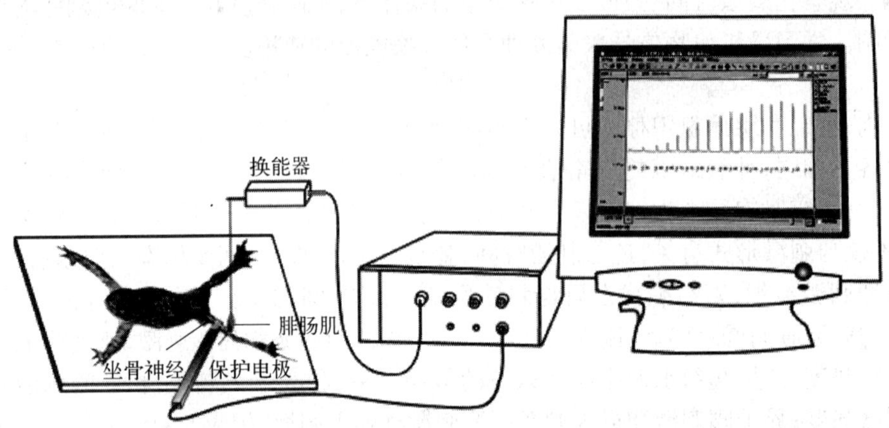

图 5-7　刺激强度和频率对肌肉收缩的影响实验装置示意图

腱,穿线结扎,并连同扎线将跟腱剪下,一直将腓肠肌分离至膝关节(局部解剖关系见图 5-5和图 5-6)。在膝关节旁钉一大头针,折弯压住膝关节,至此在体标本制备完成。

2.4　将腓肠肌跟腱的扎线固定在张力换能器悬臂梁上,不宜太紧,此连线应与桌面垂直,调节微距调节器,将前负荷调至 2～5 g。(离体标本实验方法参见实验 5)

2.5　把穿好线的坐骨神经轻轻提起,放在刺激电极上,应保证神经与刺激电极接触良好(图 5-7)。

2.6　实验观察

2.6.1　刺激强度对骨骼肌收缩的影响

(1) 刺激方式：单次,刺激波宽：0.1 ms。

(2) 开始记录,按“刺激”按钮,刺激强度从 0.1 V 逐渐增大,强度增量 0.01～0.05 V,连续记录肌肉收缩曲线。刺激强度增加至肌肉出现最大收缩反应(肌肉收缩曲线不再增高)(图 5-8)。如采用“自动强度”刺激方法,设定起始强度 0 V,结束强度 2～3 V,步长 0.05 V。

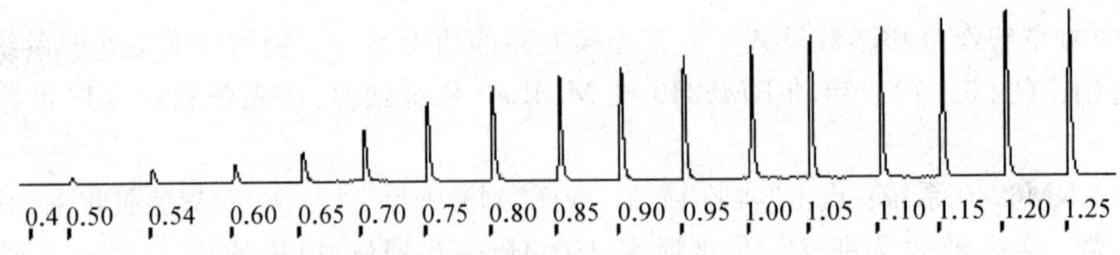

图 5-8　不同刺激强度刺激蟾蜍坐骨神经对骨骼肌收缩的影响

(3) 测量每一刺激强度所对应的肌肉收缩张力(图 5-8),确定阈强度和最大刺激强度。测量最大刺激时,肌肉的收缩期和舒张期时间(图 5-9)。

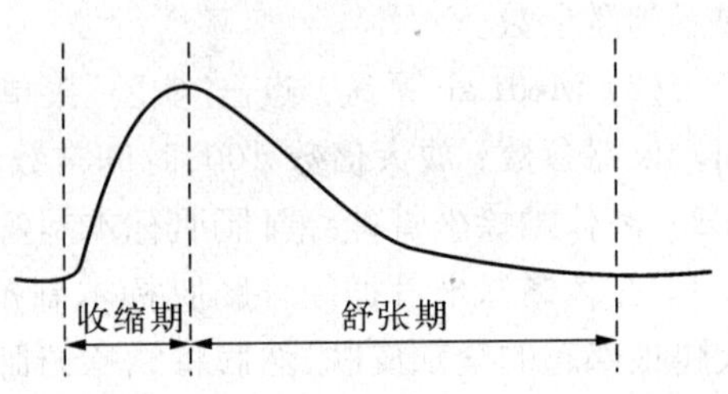

图 5-9　骨骼肌单收缩曲线

2.6.2　刺激频率对骨骼肌收缩的影响

(1) 刺激方式：最大刺激强度,波宽：0.1 ms。RM6240 系统采用连续单刺激(或频率递增)，MedLab 系统采用串刺激(或连续、自动频率)。采用自动频率方式，起始频率 1 Hz，结束频率 30 Hz，步长 1 Hz，组间延时(串间隔)大于 5 s。

(2) 刺激频率按 1 Hz、2 Hz、3 Hz、4 Hz、5 Hz、…、30 Hz 逐渐增加(或刺激间隔逐渐减小)，连续记录不同频率时的肌肉收缩曲线(图 5－10)，观察不同频率时的肌肉收缩形态和张力变化。

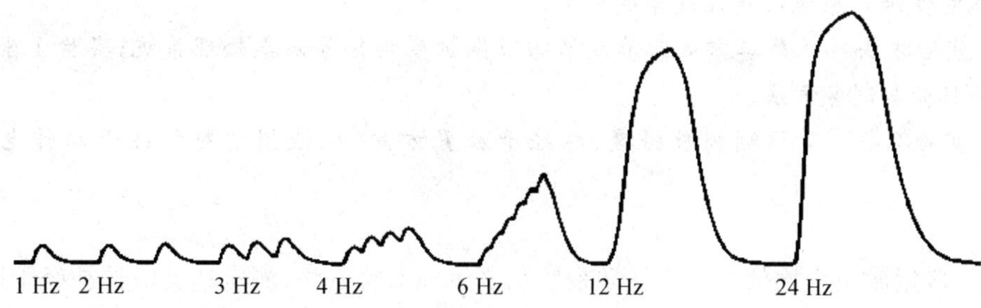

图 5－10　不同刺激频率刺激蟾蜍坐骨神经对骨骼肌收缩的影响

2.7　统计方法　　结果以 $\bar{x} \pm s$ 表示，统计采用 Student t test 方法。

3　结果

列刺激强度、刺激频率与肌肉张力、肌肉收缩时间与舒张时间原始数据表格。标注刺激强度、刺激频率与肌肉收缩曲线记录图，绘制刺激强度、刺激频率与肌肉收缩张力曲线。用文字和数据逐一描述实验结果。

4　讨论

对实验结果和现象进行机制分析探讨。分析影响实验的主要干扰因素及改进方法。

【注意事项】

1. 肌肉在未给刺激时即出现挛缩，是漏电等原因引起，需检查仪器接地是否良好。
2. 做肌肉最大收缩时，刺激强度不宜太大，否则会损伤神经。
3. 离体坐骨神经腓肠肌标本制备好需在任氏液中先浸泡一定时间。
4. 在肌肉收缩后，应让肌肉休息一定时间再作下一次刺激，特别是高频连续刺激时。
5. 实验过程中保持换能器与标本连线的张力保持不变。

【问题探究】

1. 实验中观察到的阈刺激是神经纤维的阈刺激，还是肌肉的阈刺激？如此测出的阈刺激的可靠程度如何？有什么更好的方法？
2. 在一定的刺激强度范围内，为什么肌肉收缩的幅度会随刺激强度的增大而增大？
3. 不完全强直收缩与完全强直收缩是如何引起的？
4. 为什么刺激频率增高肌肉收缩的幅度也增大？
5. 连续电刺激神经，坐骨神经腓肠肌标本会出现疲劳现象吗？为什么？

实验 3　神经干动作电位及其传导速度的测定

【预习要求】

1. 实验理论　生理学教材中兴奋性、兴奋的概念,静息电位和动作电位的形成机制,动作电位传导原理及神经纤维的分类。

2. 实验方法　第二章第三节或第四节微机生物信号采集处理系统;实验 1 坐骨神经-腓肠肌标本制备方法。

3. 实验准备　预测刺激强度、神经干放置方向、机械损伤对神经干动作电位的影响。

【目的】 应用微机生物信号采集处理系统和电生理实验方法,测定蛙类坐骨神经干双相、单相动作电位,测定神经冲动的传导速度。

用电刺激神经,在负刺激电极下的神经纤维膜内外产生去极化,当去极化达到阈电位时,膜产生一次在神经纤维上可传导的快速电位反转,此即为动作电位(action potential, AP)。神经纤维兴奋部位膜外电位相对静息部位呈负电性质,当神经冲动通过以后,膜外电位又恢复到静息时水平。

如果两个引导电极置于兴奋性正常的神经干表面,兴奋波先后通过两个电极处,便引导出两个方向相反的电位波形,称为双相动作电位。如果两个引导电极之间的神经纤维完全损伤,兴奋波只通过第一个引导电极,不能传至第二个引导电极,则只能引导出一个方向的电位偏转波形,称为单相动作电位。

神经干由许多神经纤维组成,故神经干动作电位与单根神经纤维的动作电位不同,神经干动作电位是由许多不同直径和类型的神经纤维动作电位叠加而成的综合性电位变化,称复合动作电位,神经干动作电位幅度在一定范围内可随刺激强度的变化而变化。

动作电位在神经干上传导有一定的速度。不同类型的神经纤维传导速度不同,神经纤维越粗则传导速度越快。蛙类坐骨神经干以 $A\alpha$ 类纤维为主,传导速度大约 30～40 m/s。测定神经冲动在神经干上传导的距离(s)与通过这段距离所需时间(t),可根据 $v=s/t$ 求出神经冲动的传导速度。

1　材料

蟾蜍;任氏液;BB-3G 标本屏蔽盒,微机生物信号采集处理系统。

2　方法

2.1　系统连接和参数设置　　系统连接按图 5-11 所示连接生物信号采集处理系统与标本盒。启动 RM6240 或 MedLab 系统软件,设置仪器参数:

(1) RM6240 系统:点击“实验”菜单,选择“神经干动作电位”项目。仪器参数:1、2 通道时间常数 0.02 s、滤波频率 3 kHz、灵敏度 5 mV,采样频率 40～100 kHz,扫描速度

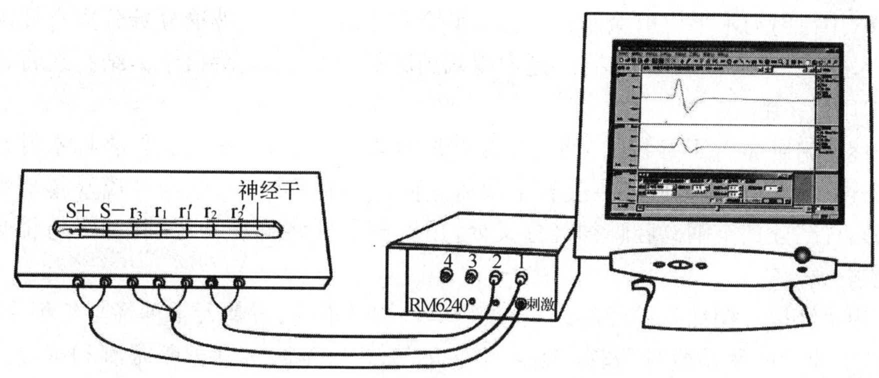

图 5－11　观察神经干动作电位和测定神经冲动传导速度装置图

S+、S−刺激电极；r_3接地电极；r_1、r_1'、r_2、r_2'引导电极分别与生物信号采集处理系统 1、2 通道连接

0.2 ms/div。单刺激模式，刺激波宽 0.1 ms，延迟 1 ms，同步触发(图 5－12)。

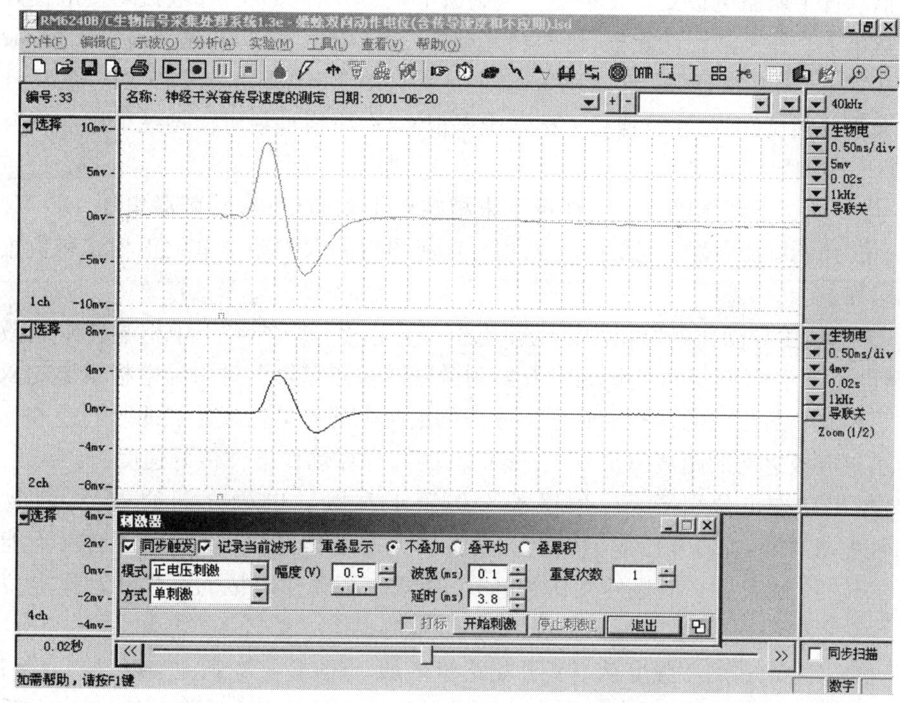

图 5－12　神经干动作电位和测定神经冲动传导速度界面

(2) MedLab 系统：点击“实验”菜单，选择“神经干动作电位及其传导速度测定”项目。仪器参数：1、2 通道放大倍数 1 000、时间常数 0.2 s、上限 3 kHz，采样间隔 20 μs；单刺激，波宽 0.1 ms，刺激器触发。

2.2　制备蟾蜍坐骨神经干标本

2.2.1　按实验 1 介绍的方法毁脑脊髓和下肢标本制备。

2.2.2　剥皮的下肢标本俯卧位置于蛙板上，用尖头镊子夹住骶骨尾端稍向上提，使骶部向上隆起,用粗剪刀水平位剪除骶骨。标本仰卧置于蛙板上,用玻璃分针分离脊柱两侧的坐骨神经,穿线,紧靠脊柱根部结扎,近中枢端剪断神经干,用尖头镊子夹结扎线将神经干从骶部剪口处穿出。

2.2.3　标本俯卧位置于蛙板上,使其充分伸展呈人字形,用三根大头针将标本钉在蛙板上。然后再用玻璃分针循股二头肌和半膜肌之间的坐骨神经沟,纵向分离暴露坐骨神经大腿部分,直至分离至腘窝胫腓神经分叉处,用玻璃分针将腓浅神经、胫神经与腓肠肌和胫骨前肌分离。

2.2.4　用手轻提一侧结扎神经的线头,辨清坐骨神经走向,置剪刀于神经与组织之间,剪刀与下肢成 30°角,紧贴股骨,腘窝,顺神经走向,剪切直至跟腱并剪断跟腱和神经。用手捏住结扎神经的线头,用镊子剥离附着在神经干上的组织,将剥离出来的坐骨神经干标本浸入盛有任氏液培养皿中待用。

2.3　实验观察

2.3.1　神经干标本兴奋性　用镊子夹持神经干扎线,将神经干移入标本屏蔽盒内(图 5-11),中枢端置于刺激电极处。使神经干与刺激电极、接地电极、引导电极均接触良好。盖上标本盒盖子。在刺激器功能框,选中触发选项,选择单刺激方式,调节波宽0.1 ms,刺激电压 1.0 V,按"开始刺激"按钮,观察屏幕上是否有动作电位,如果没有动作电位,且神经干与电极的接触良好,可能是神经干标本无兴奋性,应更换神经干。神经干标本兴奋性良好,继续下一项目。

2.3.2　中枢端引导动作电位　神经干末梢端置于刺激电极处,刺激电压 1.0 V,波宽 0.1 ms,按"开始刺激"按钮,测定第 1 对引导电极引导的双相动作电位正相波和负相波的振幅和时程。

2.3.3　末梢端引导动作电位和测定动作电位传导速度　神经干中枢端置于刺激电极处,刺激电压 1.0 V,波宽 0.1 ms,按"开始刺激"按钮,测定第 1 对引导电极引导的双相动作电位正相波和负相波的振幅和时程。分别测量两个动作电位起始点的时间差和标本盒中两对引导电极之间的距离 s(应测 r_1-r_2的间距),计算动作电位传导速度。

2.3.4　单相动作电位引导　用镊子夹伤第 1 对引导电极之间的神经,刺激电压 1.0 V,波宽 0.1 ms,按"开始刺激"按钮,使荧屏上的动作电位呈现一正相波(不能移动神经干的位置,贴近后一电极处夹伤神经)。测量单相动作电位的振幅和动作电位持续时间。

2.3.5　按一定步长,刺激强度从 0 V 开始逐步增加,每改变一次刺激强度,按"开始刺激"按钮一次,直至动作电位不再增大为止。测量与刺激电压对应的动作电位振幅(如采用自动强度递增刺激,设定起始强度 0.1 V,结束强度 2 V,步长 0.02～0.05 V)。

3　结果

3.1　列阈强度、最大刺激强度、传导速度原始数据表格。列双相动作电位正相、负相振幅及持续时间、单相动作电位振幅及持续时间的原始数据表格。

3.2　绘制刺激强度与动作电位振幅的关系图,标注双相、单相动作电位波形图。

3.3　用文字和数据逐一描述实验结果。

4　讨论

论述双相动作电位形成机制及各项处理引起动作电位参数变化的机制。

【注意事项】

1. 神经干应尽可能分离得长一些，要求自脊椎附近的主干分离至踝关节。

2. 神经干分离过程中勿损伤神经组织，以免影响神经的兴奋性。

【问题探究】

1. 什么叫刺激伪迹？应怎样鉴别？如何发生？

2. 神经干动作电位的幅度在一定范围内随着刺激强度的变化而变化，这是否与神经纤维动作电位的“全或无”性质相矛盾？

3. 调换神经干标本的放置方向的目的是什么？双相动作电位是如何形成的？

实验4　坐骨神经干不应期的测定

【预习要求】

参见实验3。

【目的】 了解蛙类坐骨神经干产生动作电位后其兴奋性的规律性变化。学习绝对不应期和相对不应期的测定方法。

神经组织和其他可兴奋组织一样，在接受一次刺激产生兴奋以后，其兴奋性将会发生规律性的变化，依次经过绝对不应期、相对不应期、超常期和低常期，然后再回到正常的兴奋水平。采用双脉冲刺激。可先给予一个中等强度的阈上刺激，在神经发生兴奋后，按不同时间间隔给予第二个刺激，通过调节两刺激脉冲间隔，可测得坐骨神经的绝对不应期和相对不应期。将两刺激脉冲间隔由最小逐渐增大时，开始只有第一个刺激脉冲刺激产生动作电位(action potential, AP)，第二个刺激脉冲刺激不产生AP，当两刺激脉冲间隔达到一定值时，此时第二个刺激脉冲刚好能引起一极小的AP，这时两刺激脉冲间隔即为绝对不应期。继续增大刺激脉冲间隔，这时由第二个刺激脉冲刺激产生的AP逐渐增大，当两刺激间隔达到某一值时，此时由第二个刺激脉冲刺激产生的AP，其振幅刚好和由第一个刺激产生的AP相同，这时两刺激脉冲间隔即为相对不应期。继续增大刺激间隔，此时由两刺激脉冲产生的AP将始终保持完全一致。

1　材料

蟾蜍或蛙；任氏液；BB－3G标本屏蔽盒，微机生物信号采集处理系统。

2　方法

2.1　系统连接和仪器参数设置　　仪器按图5－11连接。参数设置：

(1) RM6240 系统:点击“实验”菜单,选择“神经干兴奋不应期的测定”项。仪器参数:1 通道时间常数 0.02 s、滤波频率 3 kHz、灵敏度 5 mV,采样频率 100 kHz,扫描速度 1 ms/div。双刺激模式,最大刺激强度,刺激波宽 0.1 ms,起始波间隔 0.5 ms,延迟2 ms,同步触发。

(2) MedLab 系统:点击“实验”菜单,选择“神经干动不应期测定”项。仪器参数:2 通道放大倍数 1 000、时间常数 0.2 s、上限频率 3 kHz,通道 4 记录刺激标记,放大倍数 50,采样间隔 20 μs;自动间隔调节刺激方式,最大刺激强度,周期 1 s,波宽 0.1 ms,首间隔 0.5 ms,增量 0.2 ms,末间隔:30 ms,延时 1 ms;记录方式:示波器,刺激器触发。

2.2 蟾蜍坐骨神经干标本制备(见实验 3)。

2.3 实验观察

2.3.1 用单刺激模式,波宽 0.1 ms 脉冲神经干,刺激强度达最大刺激时,在 r_1、r_1'两电极间夹伤神经干,使双相动作电位变成单相动作电位。

2.3.2 刺激模式改变为双刺激,启动刺激,逐步增加波间隔、观察第二个动作电位幅度的变化。测量第 2 个动作电位出现时的刺激波间隔和第二个动作电位振幅刚开始与第 1 个动作电位振幅相等时的刺激波间隔。

2.4 统计方法　　结果以 $\bar{x}\pm s$ 表示,统计采用 Student t test 方法。

3 结果

列第 2 个 AP 出现时和第 2 个 AP 振幅刚开始与第 1 个 AP 振幅相等时的刺激波间隔和对应的 AP 振幅原始数据表格并进行统计,用文字、统计描述和统计结果表述结果。

4 讨论

对实验结果进行机制探讨。

【问题探究】

1. 根据实验数据,如何判定绝对不应期和相对不应期?
2. 绝对不应期和相对不应期的机制是什么?

实验 5　神经干、肌膜动作电位和骨骼肌收缩同步观察

【预习要求】

1. 实验理论　　生理学教材中兴奋性、兴奋的概念,神经肌接头化学传递的机制,骨骼肌的收缩原理和肌肉收缩的外部表现和力学分析。

2. 实验方法　　第二章第三节或第四节微机生物信号采集处理系统;实验 1 坐骨神经-腓肠肌标本制备方法;第八章常用统计指标和统计方法。

3. 实验准备　　预绘制实验原始数据记录表格和统计表格,预测结果。

【目的】 通过同步记录神经干、肌膜动作电位和骨骼肌收缩,学习多信号记录技术。

观察神经-肌接头兴奋传递和骨骼肌兴奋的电变化与收缩之间的时间关系及其各自的特点。

兴奋的运动神经通过局部电流将神经冲动传导至神经-肌接头，使接头前膜释放神经递质乙酰胆碱(acetylcholine, ACh)，ACh与接头后膜M受体结合使后膜去极化，后膜去极化至阈电位水平便爆发动作电位，进而引起肌肉的收缩。上述过程中，骨骼肌兴奋的电变化(action potential, AP)与收缩(长度与张力变化)是两种不同性质的生理过程，但又密切相关。当肌膜产生动作电位后，根据局部电流原理，AP可沿肌膜迅速传播，并经由横管膜进入肌细胞内到达三联体部位。AP形成的刺激使终池膜上的钙通道开放，贮存在终池内的Ca^{2+}顺浓度差以易化扩散的方式经钙通道进入肌浆到达肌丝区域，使Ca^{2+}与细肌丝的肌钙蛋白结合，引发肌丝滑行过程，结果是肌细胞的收缩。

1　材料

蟾蜍；任氏液；BB-3G屏蔽盒，针形引导电极，张力换能器，生物信号采集处理系统。

2　方法

2.1　系统连接和仪器参数设置　　张力换能器输入RM6240系统第1通道，肌膜AP引导电极信号输入第2通道，神经干AP引导电极信号输入第3通道。启动生物信号采集处理系统，仪器参数见表5-1。

表5-1　RM6240系统仪器参数

通道	信号名称	时间常数	滤波频率	灵敏度	采样频率	扫描速度	刺激模式	刺激幅度	刺激波宽	波间隔	刺激时间	重复
1	肌肉收缩张力	直流	30～100 Hz	30 g	20 kHz	40 ms/div	双刺激、定时刺激	最大刺激	0.1 ms	0.1 ms	0.1～0.3 s	1
2	肌膜动作电位	0.02 s	1 kHz	5 mV								
3	神经干动作电位	0.02 s	1 kHz	5 mV								

2.2　离体蟾蜍坐骨神经腓肠肌标本制备(制备方法见实验1)。

2.3　实验装置连接　　将离体坐骨神经腓肠肌标本固定在屏蔽盒中，腓肠肌的跟腱结扎线固定在张力换能器的悬臂梁上。坐骨神经放在刺激电极和引导电极上，保持神经与电极接触良好。针形引导电极插入腓肠肌并固定(图5-13)。

2.4　实验观察

2.4.1　启动刺激，观察记录不同刺激间隔情况下神经干动作电位、肌膜动作电位波形和腓肠肌的收缩曲线和刺激标记四者之间的时间关系(图5-14)。

2.4.2　测量腓肠肌不完全强直收缩和完全强直收缩时的刺激波间隔；测量刺激间隔等于500 ms时神经干动作电位起点、肌膜动作电位起点到肌肉收缩起点的时差。

2.4.3　测量第二个动作电位消失时的波间隔。

2.4.4　观察兴奋收缩去耦联现象　　用浸泡甘油高渗任氏液的棉花包裹腓肠肌上，每隔30 s用单刺激刺激标本一次。记录出现有动作电位无腓肠肌收缩的时间。

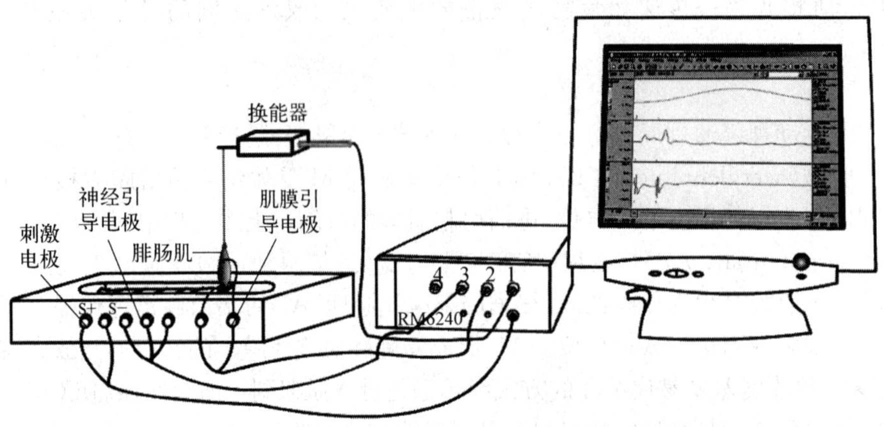

图 5-13　神经干动作电位、肌膜动作电位和肌肉收缩同步记录实验装置示意图

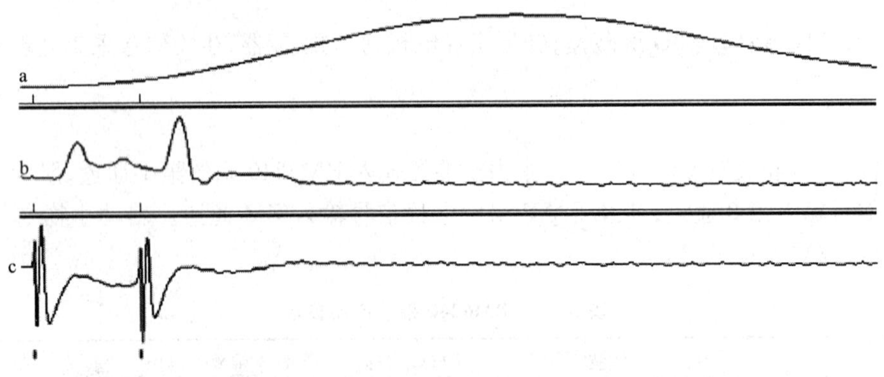

图 5-14　骨骼肌兴奋时的电活动与收缩的关系

a: 肌肉收缩曲线; b: 肌膜动作电位; c: 坐骨神经干动作电位

2.5　统计方法　　结果以 $\bar{x}\pm s$ 表示,统计采用 Student t test 方法。

3　结果

列不同刺激波间隔刺激坐骨神经的肌肉收缩张力、肌膜动作电位振幅和坐骨神经动作电位振幅原始数据表格,列刺激间隔等于 500 ms 时神经干动作电位起点、肌膜动作电位起点到肌肉收缩起点的时差和神经干、肌膜绝对不应期和相对不应期原始数据表格,对数据进行统计,绘制刺激波间隔与肌肉收缩张力曲线。用文字和数据逐一描述实验结果。

4　讨论

对实验结果进行分析推理。包括分析影响实验结果的主要干扰因素及改进方法。

【问题探究】

1. 肌肉发生强直收缩时,动作电位是否发生融合,为什么?

2. 试分析神经干动作电位起点到肌膜动作电位起点、肌膜动作电位起点到肌肉收缩起点之间的生理学事件和可能的非生物学事件。

（陆源）

第二节　血 液 实 验

实验 6　红细胞渗透脆性试验

【预习要求】

1. 实验理论　　血浆晶体渗透压及其生理意义。
2. 实验方法　　第四章第五节的血液采集。
3. 实验准备　　预绘制实验原始数据记录表格。

【目的】 观察不同浓度的低渗盐溶液对红细胞的影响，加深理解血浆渗透压相对恒定对维持红细胞正常形态与功能的重要性。

正常情况下，将血液滴入不同浓度的盐溶液中，可以检查红细胞膜对低渗溶液的抵抗力。开始出现溶血现象的低渗盐溶液浓度，为该血液红细胞的最小抵抗力（正常人约为0.4%～0.45% NaCl 溶液）；出现完全溶血时的低渗盐溶液的浓度，则为该红细胞最大抵抗力（正常人约为 0.3%～0.35% NaCl 溶液）。对低渗盐溶液的抵抗力小，表示红细胞的脆性大，反之，表示脆性小。

1　材料

家兔抗凝血，氯化钠，蒸馏水，吸管 2 支，吸球，试管架，小试管 10 支。

2　方法

2.1　溶液配制　　取小试管 10 支，编号后依次排列在试管架上，并按表 5-2 配制不同浓度的盐溶液。

表 5-2　各种低渗盐溶液的配制

试管号	1	2	3	4	5	6	7	8	9	10
1%氯化钠/ml	0.9	0.65	0.6	0.55	0.5	0.45	0.4	0.35	0.3	0.25
蒸馏水/ml	0.1	0.35	0.4	0.45	0.5	0.55	0.6	0.65	0.7	0.75
氯化钠浓度/%	0.9	0.65	0.6	0.55	0.5	0.45	0.4	0.35	0.3	0.25

2.2　加抗凝血　　用吸管吸取抗凝血，在各试管中各加一滴，摇匀，静置 30 min。

2.3 用符号记入原始表格 未溶血(－);部分溶血(±);全部溶血(＋)。

2.4 实验观察

2.4.1 未发生溶血 液体下层为混浊红色,上层为透明无色液体,说明红细胞没有发生破裂。

2.4.2 部分溶血 液体下层为混浊红色,上层呈透明淡红色,说明部分红细胞被破坏和血红蛋白逸出溶解。最先出现部分溶血的盐溶液为红细胞的最大脆性(即最小抵抗力)。

2.4.3 完全溶血 液体呈完全透明红色,管底无红细胞,说明红细胞完全破裂。引起红细胞最先完全溶解的盐溶液的浓度即为红细胞最大抵抗力(表示红细胞的最小脆性)。

3 结果

用文字描述实验结果。

4 讨论

论述结果的机制。

【注意事项】

1. 小试管应干燥,蒸馏水和盐溶液的吸管应分别专用,以保证配制溶液的浓度准确。
2. 摇匀时用手指指腹堵住试管口,轻轻倾倒试管1～2次。避免人为溶血。
3. 抗凝剂最好用肝素,以保持溶液渗透压恒定。

【问题探究】

1. 扼要说明红细胞渗透脆性试验的意义。
2. 试举几种红细胞渗透脆性增加的原因。

实验7 血液凝固和影响血液凝固的因素

【预习要求】

1. 实验理论 内源性凝血和外源性凝血途径,影响血液凝固的因素。
2. 实验方法 第四章第五节的血液采集。
3. 实验准备 绘制促凝和抗凝试验表,预测各项实验结果。

【目的】 通过测定某些条件下的血液凝固时间,加深理解影响血液凝固的因素。

血液凝固过程是由许多凝血因子参加的酶促反应。根据血液凝固过程中凝血酶原激活途径不同,可将血液凝固分为内源性激活途径和外源性激活途径。内源性凝血是指参与血液凝固的凝血因子全部存在于血浆中；外源性凝血是指在组织因子参与下的血凝过程。本实验采用动物颈动脉放血取血，血液几乎未与组织因子接触。因此，凝血过程主要是内源性凝血系统的作用。肺组织浸液中含丰富的组织因子，加入试管观察外源性凝血系统的作用。

1　材料

家兔；石蜡油，冰块，肝素，柠檬酸钠或草酸钾，氯化钙，氨基甲酸乙酯；试管，动脉夹，动脉插管，恒温水浴槽，秒表。

2　方法

2.1　用 200 g/L 氨基甲酸乙酯按 5 ml/kg 体重剂量给家兔耳缘静脉注射麻醉，将兔仰卧固定于兔手术台上。

2.2　切开颈部皮肤后，分离颈外静脉，采血 10 ml，制备血浆和血清。

2.3　分离一侧颈总动脉，头端用线结扎，向心端夹上动脉夹。用眼科剪在近结扎线处的血管壁剪一“V”形小口，向心方向插入动脉插管，用线结扎固定。以备取血之用。

2.4　取 10 支试管，编号。按表 5－3 实验条件准备完毕。

表 5－3　促凝和抗凝试验

试　管	编　号	实验条件		凝血时间(结果)
每管加血 2 ml	1	粗糙面	空管、对照管	
	2		放棉花少许	
	3		石蜡油涂管内壁	
	4	温　度	置于 37℃水浴槽中	
	5		置于冰浴槽中	
	6	加肝素 8 单位		
	7	加 38 g/L 柠檬酸钠 3 滴		
	8	加肺组织浸液 0.1 ml		
加血浆 2 ml	9	加 30 g/L $CaCl_2$ 溶液 3 滴		
加血清 2 ml	10	加 30 g/L $CaCl_2$ 溶液 3 滴		
小烧杯放血 10 ml		放血时用竹签不断搅动，2～3 min 后用水冲洗竹签后观察之		
小烧杯放血 10 ml		对照		

2.5　1～8 号试管每管加入血液 2 ml，9～10 管分别加血浆和血清。立即用秒表计时，每隔 15 s 将试管倾斜一次，观察血液是否凝固，至血液成为凝胶状时，记下所历时间。6～8 管加入血液后，用指腹盖住试管口将试管颠倒两次，使之混匀。

2.6　实验观察

记录各管的凝血时间。

3 **结果**

用文字描述实验结果。

4 **讨论**

对实验结果进行对比分析,论述影响凝血时间机制。

【注意事项】

1. 1～8管按实验条件要求准备完毕后再加入血液。血清可提前制备,放入冰箱备用。

2. 小烧杯放血后用竹签搅出纤维蛋白一项,可在动物供血充足时做好,存入冰箱。

【问题探究】

影响血液凝固时间的因素有哪些?试讨论他们的机制。

(汤伯瑜)

实验8 家兔急性弥散性血管内凝血

【预习要求】

1. 实验理论　病理生理学教材有关弥散性血管内凝血内容。
2. 实验方法　第二章分光光度计;第四章实验动物技术;第八章常用统计。
3. 实验准备　预绘制实验原始数据记录表格和统计表格。

【目的】 学习用脑粉浸液复制急性实验性弥散性血管内凝血(DIC)动物模型方法,通过观察急性DIC时几项血液学检查结果的改变,分析急性DIC的发病机制,并初步掌握DIC的几项血液学检查的常规方法。

DIC是指在某些致病因子作用下,大量促凝物质入血,使机体凝血系统被激活,引起以广泛的微血栓形成和凝血功能障碍为主要特征的病理过程。由于微血管堵塞、凝血因子消耗和继发性纤维蛋白溶解,表现为严重的出血、休克、器官功能障碍及贫血。

兔脑粉浸液中含有大量的组织凝血活酶(Ⅲ因子)和微小颗粒,当从静脉注入家兔体内后,组织凝血活酶迅速激活外源性凝血系统;其中颗粒成分则可通过激活Ⅻ而启动内源性凝血系统。凝血酶大量生成,在凝血酶作用下,大量纤维蛋白原被分解成纤维蛋白;在凝血系统被激活以后,纤溶系统也随之被激活,所产生的纤溶酶又可促使纤维蛋白原或纤维蛋白分解为纤维蛋白降解产物(FDP)。故在注射兔脑粉液后纤维蛋白原含量明显降低,参与内源性、外源性凝血系统的因子被大量消耗,凝血过程障碍,反应时间延长。

血浆鱼精蛋白副凝固试验(3P试验)是测定血浆中纤维蛋白单体可溶性复合物的指标。FDP能和血浆中的纤维蛋白单体形成可溶性复合物。在含有这种可溶性复合物的血浆中加入鱼精蛋白，则鱼精蛋白可使这种复合物解体，游离出纤维蛋白单体，后者可相互交链成纤维蛋白多聚体沉淀，肉眼观察呈絮状或凝胶状。

1　材料

家兔；电热恒温水浴箱，台式离心机，分光光度计，秒表，显微镜，号码计数器，血球计数板配盖片；普鲁卡因，枸橼酸钠液，兔脑粉浸出液（临用时配制），饱和氯化钠液，肝素生理盐水，鱼精蛋白液，血小板稀释液。

2　方法

2.1　甲、乙两兔分别仰位固定于兔台，颈部剪毛，皮下 10 g/L 普鲁卡因局部浸润麻醉，作正中纵切口，常规暴露一侧颈总动脉，结扎其远心端，近心端用动脉夹夹闭；在结扎线下方剪口插入动脉插管并固定，松开动脉夹放血 4.5 ml 至盛有 38 g/L 枸橼酸钠液0.5 ml的10 ml 刻度离心管中，立即混匀离心（1 000 rpm，5 min），分离血浆，备作纤维蛋白原定量与血浆鱼精蛋白副凝试验（3P 试验）。再松动动脉夹放血 2～3 滴于洁净载玻片上，同时按动秒表，随即用血色素吸管（或 10 μl 定量移液器）吸取 10 μl 血液，迅速加入至 2 ml 血小板稀释液中，混匀待计数。载玻片上余血作凝血时间测定。

2.2　复制 DIC 模型　用 10 ml 注射器抽取 20 g/L 兔脑粉浸液，按 3 ml/kg 向甲兔耳缘静脉内，以每分钟 2 ml 速度推注，同时观察其反应，如出现呼吸急促、躁动不安，即停止注射，迅速进行第二次采血（方法同上）。如未出现反应可于注射毕后采血。重复上述各项指标测定。

2.3　乙兔先按 1 ml/kg 体重注入 2.5 g/L 肝素后再注射兔脑粉浸液，注射途径、速度、采血与各项指标测定均与甲兔同。

2.4　实验观察

2.4.1　凝血时间（CT）测定（玻片法）　用清洁针头挑拨载玻片上血滴，见有明显血丝出现，迅即停表，记录时间。

2.4.2　纤维蛋白原（FB）含量测定（饱和盐水法）　取 15×100 mm 试管一支，置 0.5 ml 样本血浆，加入饱和氯化钠溶液 4.5 ml，立即混匀，置于 37℃水浴中孵育 3 min 取出，再混匀后以 721 分光光度计，520 nm 波长，测定光密度值。以生理盐水替代饱和氯化钠液作同样操作后为空白对照管调零，测出光密度，按下式计算：

$$\text{纤维蛋白原(mg/dl)}=\frac{\text{测定管光密度值}}{0.5}\times 1\,000$$

2.4.3　3P 试验　取 13×75 mm 试管一支，置 0.5 ml 血浆，加入 10 g/L 鱼精蛋白液 0.05 ml，轻轻摇匀，于 37℃水浴 15 min 后取出，于黑色背景下观察，如见絮状沉淀或胶冻状即为阳性，清澈则为阴性。

2.4.4　血小板计数（BPC）　用毛细滴管吸取少量已充分混匀的血液-血小板稀释液，滴到血小板计数池中，静置于有一湿棉球的平皿内约 15 min，于高倍镜下计数中央大方格内血小板数（血小板成圆型或不规则形，淡黄色，轻度折光性，相当于 1/3～1/5 红细胞大小）

乘以 2 000,即为血小板数/mm^3。

2.5 统计方法 结果以 $\bar{x}\pm s$ 表示,统计采用 Student t test 方法。

3 结果

列注射兔脑粉浸液前后凝血时间、纤维蛋白原含量、血小板数和 3P 试验的原始数据表格,并进行统计处理和显著性检验。用文字和数据(包括显著性检验结果)逐一描述实验结果。

4 讨论

分析讨论注射兔脑粉浸液后凝血时间、纤维蛋白原含量、血小板数和 3P 试验变化的机制。包括分析影响实验结果的主要干扰因素及改进方法。

【注意事项】

1. 放血时,切勿移去动脉夹,只能原位松动,便于随时夹闭。
2. 注射兔脑粉浸液前,应做好第二次采血的一切准备工作,兔脑粉浸液极易招致兔猝死,如临时准备,常措手不及而耽误取血,导致采不到血样。
3. 推注兔脑粉浸液,必须掌握推注速度,并密切注意家兔反应,这是实验成败关键。
4. 纤维蛋白原定量检测时,一旦血浆与饱和盐水接触,应立即混匀,否则易致局部沉淀,影响测定。
5. 作 3P 试验,应先加血浆,再加鱼精蛋白液,否则易致假阳性。

【问题探究】

1. 本实验是否复制了急性 DIC? 有何根据?
2. 本实验所致的 DIC 其主要发病机制是什么?
3. 用肝素预防 DIC 效果如何? 为什么?
4. 急性 DIC 时,本实验的观察指标为什么会改变?

(梅汝焕 陆源)

第三节 循环系统实验

实验 9 人体动脉血压的测定及运动、体位对血压的影响

【预习要求】

1. 实验理论 生理学教材中动脉血压的神经、体液调节。
2. 实验方法 第二章第三节微机生物信号采集处理系统。

3. 实验准备　　预绘制实验原始数据记录表格和统计表格。

【目的】 本实验目的是学习袖带法测定动脉血压的原理和方法，测定人体肱动脉的收缩压与舒张压及观察运动、体位对人体血压的影响。

动脉血压是指流动的血液对血管壁所施加的侧压力。人体动脉血压测定的最常用方法是袖带间接测压法，它是利用袖带压迫动脉使动脉血流发生湍流并产生的柯氏声(Korotkoff 声)，通过听诊器听取血管音来测量血压的。测量部位一般多在肱动脉。血液在血管内顺畅地流动时通常并没有声音，但当血管受压变狭窄或时断时通，血液发生湍流时，则可发生所谓的柯氏声。用充气袖带缚于上臂加压，使动脉被压迫关闭，然后放气，逐步降低袖带内的压力。当袖带内压力超过动脉收缩压时，血管受压，血流阻断。此时，听不到柯氏声，也触不到远端的桡动脉搏动。当袖带内压力等于或略低于动脉内最高压力时，有少量血液通过压闭区，在其远侧血管内引起湍流，于此处用听诊器可听到血管壁震颤音，并能触及脉搏，此时袖带内的压力即为收缩压，其数值可由压力表或水银柱读出。在血液间歇地通过压闭区的过程中一直能听到声音。当袖带内压力等于或稍低于舒张压时，血管处于通畅状态，失去了造成湍流的因素，声音突然由强变弱或消失，此时袖带内压力为舒张压，数值亦可由压力表或水银柱读出。

在运动和体位变化时，可通过神经和体液调节，使循环机能发生一系列适应性变化而改变收缩压和舒张压。

1　材料

人；血压计，听诊器，秒表，微机生物信号采集处理系统，心音换能器。

2　方法

2.1　听诊法测定动脉血压

2.1.1　血压计有两种，即水银式及表式。两种血压计都包括三部分：袖带、橡皮球和测压计(图 5－15)。水银式检压计在使用时先驱净袖带内的空气，打开水银柱根部的开关。

2.1.2　受试者端坐位，脱去一侧衣袖，静坐 5 min。

2.1.3　受试者前臂伸平，置于桌上，令上臂中段与心脏处于同一水平。将袖带卷缠在距离肘窝上方 2 cm 处，松紧度适宜，以能插入两指为宜。

2.1.4　于肘窝处靠近内侧触及动脉脉搏，将听诊器胸件放于上面。

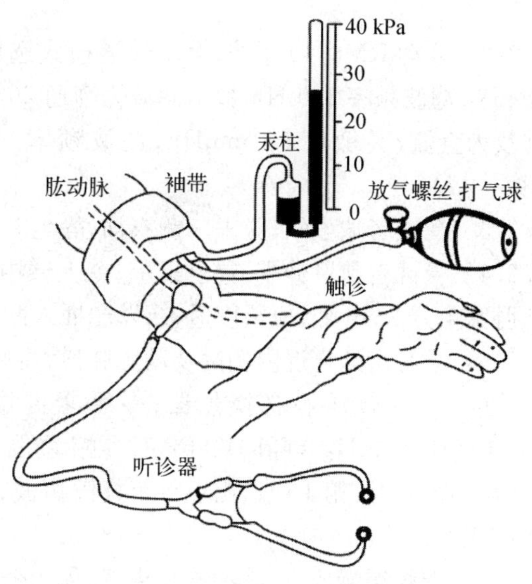

图 5－15　血压计测量人体动脉血压方法示意图

2.1.5 一手轻压听诊器胸件,一手紧握橡皮球向袖带内充气使水银柱上升到听不到柯氏声时,继续打气使水银柱继续上升 2.6 kPa (20 mmHg),一般达 24 kPa(180 mmHg)。随即松开气球螺帽,徐徐放气,以降低袖带内压,在水银柱缓慢下降的同时仔细听诊。当突然出现“崩崩”样的柯氏声时,血压计上所示水银柱刻度即代表收缩压。

2.1.6 继续缓慢放气,这时声音发生一系列的变化,先由低而高,而后由高突然变低钝,最后则完全消失。在声音由强突然变弱这一瞬间,血压表上所示水银柱刻度即代表舒张压。有时亦可以声音突然消失时血压计所示水银柱刻度代表之(二者相差 5~10 mmHg)。可同时记录这两个读数。

2.2 柯氏声电学法测定动脉血压(**必须采用可用于人体的有医疗仪器证书的仪器**)

2.2.1 按图 5-16 将心音换能器和压力换能器分别插入 RM6240C 的 1 通道和 2 通道,压力换能器定标,压力换能器的测压口与袖带胶管相连。有源音箱或耳机插入监听插座。

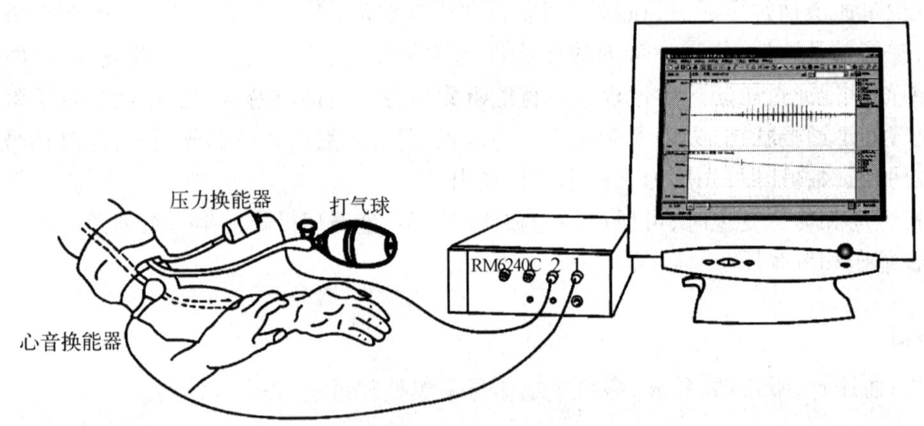

图 5-16 微机生物信号采集处理系统测量人体动脉血压方法示意图

2.2.2 启动 RM6240 系统,第 1 通道模式选择“心音”,时间常数为交流低增益,灵敏度 20 mV,滤波频率 100 Hz,数字滤波为高通 200~300 Hz;第 2 通道模式选择“血压”,时间常数为直流,灵敏度 90 mmHg,滤波频率 OFF;采样频率 800 Hz,扫描速度 1 s(见图 5-17)。

2.2.3 受试者端坐位,脱去一侧衣袖,静坐 5 min。

2.2.4 受试者前臂伸平,置于桌上,令上臂中段与心脏处于同一水平。将袖带卷缠在距离肘窝上方 2 cm 处,松紧度适宜,以能插入两指为宜。

2.2.5 于肘窝处靠近内侧触及动脉脉搏,将心音换能器放于上面。启动记录按钮。

2.2.6 一手轻压心音换能器,一手紧握橡皮球向袖带内充气使 2 通道压力显示 24 kPa(180 mmHg)。随即松开气球螺帽,徐徐放气,使袖带内压缓慢下降,当突然出现“崩崩”样的声音时,第 1 通道出现首个柯氏声波,该柯氏声波所对应的第 2 通道的压力即为收缩压。

2.2.7 继续缓慢放气,脉冲波和声音,先由低而高,而后由高突然变低,最后则完全消失。末个柯氏声波所对应的第 2 通道的压力即舒张压。

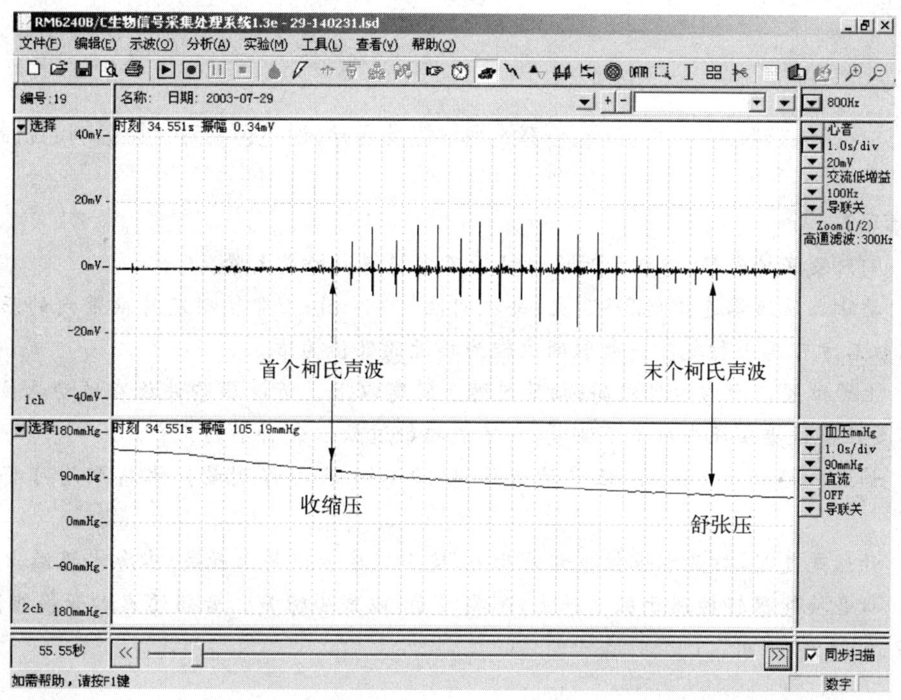

图 5-17 柯氏声电学法测定人体动脉血压实验界面

2.3 实验观察

2.3.1 测定安静坐位状态下的心率、血压。

2.3.2 观察运动对血压和脉搏的影响

(1) 受试者左上臂缠上袖带，在安静环境中静坐，不讲话，也不要注意操作过程及水银柱的波动，每隔 2 min 测量血压、脉搏各一次（测 15 s 的脉搏数乘以 4 作为每 min 的值），直至测量数据连续三次稳定（血压波动小于 4 mmHg、脉搏波动小于 2 次/min），取最后三次数据，分别算出脉搏数、血压的平均值。

(2) 作蹲下起立运动 以每 2 s 1 次的速度进行 20 次，在运动后即刻、3 min、5 min 和 10 min 时各测定脉搏与血压一次。

2.3.3 观察体位变化对脉搏和血压的影响

(1) 受试者卧床安静 10～30 min 后，每隔 1 min 测定其血压和脉搏数，直至稳定为止。

(2) 受试者下床站立于地上。起立后 1 min 内，每隔 30 s 测定其血压和脉搏数，以后每隔 1 min 测定其血压和脉搏数直到立起后 10 min 为止。

2.4 统计方法 结果以 $\bar{x} \pm s$ 表示，统计采用 Student t test 方法。

3 结果

列安静坐位状态下及运动后即刻、3 min、5 min 及 10 min 的心率、收缩压和舒张压数据表或绘制曲线，对数据进行统计和显著性检验。用文字、统计描述、统计结果逐一描述实验结果。

4 讨论

论述正常人群收缩压、舒张压、心率的平均值及变异,论述运动对血压影响的机制。

【注意事项】

1. 室内须保持安静,以利于听诊。袖带不宜绕得太松或太紧。

2. 动脉血压通常连续测 2～3 次,每次间隔 2～3 min。重复测定时袖带内的压力须降到零位后方可再次打气。一般取两次较为接近的数值为准。

3. 上臂位置应于右心房同高;袖带应缚于肘窝以上。听诊器胸件放在肱动脉位置上面时不要压得过重或压在袖带下测量,也不能接触过松以致听不到声音。

4. 如血压超出正常范围,让受试者休息 10 min 后再作测量。休息期间可将袖带解下。

5. 开始充气时,打开水银柱根部的开关,使用完毕后应关上开关,以免水银溢出。

6. 心音换能器轻按压于肱动脉上,不要滑动,以减小噪声。音箱远离心音换能器,音量适当,以避免"啸叫"。

【问题探究】

1. 何谓收缩压和舒张压?其正常值是多少?收缩压和舒张压测定依据什么原理?

2. 测量血压时,为什么听诊器胸件不能压在袖带底下?

3. 为什么不能在短时间内反复多次测量血压?

4. 运动前后血压有何不同?其机制如何?

附录 运动、体位变化对血压和脉搏的影响

健康人在蹲下起立运动试验中,运动刚停止时,心跳数增加 30 次以上,收缩压增加 30～40 mmHg,舒张压增加不到 10 mmHg,在 3 min 内恢复至安静状态,而心功能不全者运动刚结束时,心跳数增加 30 次以上,收缩压仅有轻度增加,舒张压则显著增高,心跳、血压恢复至安静状态都需要 5 min 以上。

起立试验阳性反应判断的标准及生理和临床意义:脉压减小 16 mmHg 以上,收缩压降低 12 mmHg 以上,脉搏数增加 21 次/min 以上,符合以上一项者即为阳性反应,本实验阳性反应系交感神经紧张度欠佳所致。有时由于脑贫血,可出现头晕与昏厥。

实验 10 人体心电图的描记

【预习要求】

1. 实验理论 生理学教材中心电图产生的原理及各波的波形、正常值与生理意义。

2. 实验方法 第二章第三节微机生物信号采集处理系统。

3. 实验准备 预绘制实验原始数据记录表格和统计表格。

【目的】 初步学习人体心电图的记录方法，辨认正常心电图波形并了解其生理意义，学习心电波形的测量和分析方法。

在正常人体内，心脏在收缩之前，首先发生电位变化，心电变化由心脏的起搏点-窦房结开始，按一定途径和时程，依次传向心房和心室，引起整个心脏的兴奋。因此，每一心动周期中，心脏各部分兴奋过程中的电变化及其时间顺序、方向和途径等，都有一定规律。心脏犹如一个悬浮于容积导体中的发电机，其综合电位变化可通过体内导电组织和体液-容积导体传导到全身，在体表出现有规律的电变化。将体表电极放置在人体表面的一定部位可记录到的心脏电变化曲线，称心电图(electrocardiogram，ECG)，ECG是心脏兴奋的产生、传导和恢复过程中的生物电变化的反映，与心脏的机械收缩活动无直接关系。心电图对心起搏点的分析、传导功能的判断以及心律失常、房室肥大、心肌损伤的诊断具有重要价值。正常人ECG包括P、QRS、T三个波形，以及相关的时程(包括间期和段)。P波表示心房去极化，QRS波群表示心室去极化，T波表示心室复极化。

1　材料

人；心电图机或微机生物信号采集处理系统；电极糊(导电膏)。

2　方法

2.1　心电图机记录

2.1.1　接好心电图机的电源线、地线和导联线。接通电源，预热3～5 min。

2.1.2　受试者静卧于检查床上，全身放松。在手腕、足踝和胸前安放好引导电极。导联线的连接方法是：红色-右手，黄色-左手，绿色-左足，黑色-右足(接地)，白色-V1，蓝色-V3，粉色-V5。V1在胸骨右缘第四肋间，V3在胸骨左缘第四肋间与左锁中线第五肋间相交处之间，V5在左腋前线第五肋间(图5-18)。为了保证导电良好，可在放置引导电极部位涂少许电极糊。

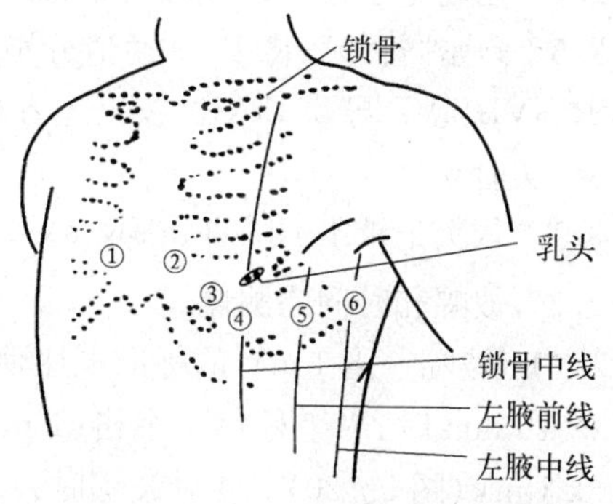

图5-18　心前导联的电极安置部位

2.1.3　调整心电图机放大倍数，1 mV标准电压使描笔向上移动10 mm。

2.1.4　将导联选择钮旋至Ⅰ、Ⅱ、Ⅲ、aVR、aVL、aVF、V1、V3、V5导联记录ECG。

2.2　微机生物信号采集处理系统记录(**必须采用可用于人体的有医疗仪器证书的仪器**)

2.2.1　接好RM6240C型微机生物信号处理系统的电源线、地线和导联线。接通电源。

2.2.2　启动RM6240C系统，点击“实验”菜单，选择“全导联心电图”，仪器参数：1～3通道时间常数0.2～1 s、滤波频率100 Hz、灵敏度1 mV，采样频率4 kHz(手动设置参数时，须在“示波”菜单中激活“导联”菜单项)。分别点击各通道的导联按钮，将1～3通道分别设置为Ⅰ、Ⅱ、Ⅲ导联(图5-19)。

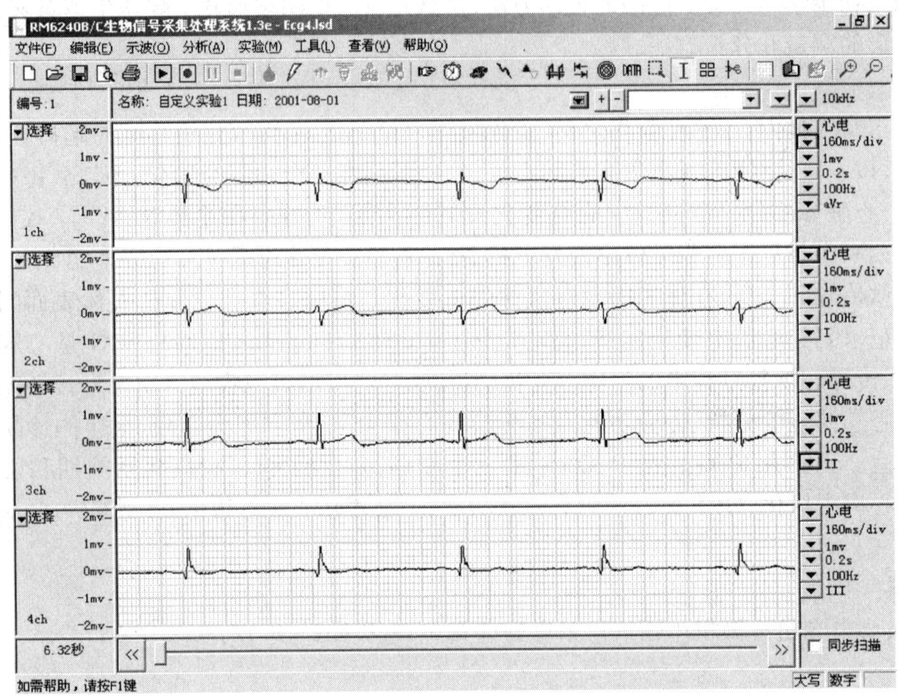

图 5-19 RM6240 系统人体 ECG 记录实验界面

2.2.3 受试者静卧于检查床上,全身放松。按上述心电图机记录安放好引导电极。

2.2.4 启动记录按钮,记录Ⅰ、Ⅱ、Ⅲ导联 ECG。

2.2.5 点击“暂停”,将 1～3 通道分别设置为 aVR、aVL、aVF 导联,启动记录按钮,记录 aVR、aVL、aVF 导联 ECG。按上述方法,记录 V_1、V_3、V_5导联的 ECG。

2.3 实验观察

2.3.1 依次记录Ⅰ、Ⅱ、Ⅲ、aVR、aVL、aVF、V_1、V_3、V_5导联的 ECG。

2.3.2 波幅和时间的测量

(1) 波幅 当 1 mV 的标准电压使基线上移 10 mm 时,纵坐标每一小格(1 mm)代表 0.1 mV(图 5-20)。测量波幅时,凡向上的波形,其波幅自基线的上缘测量至波峰的顶点;凡向下的波形,其波幅应从基线的下缘测量至波峰的底点。

(2) 时间 ECG 纸的走速由心电图机固定转速的马达所控制,一般分为 25 mm/s 和 50 mm/s 两档,常用的是 25 mm/s。这时 ECG 纸上横坐标的每一小格(1 mm)代表0.04 s。

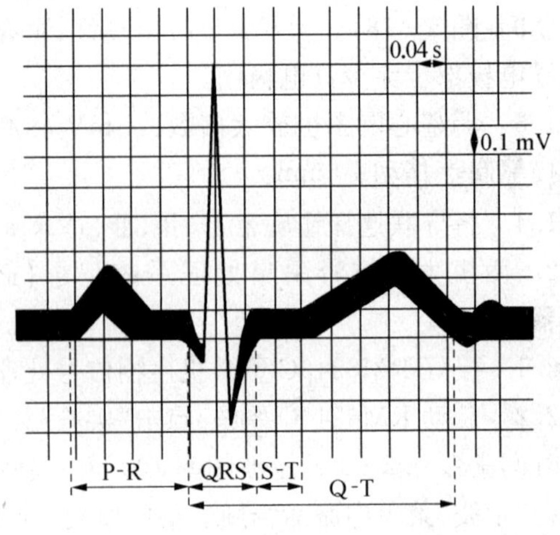

图 5-20 ECG 各波测量

2.3.3 波形的辨认和间期测量 在

ECG 记录纸上辨认出 P 波、QRS 波群和 T 波，并根据波的起点确定 P－R 间期和 Q－T 间期。测定Ⅱ导联中 P 波、QRS 波群，T 波的时间和电压，并测量 P－R 间期和 Q－T 间期的时间。

2.3.4　心率的测定　　测定相邻的两个心动周期中的 P 波与 P 波或 R 波与 R 波的间隔时间，按下列公式进行计算，求出心率。如心动周期的时间间距显著不等时，可将五个心动周期的 P－P 或 R－R 间隔时间加以平均，取得平均值，代入下列公式：

$$心率(次/min)=\frac{60}{P-P 或 R-R 间隔时间(s)}$$

2.3.5　心律的分析　　心律的分析包括：① 主导节律的判定；② 心律是否规则整齐；③ 有无期前收缩或异位节律出现。窦性心律的 ECG 表现是：P 波在Ⅱ导联中直立，aVR 导联中倒置；P－R 间期在 0.12 s 以上。如果 ECG 中的最大 P－P 间隔和最小 P－P 间隔时间相差在 0.12 s 以上，称为窦性心律不齐。成年人正常窦性心律的心率为 60～90 次/min。

2.3.6　RM6240C 型微机生物信号处理系统有 ECG 自动分析测量功能，可快速测定心电图的主要参数。

2.4　统计方法　　结果以 $\bar{x}\pm s$ 表示，统计采用 Student t test 方法。

3　结果

列一组正常人的Ⅱ导联 ECG 的各波幅、间期和心率原始数据表格，对数据进行统计。用文字和数据逐一描述实验结果。

4　讨论

论述 ECG 各波及间期的生理意义。论述正常人 ECG 各波及间期的平均值及变异。

【注意事项】

1. 描记心电图时，受试者静卧，肌肉放松，室温 22℃为宜，避免低温时肌电的干扰。

2. 电极和皮肤应紧密接触，防止干扰和基线漂移。

【问题探究】

1. 何谓心电图？它是怎样记录到的？心电图各波的生理意义及正常值。

2. 何谓导联？常用的心电图导联有哪些？为什么各导联心电图波形不一样？

实验 11　心音和心音图

【预习要求】

1. 实验理论　　生理学教材中有关心音产生的原理和生理意义。

2. 实验方法　　第二章第三节 RM6240 微机生物信号采集处理系统。

3. 实验准备　　预绘制实验原始数据记录表格和统计表格。

【目的】 学习心音听诊和心音图记录的方法,了解正常心音的特点并分辨第一和第二心音。

心脏的舒缩活动、瓣膜的启闭及血液的流动等因素引起振动所产生的声音称心音。一个心动周期中,先后出现第一心音(S_1)、第二心音(S_2)、第三心音(S_3)和第四心音(S_4),正常成人一般可听到两个心音 S_1 和 S_2,S_1 频率为 40～60 Hz,时程约 0.1～0.12 s,S_2 频率为 60～100 Hz,时程约 0.07～0.08 s,在某些健康儿童和青少年也可听到 S_3,正常情况下听不到 S_4,如能听到可能为病理性的。

用换能器将心音转换成电信号并用记录仪器记录得到的图形称心音图。

S_1 全程可分为起始部、中心部和终末部三部分(图 5-21)。

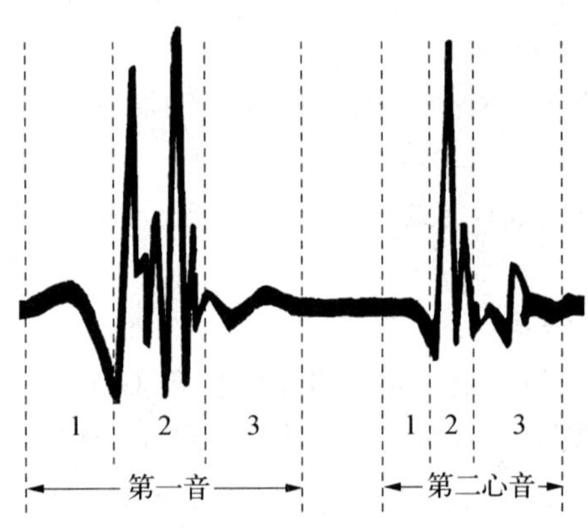

图 5-21　心音图的成分

1、2、3 分别表示起始部、中心部、终末部

S_1 起始部　为 1～2 次低频低幅的振动波,出现在相当于心电图的 Q 波之后。它主要产生于心室等长收缩期,为血液在心室中加速朝向房室瓣冲击所形成的。

S_1 中心部　为 4～5 次高频高幅的振动波,位于心电图 R 波稍后。它反映了心室收缩时心肌的振动和房室瓣的关闭以及半月瓣的开放,为 S_1 的主要组成部分。

S_1 终末部　一般为 1～2 次低频低幅的振动波,出现于心电图 S 波之后。为心室收缩快速射血导致大血管振动所产生。

S_2 主要为半月瓣的关闭和房室瓣的开放所造成。它同样可分起始部、中心部和终末部三部分。

S_2 起始部　为心室等长舒张时,由于心室壁弛张所引起的低频低幅振动。一般为1～2 次波。

S_2 中心部　为 S_2 的主要成分,它反映了半月瓣的关闭和心室壁以及血管的振动。一般出现 2～3 次波。前半部振幅较高,被认为是主动脉瓣及肺动脉瓣成分;后半部振幅略低,被认为是血管成分。

S_2 终末部　它反映了房室瓣的开放,一般出现在心电图 T 波终末以后,为 1～3 次的低频低幅波。

1　材料

人;酒精;听诊器,心音换能器,导联线,RM6240C 生物信号采集处理系统。

2　方法

2.1　心音听诊

2.1.1　受试者取卧位，检查者站与床的右侧；受试者取坐位，检查者坐在对面。受试者解开上衣。

2.1.2　戴好听诊器　　听诊器的耳件方向应与外耳道方向一致，以右手拇指、食指和中指轻持听诊器探头。参照图 5－22 确定各听诊部位。听诊顺序为：二尖瓣听诊区→主动脉瓣听诊区→肺动脉瓣听诊区→三尖瓣听诊区。

2.1.3　每一心动周期中可听到两个心音，即第一心音和第二心音。注意心音的响度和音调、持续时间、时间间隔等，仔细区分第一心音和第二心音。若难以分辨两个心音时，听诊时可用手指触摸心尖搏动或颈动脉搏动，心音与心尖搏动或颈动脉搏动在时间上有一定关系，利用这种关系，有助心音的辨别。

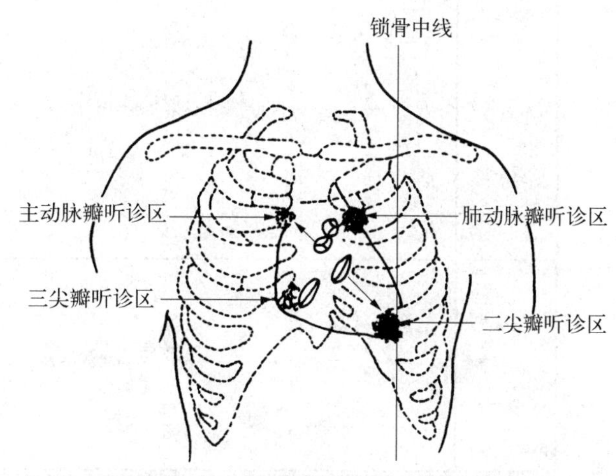

图 5－22　心音听诊部位示意图

二尖瓣听诊区：左第五肋间锁骨中线稍内侧（心尖部）；三尖瓣听诊区：胸骨右缘第四肋间或剑突下；主动脉瓣听诊区：胸骨右缘第二肋间；主动脉瓣第二听诊区：胸骨左缘第三肋间；肺动脉瓣听诊区：胸骨左缘第二肋间

2.1.4　比较各瓣膜听诊区两心音的声音强弱。

2.1.5　判断心音的节律是否整齐。

2.1.6　数心率　将听诊器的探头放在二尖瓣听诊区，看表数心率。若节律整齐，可只数 15 秒的心跳次数，其 4 倍即为心率。

2.2　心音图记录**（必须采用可用于人体的有医疗仪器证书的仪器）**

2.2.1　将心音换能器插入 RM6240C 的 1 通道，心电图导联线插头插入 ECG 插座，有源音箱或耳机插头插入监听插座。

2.2.2　启动 RM6240 系统，第 1 通道模式选择“心音”，时间常数为 0.02 s，灵敏度1 mV，滤波频率 100 Hz，数字滤波为高通 40 Hz；第 2 通道模式选择“心电”，在“示波”菜单中激活“导联”菜单项，选择 2 通道，并设置为Ⅱ导联，时间常数 1 s，灵敏度 1～2 mV，滤波频率 100 Hz；采样频率 4 kHz，扫描速度 500 ms（见图 5－23）。

2.2.3　受试者静卧于检查床上，全身放松。在手腕、足踝安放好 ECG 引导电极，心音换能器安放于二尖瓣听诊区（左锁骨中线第五肋间内侧）。

2.2.4　点击记录按钮，同步记录心音图和心电图。

2.3　实验观察

2.3.1　记录一组心音图与心电图。

2.3.2　在心电图上测量平均心动周期，计算心率，在心音图测量第 1 心音和第 2 心音持

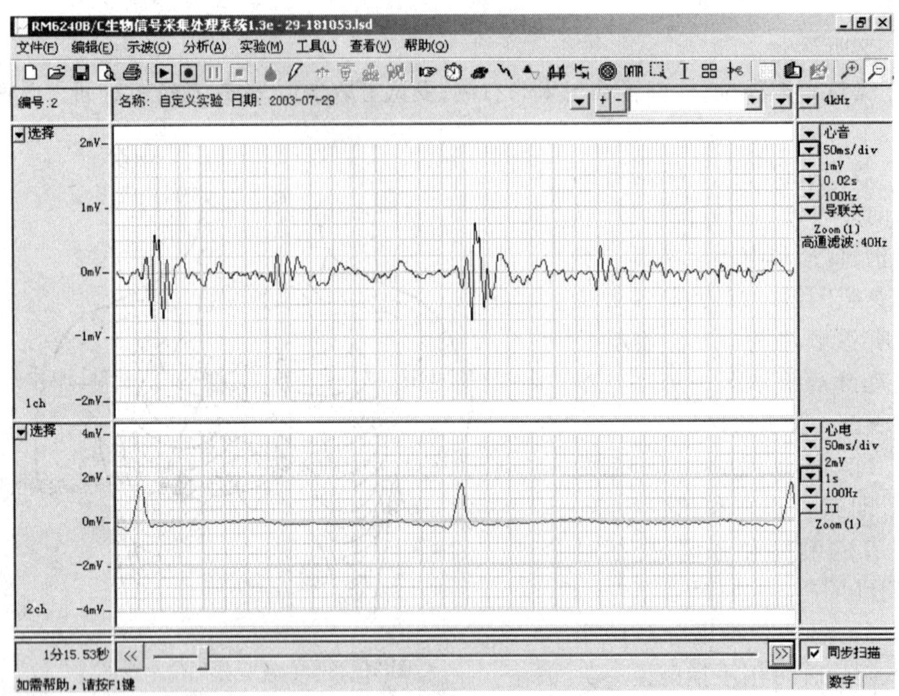

图 5-23　RM6240C 系统记录心音图实验界面

续时间。测量第 1 心音起点至第 2 心音起点的时间差。

2.3.3　测量 ECG 的 Q 波起点至第 1 心音起点的平均时间差。

3　结果

列一组正常人的心率、第 1 心音、第 2 心音持续时间、第 1 心音起点至第 2 心音起点的时间差、ECG 的 Q 波起点至第 1 心音起点的平均时间差原始数据表格,对数据进行统计。用文字和数据逐一描述实验结果。

4　讨论

论述实验结果各项的生理意义。分析影响实验结果的主要干扰因素及改进方法。

【注意事项】

1. 室内保持安静。

2. 检查听诊器的管道系统是否通畅。硅胶管切勿与其他物体摩擦,以免发生摩擦音影响听诊。

3. 如果呼吸音影响心音听诊,可令受试者暂停呼吸。

4. 心音换能器轻按压于听诊区,不要滑动,以减小噪声。音箱远离心音换能器,音量适当,以避免“啸叫”。

【问题探究】

1. 心音听诊区是否在各瓣膜的解剖位置?
2. 怎样区别第一心音和第二心音?
3. 何谓心音图? 正常心音可听到几种心音,它们是如何产生的?
4. 从心音图上能否粗略地得到心脏收缩和舒张时间。

实验 12　人体无创性左心室功能测定-收缩时间间期测定

【预习要求】

1. 实验理论　生理学教材中心脏功能、心电图、心音、脉搏。
2. 实验方法　第二章第三节 RM6240 微机生物信号采集处理系统。
3. 实验准备　预绘制实验原始数据记录表格和统计表格。

【目的】 学习人体心电图、心音图、脉搏图同步记录方法,了解人体无创性左心室功能测定-收缩时间间期测定的原理及其意义。

无创性心脏功能检测有多种方法,本实验介绍心缩-时间间期(systolic-time interval, STI)测定方法。在左室射血过程中,如果射血前期(相当于等容收缩期)延长,则射血时间缩短,每搏输出量和射血分数减少,左室工作性能降低。射血前期缩短则反之。因此,测量射血前期和射血期的时间比值可作为检查心脏工作性能的指标。

在心血管功能障碍或器质性病变而影响心脏收缩功能,如甲状腺功能降低、心力衰竭,以及应用负性肌力作用药物如β肾上腺素受体阻断药等时,心脏工作性能降低,STI比值增大。在人体应用强心药如洋地黄类、β受体激动药以及静滴葡萄糖酸钙等时,心脏工作性能增高,比值减小。

1　材料

人;RM6240C 型微机生物信号处理系统;95%酒精棉球,3%盐水棉球。

2　方法

2.1　微机生物信号处理系统连接(**必须采用可用于人体的有医疗仪器证书的仪器**)
接好 RM6240C 型微机生物信号处理系统的电源线、地线和导联线。1 通道接脉搏换能器,2 通道接心音换能器,耳机或有源音响输入插头插入监听插孔,接通电源。仪器参数设置:启动 RM6240C 系统,点击示波按钮,采样频率 4 kHz,扫描速度 250 ms;1 通道的通道模式脉搏、时间常数直流、滤波频率 30～100 Hz、灵敏度 2～5 mV,2 通道的通道模式心音、时间常数 0.02 s、滤波频率 100 Hz、数字滤波高通 40 Hz、灵敏度 1～5 mV,3 通道的通道模式心电、时间常数 1～5 s、滤波频率 100 Hz、灵敏度 0.5～1 mV,在“示波”菜单中激活“导联开关”菜单项,在 3 通道右侧参数设置区的“导联关”改变为“Ⅱ”(图 5-24)。

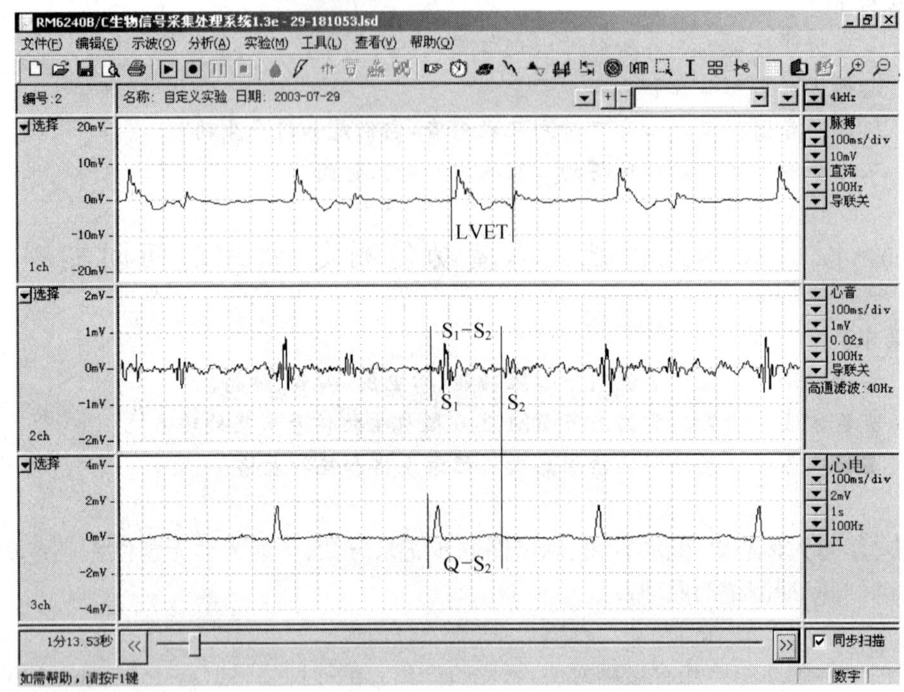

图 5-24　RM6240C 无创性左心室功能测定-收缩时间间期测定实验界面

2.2　受试者静卧于检查床上,全身放松。在手腕、足踝安放好心电肢体引导电极,接上导联线。导联线的连接方法是:红色-右手,黄色-左手,绿色-左足,黑色-右足。

2.3　脉搏换能器固定于颈动脉,心音换能器置于二尖瓣听诊区(左锁骨中线第五肋间内侧)。

2.4　实验观察

2.4.1　脉搏、心音和心电图记录　　待上述工作完成后,嘱受试者保持安静,全身放松,等屏幕上记录曲线平稳后,启动记录按钮,连续记录脉搏、心音和心电图 5 min。

2.4.2　测量总电机械心缩期($Q-S_2$间期)　　从心电图 Q 波开始到心音图第二心音开始,代表从左室兴奋开始到收缩完毕的时间总长(图 5-25)。

2.4.3　左室射血时间(LVET)　　从颈动脉脉搏图的升支开始到降支降中峡切迹底部,代表左室射血时间。

2.4.4　射血前期(PEP)　　从兴奋开始到射血开始的期间,亦即射血前的期间。射血前期可由总电机械心缩期减去左室射血时间而得,即: $PEP=(Q-S_2)-(LVET)$,PEP 包括两个时间间期:

(1) $Q-S_1$间期: 从心电图 Q 波开始到心音图第一心音(S_1)开始的时间,代表心室兴奋开始到收缩开始的时间。

(2) 等容收缩时间(ICT): 从心音图第一心音(S_1)开始到射血前期完毕,相当于心室收缩开始到射血开始的时间。

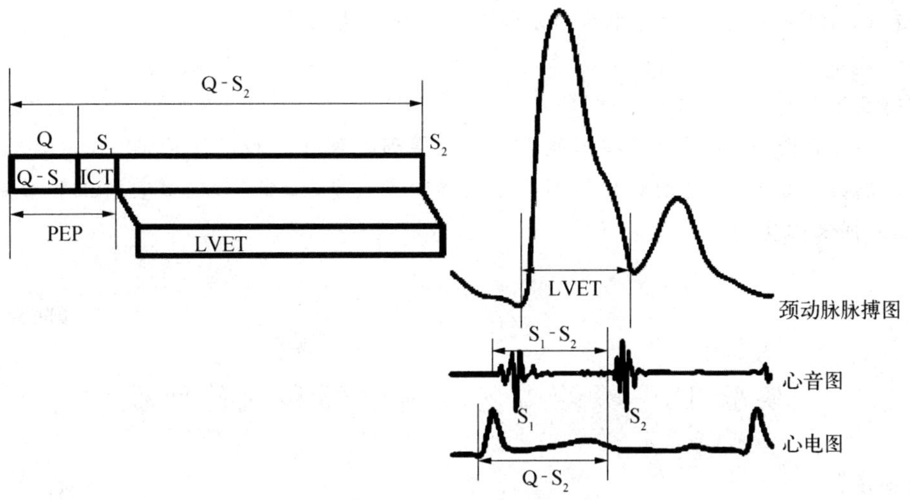

图 5-25　收缩时间间期测量方法

2.4.5　STI 计算

人体在安静状态时，连续测量 10 个 STI 求平均值。心率是 10 个 ECG 的 R-R 间期的平均值。

$$STI = PEP/LVET$$

一般情况下心率在 50～110 次/分范围内，计算 STI 时不必校正，因为 STI 对心率变化不敏感，随着心率而共同改变。PEP/LVET 比值可作为检查心脏工作性能的指标，其比值随着后者而改变。在临床检查中，左室工作性能降低时比值增大。人体在安静状态时，不分性别，据统计其平均值，正常人为 0.35±0.04(SD)。心脏工作性能降低：轻度为 0.44～0.52，中度为 0.53～0.60，重度为>0.60。

2.5　统计方法　　结果以 $\bar{x}\pm s$ 表示，统计采用 Student t test 方法。

3　结果

列一组正常人的 $Q-S_2$ 间期、LVET、PEP、$Q-S_1$ 和 STI 原始数据表格，对数据进行统计。用文字和数据逐一描述实验结果。

4　讨论

论述各间期、STI 的生理意义、正常值及变异。分析影响实验结果的主要干扰因素。

【注意事项】

1. 描记心电图时，受试者静卧，全身肌肉放松。
2. 室内温度应以 22℃为宜，避免低温时肌电的干扰。
3. 电极和皮肤应紧密接触，防止干扰和基线漂移。
4. 脉搏换能器和心音换能器必须置于正确部位，轻压固定。
5. ECG 中须有明显 Q 波。心音图有 S_2。颈动脉脉搏图应在安静状态呼气之末暂停期内进行,并需有明晰的升支开始部分和降支的降中峡切迹。

【问题探究】

1. 从心音图、心电图和脉搏图能否粗略地得到心脏收缩和舒张时间?

2. 根据心音图、心电图和脉搏图能否获得心室兴奋、心室收缩、心室射血和心室舒张的开始时间及心室射血持续时间?

(陆源)

实验 13 蟾蜍心室期前收缩和代偿间歇

【预习要求】

1. 实验理论　生理学教材中心肌的电生理和生理特性。
2. 实验方法　第二章的微机生物信号采集处理系统。第四章动物实验技术。
3. 实验准备　预绘制实验原始数据记录表格和统计表格。

【目的】 学习蛙在体心脏舒缩活动和心电图记录方法和技术。通过在心脏活动的不同时期给予刺激,观察心肌兴奋性阶段性变化的特征。

心肌每兴奋一次,其兴奋性就发生一次周期性的变化。心肌兴奋性的特点在于其有效不应期特别长,约相当于整个收缩期和舒张早期。因此,在心脏的收缩期和舒张早期内,任何刺激均不能引起心肌兴奋而收缩,但在舒张早期以后,给予一次较强的阈上刺激就可以在正常节律性兴奋到达以前,产生一次提前出现的兴奋和收缩,称之为期前兴奋和期前收缩。同理,期前兴奋亦有不应期,因此,如果下一次正常的窦性节律性兴奋到达时正好落在期前兴奋的有效不应期内,便不能引起心肌兴奋和收缩,这样在期前收缩之后就会出现一个较长的舒张期,这就是代偿间歇。

1 材料

蟾蜍或蛙;刺激电极,心电图引导电极,张力换能器,微机生物信号处理系统。

2 方法

2.1 系统连接和仪器参数设置　张力换能器输出线接微机生物信号采集处理系统的第 1 通道,心电图引导电极导联线接 2 通道。系统参数设置:

(1) RM6240 系统参数:1 通道时间常数直流、滤波频率 10 Hz、灵敏度 3 g;2 通道时间常数 0.2~1 s、滤波频率 100 Hz、灵敏度 1 mV;采样频率 400 Hz,扫描速度 1 s/div。单刺激模式,阈上刺激强度(2~5 V),刺激波宽 5 ms。

(2) MedLab 系统参数:1 通道放大倍数 200、时间常数 直流、上限频率 100 Hz;2 通道时间常数 0.2~1 s、放大倍数 1 000;4 通道记录刺激标记,采样间隔 1 ms;单刺激方式,阈上刺激强度(2～5 V),波宽 5 ms。

2.2　蟾蜍毁脑和脊髓,将其仰卧固定于蛙板上。从剑突下将胸部皮肤向上剪开(或剪掉),然后剪掉胸骨,打开心包,暴露心脏。

2.3　按图 5-26 连接并调整好装置,将心电图电极(6 号注射针头)插入蟾蜍右前肢、左下肢和右下肢皮下引导Ⅱ导联心电图。张力换能器连线上的蛙心夹在心室舒张期夹住心尖记录心搏曲线。固定刺激电极,使其两极与心室相接触。

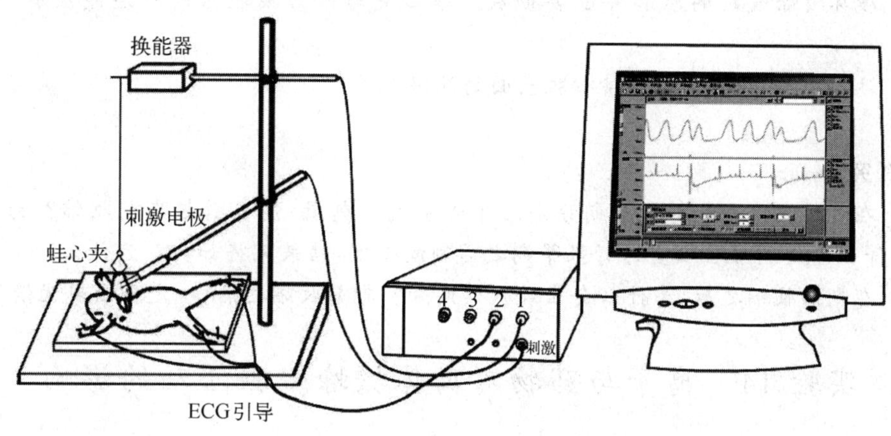

图 5-26　期前收缩实验仪器连接方法

2.4　实验观察

2.4.1　描记正常心搏曲线和 ECG,分清曲线的收缩相、舒张相、ECG 各波。

2.4.2　用中等强度的单个阈上刺激分别在心室收缩期、舒张早期和心室舒张早期之后刺激心室,连续记录心搏曲线和 ECG。观察有无期前收缩出现,期前收缩出现后是否出现代偿间歇(图 5-27)。

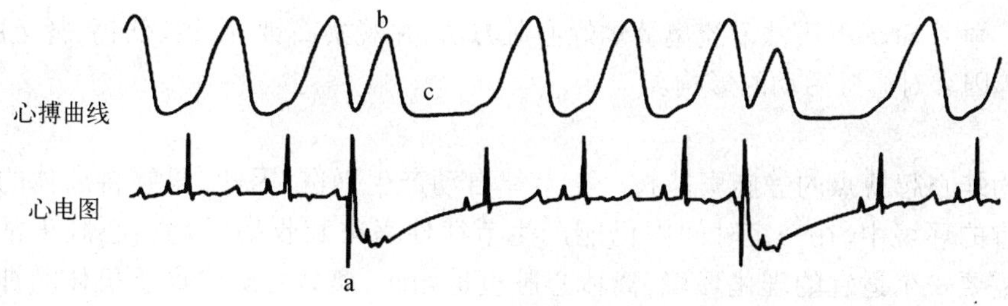

图 5-27　蟾蜍期前收缩代偿间歇波形

a：期前兴奋；b：期前收缩；c：代偿间歇

2.4.3　测量正常情况的心动周期和 ECG 的 S 波至心室收缩起点的时间。测量期前收缩起点至下次正常心室收缩起点的时间。

3　结果

列心动周期、ECG 的 S 波至心室收缩起点的时间、期前收缩起点至下次正常心室收缩起点的时间原始数据表格,对数据进行统计。用文字和数据逐一描述实验结果。

4 讨论

对实验结果进行分析论述。包括分析影响实验结果的主要干扰因素及改进方法。

【注意事项】

1. 破坏蟾蜍或蛙的脑和脊髓要彻底。蛙心夹与张力换能器间的连线应有一定的张力。
2. 注意滴加任氏液,以保持心脏表面的润湿。

【问题探究】

1. 在心脏收缩期和舒张早期分别给予心室阈上刺激,能否引起期前收缩?为什么?若用同等强度的刺激在心室的舒张早期之后刺激心室,结果又将如何?为什么?
2. 在期前收缩之后,为什么会出现代偿间歇?期前收缩之后,一定会出现代偿间歇?

实验 14 离子与药物对离体蟾蜍心脏活动的影响

【预习要求】

1. 实验理论　　生理学教材中的心脏电生理及心肌生理特性,体液因素对心脏的作用。
2. 实验方法　　第二章微机生物信号采集处理系统;第四章动物实验技术。
3. 实验准备　　预绘制实验原始数据记录表格。预测各项处理对离体心脏活动的影响。

【目的】 学习 Straub 氏法灌流离体蟾蜍心脏方法,并观察高钾、高钙、低钙、肾上腺素、乙酰胆碱等因素对心脏活动的影响。

作为蛙心起搏点的静脉窦能按一定节律自动产生兴奋,因此,只要将离体的蛙心保持在适宜的环境中,在一定时间内仍能产生节律性兴奋和收缩活动。心脏正常的节律性活动需要一个适宜的理化环境,离体心脏也是如此,离体心脏脱离了机体的神经支配和全身体液因素的直接影响,可以通过改变灌流液的某些成分,观察其对心脏活动的作用。心肌细胞的自律性、兴奋性、传导性和收缩性,与细胞外液的钠、钾及钙等离子有关。钾浓度过高时(高于 7.9 mmol/L),心肌兴奋性、自律性、传导性、收缩性都下降,表现为收缩力减弱、心动过缓和传导阻滞,严重时心脏可停搏于舒张期。钙浓度升高时,心肌收缩力增强,过高可使心室停搏于收缩期。钙浓度降低,心肌收缩力减弱。钠离子浓度的轻微变化,对心肌影响不明显,只有发生明显变化时,才会影响心肌的生理特性。肾上腺素可使心率加快、传导加快和心肌收缩力增强,乙酰胆碱则与肾上腺素的作用相反。

1　材料

蟾蜍或蛙;任氏液,无钙任氏液,氯化钙,氯化钾,肾上腺素,乙酰胆碱,普萘洛尔;张力换能器,微机生物信号采集处理系统。

2　方法

2.1　仪器连接和参数设置　　张力换能器输出线接微机生物信号处理系统第1通道(图5-28),微机生物信号处理系统参数设置:

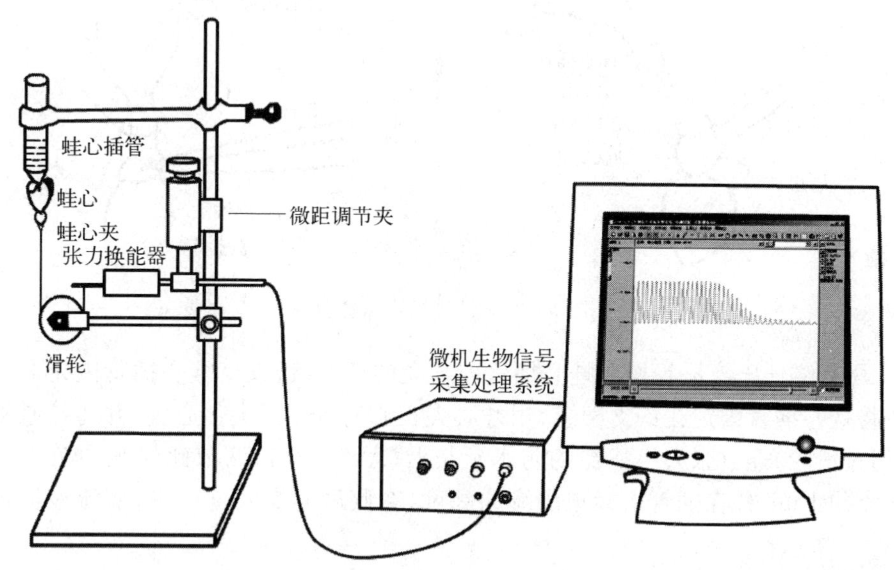

图5-28　离体蛙心灌流装置

(1) RM6240系统:点击“实验”菜单,选择“蛙心灌流”项目,仪器参数:通道时间常数为直流,滤波频率10 Hz,灵敏度3 g,采样频率400 Hz,扫描速度1 s/div。

(2) MedLab系统参数:通道放大倍数200～500、时间常数为直流、上限频率10 Hz,采样间隔5 ms Hz。

2.2　离体蛙心制备

2.2.1　蟾蜍毁脑脊髓后,仰卧固定在蛙板上,从剑突下将胸部皮肤向上剪开,然后剪掉胸骨,打开心包,暴露心脏,分离左、右主动脉。在左主动脉下方穿1根线,靠头端结扎作插管时牵引用。在左、右主动脉下方穿1根线,玻璃分针在左、右主动脉下穿过,将心脏抬起,线绕过心脏在静脉窦与腔静脉交界处作一结扎,结扎线应尽量下压,以免伤及静脉窦。

2.2.2　在主动脉干下方穿1根线,在动脉圆锥上方系一松结用于结扎固定蛙心插管。左手持左主动脉上方的结扎线,用眼科剪在结扎线下方左主动脉上剪一小斜口,右手将盛有少许任氏液的大小适宜的蛙心插管由此切口处插入动脉圆锥。当插管头到达动脉圆锥时,用镊子夹住动脉圆锥少许,将插管稍稍后退,并转向心室中央方向,镊子向插管的平行方向提拉,心室收缩期时将插管插入心室(图5-29)。蛙心插管进入心室后管内的任氏液的液面会随心室的舒缩而上下波动。蛙心插管进入心室后,用预先准备好的松结扎紧,扎线套在蛙心插管的侧钩上打结并固定。轻轻提起蛙心插管以抬高心脏,在结扎线外侧剪断所有组织,将蛙心游离出来。

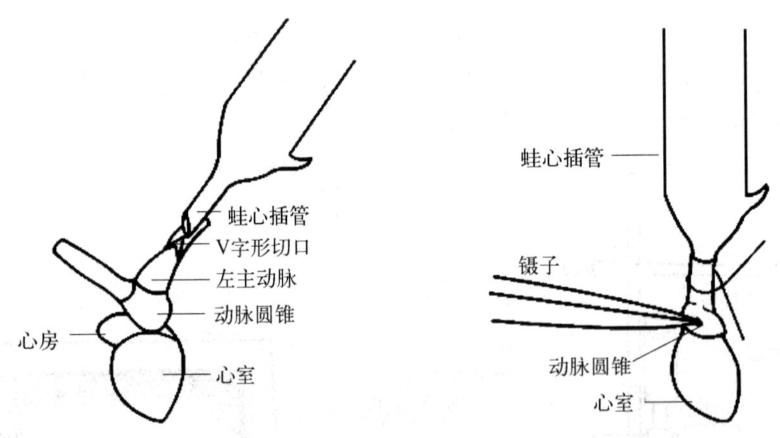

图 5-29　蛙心插管示意图

2.2.3　用新鲜任氏液反复换洗蛙心插管内含血的任氏液,直至蛙心插管内无血液残留为止。将蛙心插管固定在铁支架上,用蛙心夹在心室舒张期夹住心尖,并将蛙心夹的线头(或通过滑轮)连至张力换能器的防水延长臂(图 5-28),调节此线张力至 1 g,插管内加灌流约 1 ml,并在插管上标记灌流的高度,在此后的实验过程中,灌流液恒定于该高度。

2.3　实验观察

2.3.1　正常的心搏曲线　　启动微机生物信号采集处理系统记录按钮,记录心搏曲线。

2.3.2　无钙任氏液灌流　　把插管内的任氏液全部更换为无钙任氏液,心搏稳定后用正常的任氏液换洗数次。

2.3.3　高钙任氏液灌流　　心搏曲线稳定后,滴加 30 g/L $CaCl_2$ 1～2 滴。心搏曲线明显变化时,将灌流液吸出,用正常的任氏液反复换洗,使心搏曲线恢复稳定。

2.3.4　高钾任氏液灌流　　在任氏液中加 10 g/L KCl 1～2 滴,观察心搏变化。心搏曲线明显变化时,立即将灌流液吸出,用正常的任氏液反复换洗,使心搏曲线恢复稳定。

2.3.5　乙酰胆碱的作用　　在任氏液中加 10^{-2} g/L 的乙酰胆碱溶液 1～2 滴,心搏明显变化后立即用正常任氏液反复换洗至心搏曲线恢复稳定。

2.3.6　肾上腺素的作用　　在任氏液中加 0.1 g/L 的肾上腺素溶液 1～2 滴,观察心搏变化。待心搏稳定后,向灌流液中加 30 g/L 普萘洛尔溶液 1～2 滴,观察心搏变化。

3　结果

列各项处理前后心率、心室收缩末期张力和心室舒张末期张力原始数据表格。用文字、数据逐一描述实验结果。

4　**讨论**

对各项处理后心脏活动变化进行机制探讨。分析影响实验的主要干扰因素。

【注意事项】

1. 制备蛙心标本时，勿伤及静脉窦。

2. 蛙心插管内液面应保持恒定，以免影响结果。

3. 各项处理，一旦出现作用应立即用正常氏液换洗，以免心肌受损，而且必须待心搏恢复。稳定状态后方能进行下一步实验。

4. 吸滴瓶中的任氏液和吸蛙心插管内溶液的吸管应区分专用，不可混淆使用。

5. 药物作用不明显时，可再适量滴加药品，密切观察药物添加后的实验结果。

6. 滴加药品和更换灌流液，须及时标记，以便观察分析。

【问题探究】

1. 正常蛙心搏动曲线的各个组成部分，分别反映了什么？

2. 用低钙任氏液、滴加 30 g/L $CaCl_2$、10 g/L KCl、肾上腺素、乙酰胆碱溶液灌注蛙心时，心搏曲线分别发生什么变化，各自的机制如何？

实验 15　家兔动脉血压的神经与体液调节

【预习要求】

1. 实验理论　　生理学教材有关动脉血压的调节。

2. 实验方法　　第二章第三节或第四节微机生物信号采集处理系统；第四章动物实验技术；第八章常用统计指标和统计方法和用 Excel 统计函数进行数据统计。

3. 实验准备　　预绘制实验原始数据记录表格和统计表格。预测实验结果。

【目的】　本实验采用直接测量和记录动脉血压的急性实验方法，观察神经和体液因素对动脉血压的调节作用。

在生理情况下，人和其他哺乳动物的血压处于相对稳定状态，这种相对稳定是通过神经和体液因素的调节而实现的，其中以颈动脉窦-主动脉弓压力感受性反射尤为重要。此反射既可在血压升高时降压，又可在血压降低时升压，反射的传入神经为主动脉神经与窦神经。家兔的主动脉神经为独立的一条神经，也称减压神经，易于分离(在人、犬等动物，主动脉神经与迷走神经混为一条，不能分离)和观察其作用。反射的传出神经为心交感神经、心迷走神经和交感缩血管纤维，心交感神经兴奋，其末梢释放去甲肾上腺素，去甲肾上腺素与心肌细胞膜上的 β_1 受体结合，引起心脏正性的变时变力变传导作用；心迷走神经兴奋，其末梢释放乙酰胆碱，乙酰胆碱与心肌细胞膜上的 M 受体结合，引起心脏负性的变时变力变传导作用及血管的舒张；交感缩血管纤维兴奋时其末梢释放去甲肾上腺素，后者与血管平滑肌细胞的 α 受体结合引起阻力血管的收缩。外源性乙酰胆碱还可作用于血管内皮细胞膜上的 M 受体,引起血管的舒张。

本实验应用液压传递系统直接测定动脉血压。即由动脉插管、测压管道及压力换能器相互连通,其内充满抗凝液体,构成液压传递系统。将动脉套管插入动脉内,动脉内的压力及其变化,可通过密闭的液压传递系统传递压力,通过压力换能器将压力变化转换为电信号,用微机生物信号采集处理系统记录动脉血压变化曲线。

1 材料

家兔;血压换能器,生物信号采集处理系统;氨基甲酸乙酯,肝素,去甲肾上腺素,乙酰胆碱。

2 方法

2.1 实验系统连接及参数设置　血压换能器固定于铁支柱上,高度与心脏处于同一水平面。压力换能器输出线接微机生物信号采集处理系统输入通道。装置见图 5-30。仪器参数:

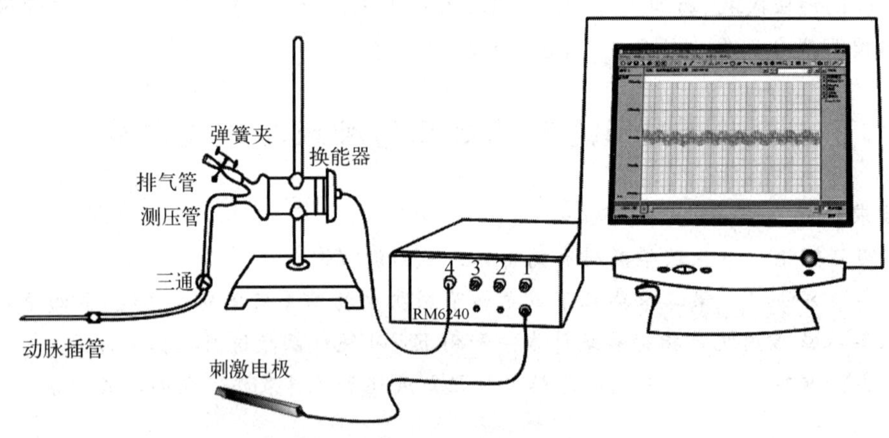

图 5-30　兔颈总动脉血压测量记录装置

(1) RM6240 系统:在"实验"菜单中选择"兔动脉血压调节"。仪器参数:时间常数为直流,滤波频率 100 Hz,灵敏度 12 kPa,采样频率 800 Hz,扫描速度 2 s/div。连续单刺激方式,刺激强度 5～10 V,刺激波宽 2 ms,刺激频率 30 Hz。

(2) MedLab 系统:在"实验"菜单选择"动脉血压记录"项目。仪器参数:通道放大倍数 100、时间常数为直流、上限频率 30 Hz,采样间隔 1 ms;串刺激方式,波宽 2 ms,刺激强度 5～10 V,时程 1 s,频率 30 Hz。

2.2 手术准备(参见第四章第一节动物实验的基本操作、第四节实验动物手术)

2.2.1 家兔称重后,按 1 g/kg 体重的剂量于耳缘静脉注射 200 g/L 的氨基甲酸乙酯麻醉。快速推注 2/3 麻醉剂后,观察家兔角膜反射,酌情推注所余药物。动物麻醉后仰卧于手术台上,固定四肢,前肢交叉固定,用棉绳钩住兔门齿,将绳拉紧并缚于兔台铁柱上。

2.2.2 剪去颈部被毛,切开颈部皮肤 5～7 cm,钝性分离颈部肌肉、暴露颈部气管和血管神经鞘，用玻璃分针仔细分离右侧减压神经和迷走神经，穿细线备用。用玻璃分针分离两侧颈总动脉，各穿一线备用。

2.2.3　按 1 000 U/kg 体重剂量给动物静脉注射 1 000 U/ml 的肝素。等 1 min 后再进行下一步骤。

2.2.4　颈总动脉插管　　在左颈总动脉远心端结扎，近心端用动脉夹夹住，并在动脉下面预先穿一细线备用。用眼科剪在靠近结扎处动脉壁上剪一"V"字形切口，将动脉插管向心方向插入颈总动脉内，扎紧固定。打开动脉夹。

2.3　实验观察

2.3.1　启动记录按钮，除去动脉夹，可见血液由动脉冲入动脉插管，微机生物信号采集处理系统开始采样记录血压数据，并在屏幕上显示血压波动曲线(图 5-31)。

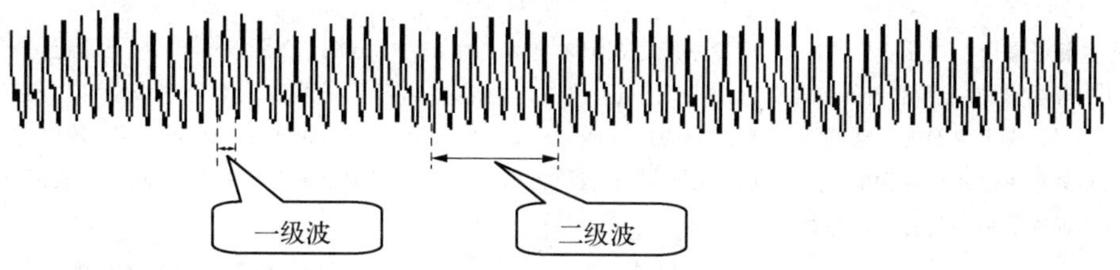

图 5-31　家兔动脉血压波形

一级波(心搏波)：由心室舒缩所引起的血压波动，频率与心率一致。二级波(呼吸波)：由呼吸运动所引起的血压波动。三级波：常不出现，可能由于血管运动中枢紧张性的周期性变化所致。

2.3.2　用动脉夹夹闭右侧颈总动脉 5～10 s，观察血压变化。

2.3.3　以中等强度(5～10 V)，频率为 30 Hz，波宽为 2 ms 的连续电脉冲刺激右侧主动脉神经，观察血压的变化。然后用两根细线在该神经中部两处结扎。在两结扎间将神经切断，分别刺激切断后的神经中枢端和外周端，观察对血压影响有无不同。

2.3.4　将右侧迷走神经穿线结扎，在结扎处的上端切断该神经，以中等强度(5～10 V)，频率为 30 Hz，波宽为 2 ms 的连续电脉冲刺激其外周端，观察血压变化。

2.3.5　静脉注射 0.1 g/L 去甲肾上腺素 0.3 ml，观察血压变化。

2.3.6　按 0.1 ml/kg 体重剂量静脉注射 10^{-2} g/L 乙酰胆碱，观察血压变化。

2.4　统计方法　　结果以 $\bar{x}\pm s$ 表示，统计采用 Student t test 方法。

3　结果

列各项处理前后的收缩压、舒张压、平均动脉压、心率原始数据表格，并进行统计处理。用文字和数据逐一描述实验结果。实验结果曲线剪贴并标注。

4　讨论

论述各项处理对动脉血压的影响及机制。论述影响实验结果的主要干扰因素。

【注意事项】

1. 采取保温措施，防止动物麻醉后体温下降。

2. 每一项观察须有对照,一项处理后须待其基本恢复后再进行一项处理。

【问题探究】

1. 正常血压的波动情况及形成机制。

2. 未插管一侧的颈总动脉短时夹闭对全身血压有何影响?为什么?假使夹闭部位是在颈动脉窦以上,影响是否相同?

3. 刺激减压神经中枢端与外周端对血压的影响有何不同?为什么?

4. 静脉注射 0.1 g/L 去甲肾上腺素 0.3 ml,血压上升,此时心率会有何变化?为什么?

附录　血压换能器定标

为定量记录血压及血压变化的幅度,测量系统需在记录之前定标。定标方法:在图 5-30 中,三通连接水银检压计和充以生理盐水的注射器,打开弹簧夹使与大气相通,仪器开始记录,并将通道基线调至与零线重合。注射器缓慢注水,排尽空气,夹上弹簧夹。继续注水,使水银检压计压力达到 24.0 kPa(180 mmHg)。保持采样一段时间,打开微机生物信号处理系统定标对话框,输入水银检压计指示的压力值。实验过程中不能改变定标数值。一般情况下已对仪器和血压换能器系统进行了定标,无须再定标。

(厉旭云　陆源)

实验 16　家兔减压神经放电

【预习要求】

1. 实验理论　　生理学教材有关动脉血压的调节。

2. 实验方法　　第二章微机生物信号采集处理系统;第四章家兔基本操作和颈部手术。

【目的】 利用微机生物信号采集处理系统引导神经放电,观察减压神经放电与血压升降的关系。

生物机体功能调节中,负反馈在维持机体稳态中具有重要作用。在维持动脉血压相对稳定的机制中减压反射的负反馈调节作用是非常重要的。减压反射的传入神经是窦神经(加入舌咽神经)和主动脉神经,后者走行于迷走神经内,但兔的主动脉神经在颈部自成一束,称减压神经。减压神经的传入冲动频率和幅度随动脉血压的升降而形成周期性变化。本实验分离兔颈部减压神经并引导记录其放电,观察血压改变时放电频率的变化,以理解减压反射的作用和血压稳定调节的机制。

1　材料

家兔;血压换能器,引导电极,微机生物信号采集处理系统;生理盐水,液体石蜡,氨基甲酸乙酯,肝素,去甲肾上腺素,乙酰胆碱。

2　方法

2.1　仪器连接和参数设置　将动脉导管与血压换能器相连，通过三通开关用肝素溶液充灌血压换能器和动脉导管。将血压换能器和减压神经放电引导电极的输入插头分别与生物信号采集处理系统的1、2通道相连，音箱接生物信号采集处理系统的监听输出口监听神经放电。启动系统设置仪器参数：

(1) RM6240系统：1通道时间常数为直流，滤波频率100 Hz，灵敏度12 kPa；2通道时间常数为0.002 s，滤波频率3 kHz，灵敏度50 μV；采样频率20～100 kHz，扫描速度80 ms/div。

(2) MedLab系统：1通道放大倍数100，时间常数为直流，上限频率30 Hz；2通道放大倍数5 000，时间常数0.002 s、上限频率3 kHz；采样间隔20～50 μs。

2.2　动物手术准备：动物称重，按1 g/kg体重剂量于耳缘静脉注射200 g/L氨基甲酸乙酯麻醉。将动物背位固定于兔手术台上。剪去颈前部被毛，沿正中线切开皮肤5～7 cm，纵向分离皮下组织和肌层，暴露颈部气管及其两侧的左、右颈总动脉鞘。用玻璃分针分离出左侧鞘内颈总动脉和减压神经，各穿一线备用。按1 000 U/kg体重剂量给兔耳缘静脉注射1 000 U/ml肝素，等1 min使肝素在家兔体内血液中混合均匀，作左颈总动脉插管。

2.3　实验观察

2.3.1　正常减压神经放电　去除动脉夹，将减压神经置于悬空的引导电极上，观察减压神经冲动群集性放电(图5-32)，观察其节律与血压、心率相对应关系，同时监听放电发出的似火车开动样声音。

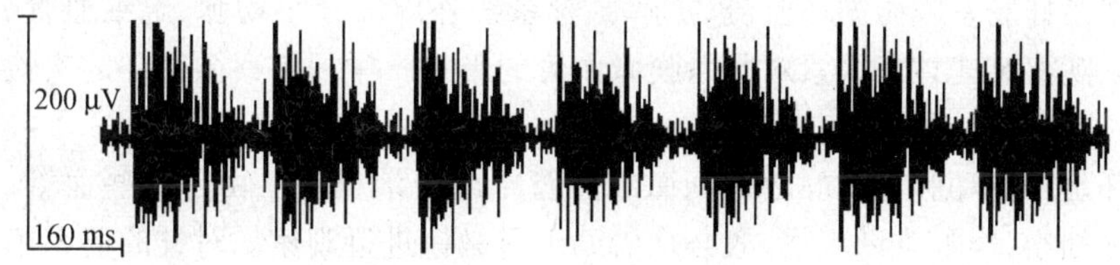

图5-32　正常减压神经放电波形

2.3.2　按0.1 ml/kg体重剂量耳缘静脉注射10^{-2} g/L乙酰胆碱，观察放电波形的幅度和密度变化，同时观察血压和心率的变化并监听其放电声音变化。

2.3.3　按0.1 ml/kg体重剂量耳缘静脉注射0.1 g/L去甲肾上腺素，观察放电波形的幅度和密度变化，同时观察血压和心率的变化并监听其放电声音变化。

3　结果

整理一套完整的减压神经放电和血压变化曲线，并加以标注。用文字简要描述血压、心率变化与减压神经放电的关系。

4　讨论

论述血压、心率与减压神经放电间的关系及各项处理引起血压和减压神经放电变化的机制，论述减压反射的生理意义。

【注意事项】

1. 减压神经较细,实验中避免对其牵拉,以免损伤神经。

2. 实验中滴加液体石蜡,以防神经干燥。记录电极不要接触减压神经外的其他组织。

【问题探究】

1. 若夹闭或牵拉另一侧颈总动脉,减压神经放电会有怎样变化?

2. 试设计实验,验证颈动脉窦压力感受器对血压的调节作用。

(刘翠清　林国华)

实验 17　药物对蛙肠系膜微循环的影响

【预习要求】

1. 实验理论　生理学教材中小动脉、微动脉、毛细血管、小静脉的形态结构,微循环的组成、功能、调控的理论。药理学教材中有关 α 受体激动药去甲肾上腺素的药理作用。

2. 实验方法　第四章动物实验技术和实验 1。

【目的】 观察蛙肠系膜微循环血流,了解血管系统外周部分小动脉、毛细血管、小静脉的血流情况。观察某些体液因素对肠系膜微血管的影响。学习观察微循环的实验方法。

微循环是指微动脉与微静脉之间微细血管中的血液循环。由于这些血管,尤其是毛细血管十分细小,肉眼难以观察,故必须借助于显微镜进行观察。对蛙的肠系膜微循环进行观察,实验操作简单易行,以及肠系膜组织很薄,透光性好,故常用蛙的肠系膜微循环作为观察的对象。除了对蛙的肠系膜进行微循环观察外,蛙的肺、舌、蹼微循环也较易观察到。人的甲襞微循环血管结构比较简单,形如“发夹”,很容易进行观察。典型的微循环由七种血管组成,即微动脉、后微动脉、通血毛细血管、毛细血管前括约肌、真毛细血管网、动-静短路、微静脉。微循环中血管数目最多的首属毛细血管,纵横交错、形成网络。由于毛细血管的总横截面积远远大于动脉和静脉,故其中的血流速度极为缓慢。这为血液与组织进行物质交换提供了时间上的保证。微循环血流除受神经调控外,尚受体液因素调控。肾上腺素、去甲肾上腺素、血管紧张素、血管升压素等均使血管收缩。组胺、乳酸、二氧化碳等代谢产物则使血管扩张。临床上对人体甲襞、球结膜等处微循环的无创伤性观察,可以帮助对某些疾病的诊治。

1　材料

蟾蜍或蛙;氨基甲酸乙酯溶液,任氏液,肾上腺素或去甲肾上腺素,组胺;普通显微镜(放大镜)或微循环专用显微镜(检测仪)。

2　方法

2.1　蛙称重，按每克体重 2 mg 剂量行皮下淋巴囊注射 200 g/L 氨基甲酸乙酯，约10 min 后，动物即被麻醉。亦可用捣毁脑脊髓的方法。

2.2　将蛙仰卧（或俯卧）固定在蛙板上，腹部靠近蛙板圆孔处，于下腹部的旁侧剪开约3～4 cm 的长形切口，拉出一段小肠，将小肠及其系膜呈扇形展开，用数枚大头针将小肠管固定于蛙板圆孔边上。

2.3　实验观察

2.3.1　将制备好的标本，置于低倍显微镜的物镜下，调节光源及反光镜，调节镜下视野的清晰度，即可观察各种血管和血流情况。小动脉和微动脉管壁较厚，血液由主干流向分支，流速较快，有搏动和轴流现象（红细胞膜集中在血管中央部流动）。小静脉管壁稍薄，口径稍粗，血液由属支汇入主干，流速次于小动脉，无轴流现象。毛细血管最细小，分布纵横交错，交织成网，透明近无色，血流最慢，且血流时流时停。由于毛细血管口径小，常见红细胞成单个或成串缓慢流动。

2.3.2　给肠系膜滴入 1 滴 0.1 g/L 去甲肾上腺素后，观察血管的口径及其血流。数分钟后，再滴 0.1 g/L 组胺溶液，观察血管的口径和血流。

3　结果

用文字描述三种血管的形态及其血流特点。描述去甲肾上腺素、组胺处理后血管的口径及其血流的变化。

4　讨论

分析和探讨各处理因素对血管的口径及其血流的影响及机制。

【注意事项】

1. 将肠系膜拉出和展开时，动作要轻柔，以避免将肠系膜扯裂。
2. 为防止肠系膜干燥，可滴加少量的任氏液以湿润和营养。
3. 载物台上的蛙板可作小范围的水平移动，以观察更多的镜下血管及其血流。
4. 物镜沾上液体和碰到组织后，要用擦镜纸擦净。

【问题探究】

阐述微循环检查的临床意义。

（陆源　王珏　郑鸣之）

实验 18　离体大鼠主动脉环实验

【预习要求】

1. 实验理论　　检索、阅读有关血管平滑肌研究论文。

2. 实验方法　第二章微机生物信号采集处理系统;第八章常用统计指标和统计方法。

3. 实验准备　预绘制实验原始数据记录表格和统计表格。预测实验结果。

【目的】 学习离体器官组织灌流的方法,观察维拉帕米对电压门控钙通道的阻断作用及酚妥拉明对配体门控钙通道的阻断作用。

0.06~0.1 mol/L 浓度的 K^+ 可使血管平滑肌细胞去极化,促使电压门控钙通道开放,引起胞外 Ca^{2+} 内流,导致血管平滑肌收缩。电压门控钙通道阻断药可阻断高 K^+ 的这一作用。

α 受体激动药(如苯肾上腺素)激动血管平滑肌 α 受体,促使配体门控钙通道开放,引起胞外 Ca^{2+} 内流而致血管环收缩,α 受体阻断药可阻断此作用。逐步递增 α 受体激动药的浓度(累积浓度),引起血管环出现剂量依赖性收缩,记录药物量效曲线。然后给予 α 受体阻断药,再重复上述实验,可使该量效曲线平衡右移,但最大效应不变,计算出 α 受体阻断药的拮抗参数(pA_2)以确定该阻断药的阻断效价。

1　材料

体重 250~280 g 雄性 SD 大鼠;麦氏浴槽,超级恒温水浴,张力换能器,微机生物信号采集处理系统;100 μl、1 ml 移液器;氯化钾,维拉帕米(Ver),苯肾上腺素(PE),酚妥拉明(Phen),乙酰胆碱(ACh),Krebs 液,95% O_2+5% CO_2 混合气体。

2　方法

2.1　实验系统连接和仪器参数设置　麦氏浴槽中充以台氏液至固定水平面,调节超级恒温器的温度至 37℃,保证麦氏浴槽内 37℃±0.5℃恒温。通气管接气瓶(95% O_2+5% CO_2)管道。调节通气管气流量,通气速度以麦氏浴槽中的气泡一个个逸出为宜。按图 5-33连接装置。将张力换能器固定于微距调节器上,换能器输出线接微机生物信号处理系统输入通道。仪器参数设置:

(1) RM6240 系统仪器参数:张力换能器输入通道模式为张力,时间常数为直流,滤波频率 10 Hz,灵敏度 1.5 g,采样频率 100 Hz,扫描速度 25 s/div。

(2) MedLab 系统仪器参数:张力换能器输入通道信号名称为张力,放大倍数 200~500、时间常数为直流、上限频率 10 Hz,采样间隔 10 ms。

2.2　标本制备和检测

2.2.1　用断头器在大鼠颈部处断其头(或木槌击昏大鼠),剪开胸腔,迅速取出心脏及胸主动脉放入盛有 4℃的混合气体饱和的 Krebs 营养液的培养皿中,连续用混合气体充气。分离出主动脉,将血管内的残存血液冲洗干净,小心剥去外围的结缔组织,将主动脉弓以下的胸主动脉剪成 3 mm 长的动脉环数段备用。

2.2.2　需要保存内皮的血管,动作应轻柔。如需无内皮的血管环,可用棉线(或牙签)穿入来回轻拉将血管内皮轻轻擦去。

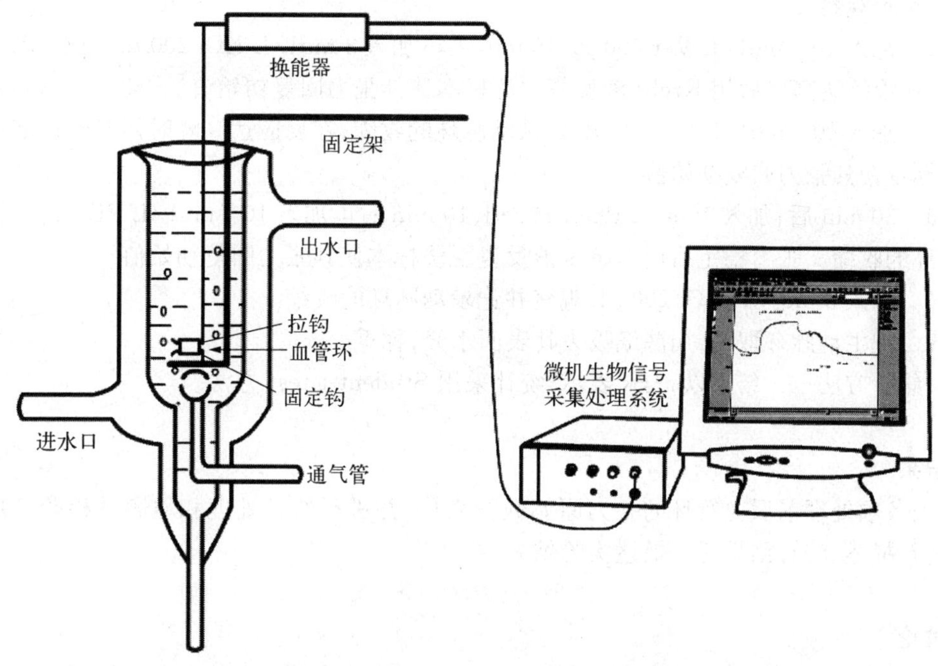

图 5-33　血管灌流示意图

2.2.3　将固定架上的固定钩轻轻穿入血管环，并将另一连有细线的三角形拉钩也轻轻穿入，将其固定悬挂于盛有 10 ml Krebs 液的麦氏浴槽内(图 5-33)。

2.2.4　血管环的初始张力前 15 min 为 1 g，15 min 后调至 2 g，并以此张力平衡45 min。每隔 15 min 换液一次。

2.2.5　向浴槽内加 3 mol/L KCl 200 μl(终浓度 0.06 mol/L)诱发血管环收缩，待收缩稳定后用预热的 Krebs 洗脱，反复冲洗直至张力恢复到初始值为止；重复加入同一浓度 KCl，连续 3 次，用 Krebs 液反复脱洗标本使其张力回复初始值。

2.2.6　向浴槽内加 10^{-4} mol/L PE 100 μl(终浓度 10^{-6} mol/L)诱发血管收缩达稳定后，加入 10^{-3} mol/L ACh 100 μl(终浓度 10^{-5} mol/L)，观察血管的松弛效应是否超过 30%，如果≥30% 则为内皮完整，否则为内皮受损或无内皮(图 5-34)。本实验用内皮受损或无内皮血管环。用 Krebs 液反复脱洗标本使其张力回复初始值，间隔 30 min 进行下一项目，每隔 15 min 换液一次。

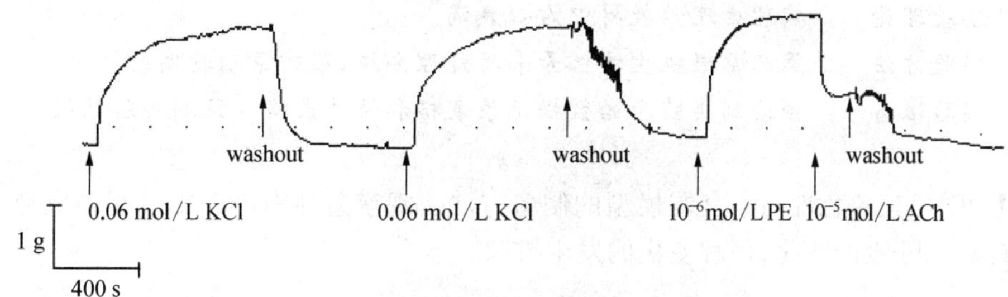

图 5-34　大鼠胸主动脉环张力变化曲线

2.3　实验观察

2.3.1　加入 10^{-5} mol/L Ver 200 μl,15 min 后再加入 3 mol/L KCl 200 μl。记录动脉环收缩,在收缩达高峰后用 Krebs 液反复脱洗标本使其张力回复初始值。

2.3.2　加入 10^{-4} mol/L PE 100 μl,记录动脉环的收缩,在反应达高峰时用 Krebs 液反复脱洗标本使其张力回复初始值。

2.3.3　20 min 后,加入 10 g/L Phen 100 μl,10 min 后再加入 10^{-4} mol/L PE 10 μl,记录动脉环的收缩。张力稳定后用 Krebs 液反复脱洗标本使其张力回复初始值。

2.3.4　加入 3 mol/L KCl 200 μl,观察并记录动脉环的收缩。

2.3.5　把主动脉环取出,用滤纸吸去其表面水分,称重。

2.4　统计方法　　结果以 $\bar{x}\pm s$ 表示,统计采用 Student t test 方法。

3　结果

列各项处理前后血管环的张力原始数据表格,并进行统计处理和显著性检验。用文字、统计描述、统计结果逐一描述实验结果。

4　讨论

论述各项处理对血管环张力变化的机制。分析影响实验结果的主要干扰因素。

【注意事项】

Krebs 液必须临用时用新鲜蒸馏水配制。

【问题探究】

PE 诱发内皮完整与无内皮血管环收缩后,加 ACh,血管松弛效应有何差异? 为什么?

(厉旭云)

实验 19　急性右心衰竭

【预习要求】

1. 实验理论　　病理生理学教材中右心衰竭。
2. 实验方法　　第二章微机生物信号采集处理系统,第四章动物实验技术。
3. 实验准备　　预绘制实验原始数据记录表格和统计表格。预测实验结果。

【目的】 学习家兔急性右心衰竭模型的制备方法。观察急性右心衰竭过程中家兔血压、中心静脉压、呼吸的变化,理解变化的发生机制。

由耳缘静脉缓慢注入栓塞剂,经静脉回流至肺脏,并栓塞在肺循环,引起肺动脉高压,即右心室后负荷增加。如再输入大量生理盐水,使回心血量大大增加,则在后负荷增加的基础上,又增加了前负荷,右心功能则急剧衰竭,症状加重,甚至有腹水,直至动物死亡。

在各种致病因素的作用下,心脏的收缩或舒张功能发生障碍,使心输出量绝对或相对的下降,以至不能满足机体代谢需要的病理生理过程或综合征即为心力衰竭。心力衰竭按照病情严重程度分为:轻度、中度、重度;按起病及病程发展速度分为:急性和慢性;按心输出量的高低分为:低输出量性和高输出量性;按发病部位分为:左心衰竭、右心衰竭和全心衰竭。左心衰竭时左心室泵血功能下降,是从肺循环流到左心的血液不能充分射入主动脉,因而出现肺淤血及肺水肿;右心衰竭常见于大块肺栓塞、肺动脉高压、慢性阻塞性肺疾病等,衰竭的右心室不能将体循环回流的血液充分排至肺循环,导致体循环淤血,静脉压上升而产生下肢甚至全身性水肿。

心脏负荷分为压力负荷和容量负荷;压力负荷又称后负荷,指心室射血所要克服的阻力,即心脏收缩所承受的阻力负荷;容量负荷又称前负荷,指心脏收缩前所承受的负荷,相当于心腔舒张末期容量。肺动脉高压、肺动脉狭窄等可引起右室压力负荷过度;三尖瓣或肺动脉关闭不全时引起右心室容量负荷过度。

1　材料

2.5 kg 以上家兔;呼吸换能器,高灵敏度压力换能器,血压换能器,生物信号处理系统,微量注射泵,流量头;氨基甲酸乙酯,生理盐水,液体石蜡,肝素。

2　方法

2.1　系统连接和参数设定　　血压换能器、高灵敏度压力换能器、呼吸换能器分别接生物信号采集处理系统 1、2、3 通道。1 通道模式为血压,滤波频率 100 Hz,灵敏度 90 mmHg;2 通道模式为压力,滤波频率 30 Hz,灵敏度 25 cmH_2O;3 通道模式为流量,滤波频率 100 Hz,灵敏度 100 ml/s;1、2、3 通道时间常数为直流,采样频率 800 Hz(见图 5-35)。

2.2　手术和插管

2.2.1　家兔称重、麻醉固定　按 1 g/kg 体重剂量耳缘静脉注射 200 g/L 氨基甲酸乙酯麻醉家兔。仰卧固定。颈前部剪毛,作正中切口,切口 5～7 cm,钝性分离颈部组织、肌肉。分离右侧颈外静脉、气管、左侧颈总动脉。

2.2.2　气管插管　在气管下穿两线备用。用手术剪在甲状软骨下 1 cm 作横切口,切口深度为气管直径的 1/2,自切口向头端作长为 0.5 cm 纵向切口,两切口呈“⊥”形,用棉签将气管切口及气管里的血液和分泌物擦净,气管插管由切口处向肺端插入,插时应动作轻巧,避免损伤气管黏膜,引起出血,用一粗棉线将插管口结扎固定,另一棉线在切口的头端结扎止血。按 1 000 U/kg 体重剂量(1 000 U/ml)给动物静脉注射肝素。

2.2.3　左侧颈总动脉插管　在左颈总动脉下穿两线,用线结扎远心端,近心端用动脉夹夹住。用眼科剪在靠近结扎处动脉壁剪一“V”字形切口,将充满生理盐水的动脉插管向心方向插入颈总动脉内,扎紧固定。打开动脉夹。

2.2.4　右颈外静脉插管　分离右侧颈外静脉 2～3 cm,穿两线备用。结扎静脉远心端,提起结扎线,在靠近结扎处用眼科剪作一“V”字形切口(为管径的 1/3～1/2),将充满生理盐水的静脉插管向心方向插入静脉内,缓缓推插 5 cm 左右,扎紧固定。

2.3 实验观察

2.3.1 观察记录动脉血压、中心静脉压、呼吸曲线(图 5 - 35),听呼吸音。

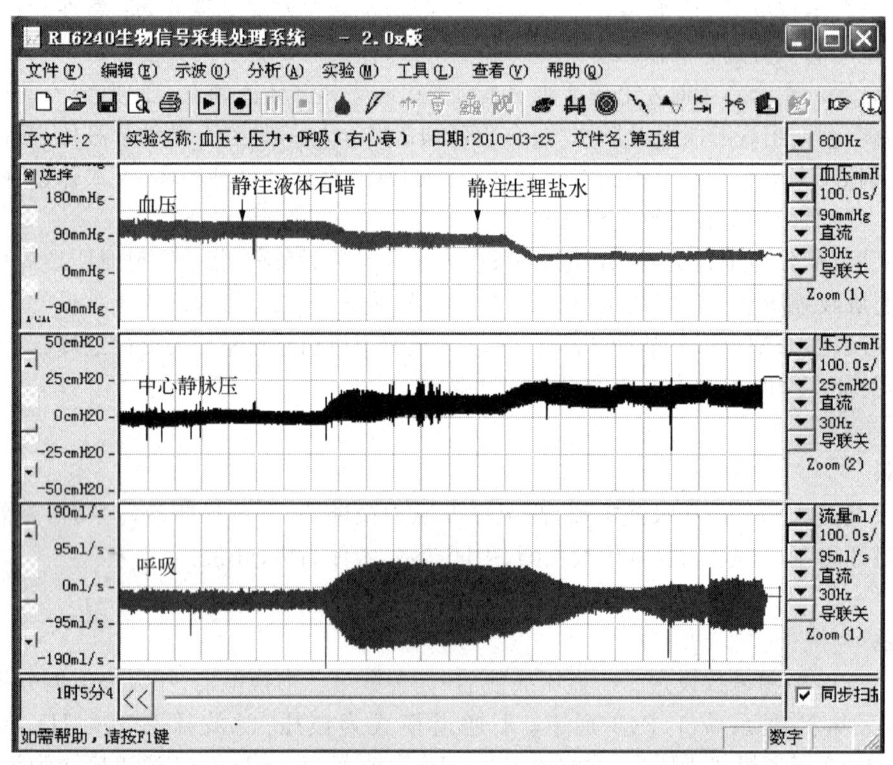

图 5 - 35 家兔急性右心衰实验记录曲线

2.3.2 以 10 ml/min 的速度静脉注射生理盐水 50 ml。每 1 min 标记一次。观察记录动脉血压、中心静脉压(或右心房内压)、呼吸曲线,监听呼吸音。

2.3.3 按 0.5 ml/kg 体重剂量由耳缘静脉注射 37℃ 的液体石蜡,用微量注射泵以 0.5 ml/min速度注射,观察中心静脉压、血压、呼吸、呼吸音的变化。待呼吸加强时,停止注射,观察血压是否下降 20 mmHg,中心静脉压是否持续升高,如是,停止注射液体石蜡。否则继续注射。

2.3.4 血压稳定 5～10 min 后,以 1 ml/min 的速度静脉注射生理盐水,直至动物死亡。连续观察记录动脉血压、中心静脉压(或右心房内压)、呼吸曲线,监听呼吸音。

2.3.5 动物死亡后,剖开胸、腹腔(注意不要损伤脏器与大血管),观察有无胸、腹水、肠系膜血管充盈与脏器水肿。最后剪破腔静脉,让血液流出,观察此时肝脏和心腔体积的变化。

3 结果

列家兔正常及急性右心衰竭时动脉血压、中心静脉压、呼吸频率、通气量的数据表,用文字、数据描述急性右心衰竭时上述生理指标变化及尸检情况。

4　讨论

论述本实验右心衰竭模型的复制机制，家兔右心衰竭过程中动脉血压、中心静脉压、呼吸变化的机制。

【注意事项】

1. 液体石蜡注入速度要慢，否则易引起急性肺栓塞，很快死亡。
2. 准确标记各项处理及时间。

【问题探究】

1. 本右心衰竭模型中机体可出现哪几型缺氧表现？其机制是什么？
2. 本实验心力衰竭模型的复制机制是什么？
3. 本实验中家兔动脉血压、中心静脉压、呼吸发生哪些变化？为什么？

（梅汝焕　杜月光　白娟）

实验 20　失血性休克及其抢救

【预习要求】

1. 实验理论　　生理学教材中血压调节，病理生理学教材中失血性休克。
2. 实验方法　　第二章微机生物信号采集处理系统，第四章动物实验技术。
3. 实验准备　　预绘制实验原始数据记录表格和统计表格。预测实验结果。

【目的】 复制兔失血性休克模型。观察兔在失血性休克时的表现及微循环变化，探讨失血性休克的发生机制。了解失血性休克的抢救。

休克是多种原因引起的急性循环障碍，使全身组织血液灌流量严重不足，导致细胞损伤，各重要生命器官发生严重障碍的全身性病理过程。

失血导致血容量减少是休克常见的原因。当机体失血量少于全身血量的 10%时，机体可通过自身的代偿功能使血压和组织灌流量保持基本正常。当机体快速失血超过总血量的 20%左右时，血容量急剧减少，静脉回流不足，心输出量减少，血压下降；加之压力感受器性反射活动减弱，引起交感神经强烈兴奋，外周血管收缩，组织有效血液灌流量不足而发生休克。休克对机体的影响是全方位的，临床上出现心脑功能障碍、心搏无力、皮肤发凉、紫绀等表现。补充血容量是提高心输出量和改善组织灌流的基本措施，在此基础上通过合理应用血管活性药物可进一步改善微循环功能，肾上腺素具有强心作用，可在一定程度上增强心肌收缩力，升高血压。本实验主要观察休克时心、肺、肾功能的改变，通过输血输液，了解休克的补液原则：需多少，补多少。

1 材料

体重 2.5～3.0 kg 兔;血压换能器,呼吸换能器,生物信号处理系统,计滴器,微循环观察装置,1 ml、10 ml、50 ml 注射器;氨基甲酸乙酯,生理盐水,微循环灌流液,肝素。

2 方法

2.1 系统连接和参数设定　计滴器、血压换能器、呼吸换能器分别接生物信号采集处理系统 1、2、3 通道。启动 RM6240 系统,在"实验"菜单中选择"影响尿液生成的因素",1 通道为计滴器,默认参数;2 通道模式为血压,时间常数为直流,滤波频率 100 Hz,灵敏度 90 mmHg;3 通道模式为流量,时间常数为直流,滤波频率 100 Hz,灵敏度100 ml/s;采样频率 800 Hz。

2.2 麻醉手术　家兔称重,按 5 ml/kg 体重剂量于耳缘静脉缓慢注入 200 g/L 氨基甲酸乙酯麻醉。将麻醉的兔仰卧位固定在兔台上,行气管插管术,左侧颈总动脉、右侧颈外静脉、股动脉、输尿管插管术(参见第四章实验动物手术)。输液瓶充灌一定量的生理盐水,静脉插管接输液装置,调节输液量至 5～10 滴/min。股动脉插管的导管连接已肝素化的 50 ml 注射器。计滴器置于输尿管插管的引流管出口下方计尿滴。

2.3 肠系膜微循环观察　在右侧腹直肌外缘作长 6 cm 纵行的中腹部切口,钝性分离肌肉,打开腹腔后,推开大网膜,找出一段游离度较大的小肠肠襻,轻轻从腹腔拉出,放置在微循环恒温灌流盒内,用显微镜观察肠系膜的微循环。

2.4 复制失血性休克模型

2.4.1 少量放血　打开股动脉上的动脉夹,按 7 ml/kg 体重的量放血,观察10 min的心率、血压、呼吸、尿量、肠系膜微循环变化。

2.4.2 大量放血　少量放血 10 min 后,按 14～18 ml/kg 体重的量放血(包括少量放血量),放血时间约为 3～5 min,使平均动脉压降至 40 mmHg 左右。如血压回升,可再放血,在 30～40 min 的观察期内维持平均动脉压在 40 mmHg 水平。观察心率、血压、呼吸、尿量、肠系膜微循环变化,记录失血总量。

2.5 失血性休克抢救　将注射器内的血液移入输液瓶内,从颈外静脉输回原血。输血后,观察血压、心率、呼吸、尿量及肠系膜微循环血流是否恢复正常。然后再输入生理盐水(60～100 滴/min)进行抢救,直至上述生理指标和微循环恢复正常。

2.6 实验观察

2.6.1 记录放血前动物的血压、呼吸、心率、尿量、肠系膜微循环、皮肤黏膜颜色。

2.6.2 记录少量放血时的 10 min 内上述各项指标。

2.6.3 记录大量放血时的 30～40 min 内上述各项指标。

2.6.4 记录输血、输液后上述各项指标。

3 结果

用文字和数据逐一描述失血性休克前后及输血输液抢救后的各项生理指标和肠系膜微循环变化。

4 讨论

结合实验观察与结果，讨论失血性休克的原因及发生机制。分析少量失血后，血压下降再回升的神经体液调节机制。大量失血致休克发生的机制，休克时微循环变化的特点及对机体的影响。探讨实验结果的主要干扰因素及改进方法。

【注意事项】

1. 麻醉深浅要适度，以免因疼痛刺激导致神经源性休克。
2. 分离颈外静脉时要注意小心剥离，以免损伤静脉。尽量减少手术出血。
3. 牵拉肠襻要轻，以免引起创伤性休克。
4. 动脉导管和抽血用注射器在插管前应抽吸少量的肝素溶液先肝素化。静脉导管术完成后，应立即缓慢滴注生理盐水。

【问题探究】

1. 兔失血性休克模型怎样制备？
2. 失血性休克时兔的各项生理指标及微循环有什么变化？其主要机制是什么？
3. 根据休克的病理生理改变，自行设计抢救方案，观察抢救效果。

附录：肠系膜微循环的观察

1. 向恒温水浴灌流盒内注入 38℃的灌流液(台氏液加入 1%明胶配成)。
2. 选择一段游离度大的小肠襻，从腹腔内拉出后放入恒温灌流盒的水浴槽内，使肠系膜均匀地平铺在有机玻璃凸形观察环上，压上固定板，调整灌流盒的液面，使液面刚覆盖过肠系膜，用透射光源或侧射光源在生物显微镜下观察。
3. 在镜下选好视野，分清肠系膜各种血管，包括动脉、静脉和毛细血管(仅能通过一个红细胞的血管)。观察血流速度，血管口径(可用测微器测定)及视野下某一固定区域内毛细血管管襻数目，找出标记血管，以便固定视野作动态的前后比较，也可用显微镜电视进行动态观察。

（白娟　杨午鸣）

实验 21　急性心力衰竭及治疗

【预习要求】

1. 实验理论　生理学教材中有关动脉血压的调节理论，病理生理学教材中有关心功能不全的产生机制和血液动力学表现，药理学教材中有关戊巴比妥钠、强心苷、苯妥英钠和利多卡因药理作用及机制内容。
2. 实验方法　第二章微机生物信号采集处理系统，第四章动物实验技术。第八章常用统计指标和统计方法和用 Excel 统计函数进行数据统计。
3. 预绘制实验原始数据记录表格和统计表格，预测实验结果。

【目的】 本实验旨在通过用戊巴比妥钠复制心力衰竭动物模型，观察心力衰竭时心脏功能及血流动力学的改变，并观察强心药物对衰竭心脏的强心作用以及过量时对心脏的毒性;同时,通过抗心律失常药物的使用,观察该类药对强心苷中毒性心律失常的治疗作用。

心力衰竭的血流动力学特点是心输出量减少、舒张末期压力增高、心肌舒缩性能异常、动脉血压下降和静脉血压增高。增加心肌负荷、心肌缺血缺氧损伤、化学药物等因素均可诱发心力衰竭。常用于复制心衰模型的药物有β受体阻断药普萘洛尔、钙通道阻滞药维拉帕米、中枢抑制药戊巴比妥等。这些抑制性药物达到一定剂量,都可使心肌收缩力下降40%以上,左室 dp/dt_{max} 明显降低,心输出量减少30%~40%,中心静脉压显著升高。

兴奋-收缩偶联障碍(Ca^{2+} 运转失常)是心力衰竭发生基本机制中的重要环节。戊巴比妥钠通过抑制心肌细胞肌浆网对 Ca^{2+} 摄取,并增加肌浆网的磷脂与 Ca^{2+} 的结合,由此降低 Ca^{2+} 的储存并随之使可利用的 Ca^{2+} 量减少,故可产生负性肌力作用而导致心力衰竭。

强心苷可抑制心肌细胞膜 Na^+-K^+-ATP 酶,使细胞内 Na^+ 增多,K^+ 减少,通过 Na^+-Ca^{2+} 交换机制,细胞内 Ca^{2+} 浓度增高,肌浆网摄取 Ca^{2+} 增加。同时,细胞内 Ca^{2+} 少量增加,可促进动作电位2期平台内流的 Ca^{2+} 增多,通过钙诱导的钙释放机制,促进肌浆网内的 Ca^{2+} 释放,发挥正性肌力作用。

强心苷对心肌电生理特性的作用机制复杂。治疗剂量的强心苷可增加迷走神经的活动,其神经递质乙酰胆碱可加速细胞内 K^+ 外流,增加最大舒张电位(绝对值增大),与阈电位距离加大,从而降低窦房结自律性。乙酰胆碱加速细胞内 K^+ 外流可使心房不应期缩短。乙酰胆碱可减慢 Ca^{2+} 内流,使房室传导速度减慢。强心苷抑制心肌细胞膜 Na^+-K^+-ATP 酶的直接作用可导致细胞内失 K^+,最大舒张电位降低,与阈电位距离缩短,使浦肯野纤维自律性提高。由于最大舒张电位降低,动作电位去极化速率减慢,动作电位幅度降低,有效不应期缩短。

由于强心苷的安全范围较小,且个体对强心苷敏感性不同,因而易发生中毒,出现各种心律失常。

1 材料

体重3 kg以上家兔;生物信号采集与处理系统,人工呼吸机,微量注射泵,心导管,血压换能器、高灵敏度压力换能器;戊巴比妥钠,氨基甲酸乙酯,毒毛旋花子苷K,肝素,阿托品,盐酸利多卡因,生理盐水。

2 方法

2.1.1 系统连接及仪器参数设置　ECG导联线、高灵敏度压力换能器、血压换能器分别接生物信号采集处理系统第1、2、3通道(图5-36)。系统参数:

(1) RM6240系统:在“实验”菜单,选择“血流动力血实验”。仪器参数:1通道心电,时间常数0.2 s,滤波频率30 Hz;2通道中心静脉压,时间常数直流,灵敏度25 cmH_2O;3通道左室内压,时间常数直流,灵敏度90 mmHg;4通道室内压微分,截止频率100 Hz,灵敏度1 800 mmHg/s;扫描速度2 s/div,采样频率4 kHz。

(2) MedLab系统:在“实验”中菜单选择“血流动力学”项目,仪器参数:第1通道心

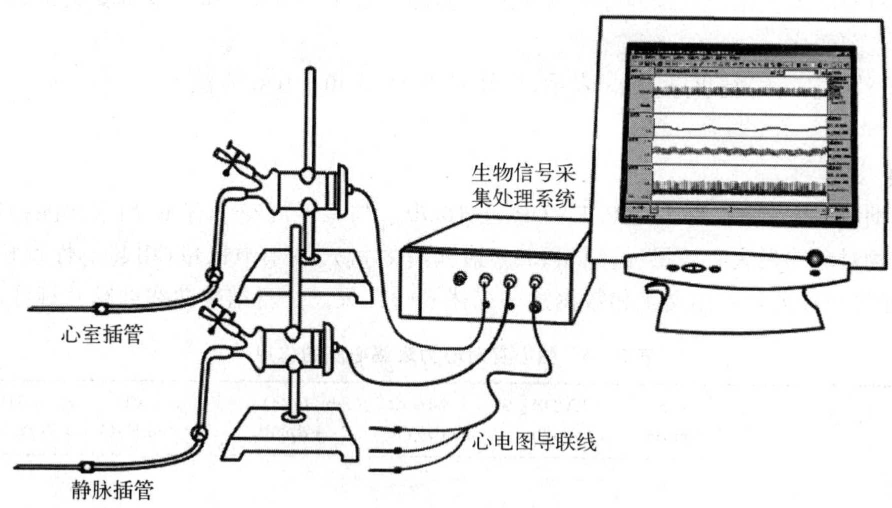

图 5-36　急性心力衰竭及治疗实验装置示意图

电，时间常数 0.2 s，上限频率 100 Hz，放大倍数 1 000；第 2 通道中心静脉压，时间常数直流，上限频率 30 Hz，放大倍数 20 000；第 3 通道心室内压，时间常数直流，上限频率 1 000 Hz，放大倍数 200；采样间隔 200 μs。

2.2　手术准备(参见第四章第一节动物实验的基本操作、第四节实验动物手术)

2.2.1　按 5 ml/kg 体重剂量耳缘静脉注射 200 g/L 氨基甲酸乙酯麻醉家兔。

2.2.2　针型电极按Ⅱ导联心电图插入上下肢近心端内侧皮下。

2.2.3　颈胸部剪毛，颈部正中切口，分离气管、右侧颈外浅静脉、左侧颈总动脉。

2.2.4　行气管插管，连接呼吸机，调节潮气量为 10 ml/kg，频率 30 次/min，呼吸时程比 1.25∶1。

2.2.5　行右侧颈外静脉插管，插入深度约 5 cm(进胸腔即可)。通过三通连接输液瓶和压力换能器及恒速注药装置，打开输液开关，输液量约为 15 滴/min。

2.2.6　行左颈总动脉插管，插管插入 3 cm 后，边观察仪器屏幕的压力波形和数据，边继续插入，直至左心室压波形出现和最低压力呈负值时，固定插管。

2.3　实验观察

2.3.1　连续记录观察心率(heart rate, HR)、左室收缩压(left ventricular systolic pressure, LVSP)，左室舒张末压(left ventricular end-diastolic pressure, LVEDP)，左室发展压(left ventricular developed pressure, LVDP)，室内压最大上升/下降速率($\pm dp/dt_{max}$)，中心静脉压(central venous pressure, CVP)。

2.3.2　建立急性心衰模型　　30 g/L 戊巴比妥钠溶液经微量注射泵以 0.5 ml/min 速度由颈静脉插管推入，以 LVSP 下降至给药前的 40%～50%为急性心衰指标，停止推注戊巴比妥钠。稳定 10 min，再次记录上述各项指标。

2.3.3　0.125 g/L 毒毛旋花子苷 K 以 0.3 mg/min 经颈静脉恒速推入，每 5 min 记录一次上述指标，当心电图出现心律紊乱时即为中毒指标。

2.3.4　出现缓慢型心律失常，如心动过缓可按 1 ml/kg 体重剂量推注 2 g/L 阿托品，记录用药后心电图变化。经颈静脉推入 4 g/L 盐酸利多卡因 3 ml/min 或苯妥英钠,记录用药后心电图变化。

2.4 统计方法 结果以 $\bar{x} \pm s$ 表示,统计采用 Student t test 方法。

3 结果

数据填入表 5-4,作 LVSP、LVDP、$\pm dp/dt_{max}$ 与毒毛旋花子苷 K 剂量线图;从图中找出药物对兔的最大有效量、治疗量(1/2 最大有效量)、最小中毒量(引起毒性反应的最小量)和最小致死量。用文字和数据逐一描述实验结果。实验结果曲线剪贴并标注。

表 5-4 强心苷对心力衰竭心脏的作用

处理项目	LVSP /mmHg	LVDP /mmHg	dp/dt_{max}(mmHg/s) $+dp/dt_{max}$	$-dp/dt_{max}$	CVP /cmH_2O	HR /(次/min)
给药前						
30 g/L 戊巴比妥钠						
0.125 g/L 毒 K						
4 g/L 利多卡因						

4 讨论

论述各项处理对心室内压、中心静脉压和心率的影响及机制。

【注意事项】

1. 插入心导管前应首先在体表粗略测量一下需要的心导管长度,在插管上涂抹液体石蜡,以减小摩擦;插管时手法要轻,边插入边注意观察血压变化,避免将心脏刺穿或导管紧贴心脏内壁。
2. 注射戊巴比妥时要密切观察,防止剂量过大引起动物死亡。

【问题探究】

1. 心力衰竭发生机制有哪些?本实验造成急性心力衰竭的机制是什么?
2. 本实验中心力衰减时 LVSP、LVDP、$\pm dp/dt_{max}$ 发生什么变化?有何病理生理意义?
3. 强心苷抗心力衰减的主要作用机制是什么?
4. 如何对急性心功能不全进行治疗?具有强心作用的药物有哪些?

(陆源 刘传飞)

实验 22 药物对兔血压的作用

【预习要求】

1. 实验理论 生理学教材中的心血管活动的调节和药理学教材中肾上腺素受体

激动药和阻断药、胆碱受体激动药和阻断药内容。

2. 实验方法　第二章微机生物信号采集处理系统；第四章动物实验技术。第八章常用统计指标和统计方法和用 Excel 统计函数进行数据统计。

3. 实验准备　预绘制实验原始数据记录表格和统计表格。预测结果。

【目的】 观察肾上腺素受体激动药、胆碱受体激动药物对兔(狗或猫)血压的作用，并以阻断药为工具分析各药对受体的作用。

血压形成与心室射血、血管阻力和循环血量三个基本因素相关，通过神经-体液调节机制维持正常血压。传出神经药是一大类药物，或拟似神经递质，或拮抗神经递质，通过激动或阻断分布于心血管上的肾上腺素受体或胆碱受体，影响心肌收缩性、血管舒缩程度从而升高或降低血压。

1　材料

家兔；氨基甲酸乙酯，肝素钠，盐酸肾上腺素(adrenaline hydrochloride)，重酒石酸去甲肾上腺素(noradrenaline bitartrate)，硫酸异丙肾上腺素(isoprenaline sulfate)，酚妥拉明(phentolamine)，盐酸普萘洛尔(propranolol hydrochloride)，氯化乙酰胆碱(acetylcholine chloride)，硫酸阿托品(atropine sulfate)；压力换能器，生物信号采集处理系统。

2　方法

2.1　实验系统连接及系统参数设置　参见实验 15。

2.2　动物麻醉和手术　参见实验 15。

2.3　实验观察

2.3.1　记录正常血压曲线

2.3.2　按 0.1 ml/kg 体重剂量静脉注射 2×10^{-2} g/L adrenaline。

2.3.3　按 0.1 ml/kg 体重剂量静脉注射 2×10^{-2} g/L noradrenaline。

2.3.4　按 0.1 ml/kg 体重剂量静脉注射 2×10^{-2} g/L isoprenaline。

2.3.5　按 1 mg/kg 体重剂量静脉缓慢注射 10 g/L phentolamine，2 min 再进行下项。

2.3.6　按 0.1 ml/kg 体重剂量静脉注射 2×10^{-2} g/L adrenaline。

2.3.7　按 0.1 ml/kg 体重剂量静脉注射 2×10^{-2} g/L noradrenaline。

2.3.8　按 0.1 ml/kg 体重剂量静脉注射 2×10^{-2} g/L isoprenaline。

2.3.9　按 0.5 mg/kg 体重剂量静脉缓慢(约 2 min 以上)注射 2.5 g/L propranolol，5 min后再进行下项。

2.3.10　按 0.1 ml/kg 体重剂量静脉注射 2×10^{-2} g/L adrenaline。

2.3.11　按 0.1 ml/kg 体重剂量静脉注射 2×10^{-2} g/L noradrenaline。

2.3.12　按 0.1 ml/kg 体重剂量静脉注射 2×10^{-2} g/L isoprenaline。

2.3.13 按0.1 ml/kg体重剂量静脉注射10^{-2} g/L acetylcholine。

2.3.14 按0.1 ml/kg体重剂量静脉注射1 g/L atropine。

2.3.15 按0.1 ml/kg体重剂量静脉注射10^{-2} g/L acetylcholine。

2.3.16 按0.1 ml/kg体重剂量静脉注射10 g/L acetylcholine。

2.3.17 按0.1 ml/kg体重剂量静脉注射10 g/L atropine。

2.3.18 按0.1 ml/kg体重剂量静脉注射10 g/L acetylcholine。

2.4 统计方法 结果以$\bar{x}\pm s$表示,统计采用Student t test方法。

3 结果

测量各药物给药前后动脉血压的收缩压、舒张压及心率,对数据进行统计,用文字、统计描述、统计结果表述实验结果。

4 讨论

论述各药对血压作用、特点及作用机制。

【注意事项】

1. adrenaline等药物静脉注射时容积小速度要快,阻断药须缓慢注入。每次给药后,再推生理盐水1 ml,使硅胶管内药物全部进入体内。

2. 待血压恢复到基本稳定后,再注射下一个药物。

【问题探究】

1. 肾上腺素能激动哪些受体?

2. 静脉注射肾上腺素,血压常出现先升高,而后降低,然后逐渐恢复,其原因如何?

3. 三种肾上腺素激动药对心脏活动、血压影响的异同点。

4. phentolamine对adrenaline对血压作用有何影响?

5. atropine对acetylcholine对血压作用有何影响?

(杨午鸣 陆源)

实验23 利多卡因对氯化钡诱发家兔心律失常的治疗作用

【预习要求】

1. 实验理论 心律失常发生的病理生理机制;抗心律失常药物的分类。

2. 实验方法 第二章微机生物信号采集处理系统;动物心电图描记方法;第四章动物实验技术。

【目的】 学习利用氯化钡制造心律失常的动物模型,观察利多卡因的抗心律失常作用。

诱发实验性心律失常的常用药物有氯仿、氯仿-肾上腺素、强心苷类(如哇巴因)、氯化钡、乌头碱等。氯化钡能促进心脏浦肯野纤维钠内流、抑制钾外流，促进4相自动除极，使自律性增强，导致异位节律而出现心律失常，心电图可表现出宽大畸形的QRS波，故常用于制作各种室性心律失常模型。利多卡因属于Ib类抗过速型心律失常药，可选择性作用浦肯野纤维，抑制钠内流，促进钾外流，降低自律性，消除折返激动。在临床上常作为防治急性心肌梗死室性心律失常的首选药物。

本实验通过观察利多卡因拮抗氯化钡诱发家兔心律失常的作用，进一步加深对心律失常发生机制及抗心律失常药知识的理解。

1　材料

家兔；氨基甲酸乙酯，氯化钡，盐酸利多卡因；生物信号采集处理系统(或心电图机)，针形记录电板。

2　方法

2.1　实验系统连接与参数设置　　导联线接微机生物信号采集处理系统第1通道，时间常数0.2～0.02 s，滤波频率(上限)100 Hz、采样频率1～4 kHz(或采样间隔1 ms)，扫描速度250 ms/div。

2.2　甲、乙两兔称重，按1 g/kg体重剂量耳缘静脉注射200 g/L氨基甲酸乙酯麻醉，仰位固定手术台上。按Ⅱ导联心电图分别将绿色、红色、黑色针形电极插入家兔右上肢、左下肢、右下肢皮下。心电图机记录方法见附录。

2.3　实验观察

2.3.1　氯化钡诱发心律失常的作用　　记录一段正常心电图后，甲兔按4 mg/kg体重剂量耳缘静脉注射4 g/L氯化钡溶液，再按0.5 ml/kg体重剂量推入生理盐水。连续记录心电图(用心电图机记录，注射药物后立即描记心电图，以后每隔1 min描记一段心电图)，记录心律失常的持续时间。

2.3.2　利多卡因的抗心律失常的作用　　乙兔，按上法诱发心律失常，当心电图出现明显心律失常时，立即按5 mg/kg体重剂量从耳缘静脉注射5 g/L的利多卡因，按上述要求记录心电图，观察能否制止心律失常。

3　结果

剪辑并打印正常心电、氯化钡诱发的心律失常，以及利多卡因抢救后的各段典型心电图波形；比较甲、乙两兔的心律失常持续时间。

4　讨论

论述氯化钡诱发心律失常的结果和机制及利多卡因拮抗氯化钡诱发心律失常的作用。

【注意事项】

1. 针形电极须插在皮下,如果插入肌肉则记录的心电图干扰较大。

2. 利多卡因须稀释至 5 g/L,应缓慢注射,否则可引起利多卡因中毒,造成动物死亡。

3. 用利多卡因拮抗氯化钡诱发心律失常作用奏效极快,因而在推注利多卡因期间即可开始记录心电图,以便观察其转变过程。

【问题探究】

1. 实验性心律失常动物模型有哪些?

2. 抗心律失常药物如何分类?

附录 心电图机记录家兔心电图方法

将针形电极按红(右上肢)-黄(左上肢)-绿(左下肢)-黑(右下肢)分别插入家兔四肢皮下。调整心电图机放大倍数 1 mV=10 mm,选取Ⅱ导联,纸速 50 mm/s。

实验 24 药物对急性心肌缺血性心电图的影响

【预习要求】

1. 实验理论 心律失常的电生理学基础,抗心绞痛药和抗心律失常药。

2. 实验方法 第二章微机生物信号采集处理系统;第四章动物实验技术;动物心电图描记方法。

3. 实验准备 预绘制实验原始数据记录表,预测实验结果。

【目的】 观察硝酸甘油对垂体后叶素所致心肌缺血性心电图变化的影响。

大剂量静脉注射垂体后叶素,动物可因冠状动脉痉挛而致心肌缺血,出现异常心电图改变,主要表现在 ST 段与 T 波的异常及心律失常。硝酸甘油属有机硝酸酯类,该类药物的基本作用是松弛血管平滑肌,扩张静脉、动脉和冠状血管,降低心肌耗氧量并增加心肌供氧,是缓解心绞痛最常用的药物。

本实验通过观察垂体后叶素诱发心肌缺血后心电图的变化以及硝酸甘油的治疗作用,加深对实验性心律失常模型及抗心肌缺血药理知识的了解。

1 材料

家兔;氨基甲酸乙酯,垂体后叶素,硝酸甘油,生理盐水;生物信号采集系统(或心电图机),针形记录电极。

2 方法

2.1 实验系统连接与参数设置 导联线接微机生物信号采集处理系统第 1 通道,时间常数 0.2~0.02 s,滤波频率(上限)100 Hz,采样频率 1~4 kHz(或采样间隔 1 ms),扫描速度 250 ms/div。

2.2 家兔称重与麻醉 甲、乙两家兔，按 1 g/kg 体重剂量耳缘静脉注射 200 g/L 氨基甲酸乙酯麻醉，仰位固定手术台上。按Ⅱ导联心电图分别将绿色、红色、黑色针形电极插入家兔右上肢、左下肢、右下肢皮下。心电图机记录方法见实验 23 附录。

2.3 实验观察

2.3.1 甲兔作为对照，按 0.5 U/kg 体重剂量于耳缘静脉注射垂体后叶素(1 U/ml)，10 秒内注射完毕，记录给药后 15 s、30 s、60 s、2 min、4 min、10 min、15 min 和 20 min 时的心电图。

2.3.2 乙兔在麻醉后按 0.8～1.0 ml/kg 体重剂量耳缘静脉注射 5 g/L 硝酸甘油悬液。给药后 5 min，同上法注射垂体后叶素和记录心电图。

3 结果

测量甲、乙两兔注射垂体后叶素前及注射后各时间点心电图变化(T 波高度、ST 移位、R－R 间距)，计算出变化率(与给药前相比)，从心电图判断有无心律失常；比较甲、乙两兔注射垂体后叶素后心率、ST 段、T 波的变化率的差异，以及心律失常发生情况。

4 讨论

讨论垂体后叶素引起心肌缺血的机制，心肌缺血时心电图的主要变化，硝酸甘油防治心肌缺血的作用和机制。

【注意事项】

1. 垂体后叶素稀释度和注射速度要固定一致。
2. 垂体后叶素引起的心电图变化可分为二期：

第一期：注射后 5～20 s，T 波显著高耸，S－T 段抬高，甚至出现单向曲线；

第二期：注射后 30 s 至数分钟，T 波降低、平坦、双相或倒置；S－T 段无明显改变；有时心律不齐，心率减慢，R－R 间期及 R－T 间期延长，持续数分钟或十几分钟。

【问题探究】

1. 急性心肌缺血的动物模型有哪些？
2. 缺血性心律失常的发生机制如何？其典型的心电图表现是什么？
3. 常用的抗心肌缺血的药物有哪些？

实验 25 毒毛旋花子苷 K 对家兔心电图的影响

【预习要求】

1. 实验理论 强心苷类药物的药理作用、临床应用和不良反应。
2. 实验方法 动物心电图记录技术，心电图的波形观察和测量。
3. 实验准备 预绘制实验原始数据记录表，预测实验结果。

【目的】 学习动物心电图记录方法，了解强心苷药物对心电图的影响和诱发心律失常的毒性作用。

强心苷类药物可抑制 Na^+, K^+-ATP 酶，加强心肌收缩性。强心苷中毒时，过分抑制心肌细胞 Na^+, K^+-ATP 酶，导致细胞内 Na^+、Ca^{2+} 大量增加，K^+ 明显减少，使心肌及浦肯野纤维自律性升高，传导减慢，有效不应期缩短；且可引起迟后去极及触发活动，或抑制窦房结或房室传导，使传导减慢引起折返激动而导致多种类型的心律失常。

毒毛旋花子苷 K 为一短效、速效强心苷类药物，静脉注射 5～10 min 开始起效，常用于治疗急性心功能不全。

本实验给家兔静脉注射毒毛旋花子苷 K，观察强心苷对心电图的影响，了解强心苷诱发心律失常的毒性反应。

1 材料

家兔；氨基甲酸乙酯，毒毛旋花子苷 K 溶液；生物信号采集处理系统(或心电图机)；针形记录电极。

2 方法

2.1 实验系统连接与参数设置 导联线接微机生物信号采集处理系统第 1 通道，时间常数 0.2～0.02 s，滤波频率(上限)100 Hz、采样频率 1～4 kHz(或采样间隔1 ms)，扫描速度 250 ms/div。

2.2 家兔称重与麻醉 家兔称重后，按 5 ml/kg 体重剂量耳缘静脉注射 200 g/L 氨基甲酸乙酯麻醉家兔，家兔麻醉后仰位固定手术台上。按Ⅱ导联心电图分别将绿色、红色、黑色针形电极插入家兔右上肢、左下肢、右下肢皮下。心电图机记录方法见实验 23 附录。

2.3 实验观察 记录一段正常心电图后，按 0.25 mg/kg 体重剂量耳缘静脉注射 0.25 g/L毒毛旋花子苷 K 溶液，观察和记录心电图变化。尤需注意心率、P-R 间期、T 波及 ST 段变化。30 min 后可重复一次。

3 结果

剪辑或打印正常心电及药物注射后典型心电图变化波形；列表记录药物注射前后心率、P-R 间期、T 波及 ST 段变化；简要总结毒毛旋花子苷 K 对家兔心电图的影响。

4 讨论

结合结果，讨论毒毛旋花子苷 K 引起心电图改变和心律失常的可能机制，探讨强心苷药物的毒性反应及治疗措施。

【注意事项】

1. 针形电极一定要插在皮下，如果插入肌肉则记录的心电图干扰较大；同时注意描记心电图时避免手或金属器械接触针形电极。

2. 给药时需缓慢，否则会影响实验结果。

3. 一般中、小剂量强心苷心电图常见P－P间距增大(心率减慢)、P－R间期延长(房室传导减慢)、T波降低或倒置、S－T段降低。更大剂量(中毒时)可见室性早搏、二联律、三联律、心室纤颤等各种心律失常。

【问题探究】

1. 强心苷对心肌有哪些作用？其机制是什么？
2. 强心苷中毒有哪些表现？
3. 强心苷引起的房室传导阻滞为什么可以用阿托品治疗？

(刘传飞　林国华)

第四节　呼吸系统实验

实验 26　肺通气功能和基础代谢的测定

【预习要求】

1. 实验理论　生理学教材中肺通气功能和能量代谢部分内容。
2. 实验准备　预绘制实验原始数据记录表格和统计表格。

一、肺通气功能测定

【目的】 学习和掌握人体肺通气量的测定方法和正常通气量。

肺的主要功能包括肺与外界的气体交换-肺通气和肺泡与血液间的气体交换-肺换气，肺通气功能直接影响肺换气，肺通气功能的测定对评定肺功能具有重要的生理意义。在临床上，通过肺功能测定，可以提示呼吸功能不全的严重程度，鉴别通气障碍的类型，显示气体分布和气体交换的基本状态等。

肺通气功能采用肺量计进行测定。肺量计有很多种类，最新的肺量计采用呼吸流量传感技术和计算机技术，能自动完成肺功能各项指标自动测定。水封式肺量计为较早期肺功能测定仪器，除测定肺通气功能外，还能测定耗氧量，其原理见本实验附录。

1　材料

人；肺量计，磅秤，气压计，温度计，鼻夹；75％酒精，氧气，钠石灰。

2　方法

2.1　微机化 FGC－A^+肺功能测试仪的肺功能测定方法

2.1.1　测量前准备　连接好电源、传感器、IC卡、数据连接线。开机，系统进行初始化及自检程序,开机预热 15 min。初始化、自检后,按“确认”键进入主菜单(图5-37),选择按①键进入受检者参数输入界面,根据光标所在行的参数输入受检者相应的参数值:编号(10 位)、年龄(2 位)、性别(男性按①,女性按②)、身高(3 位)、体重(3 位)、日期(八位)。每输完一项,按▼键进入下一项。全部输入完毕,按“确认”键返回主菜单。将一次性纸质吹筒与传感器进口连接。

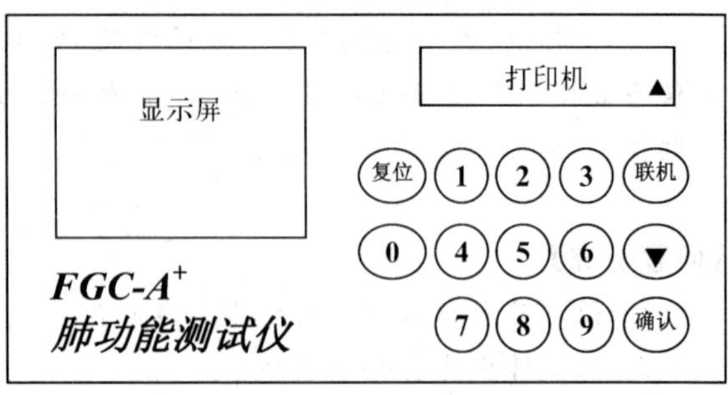

图 5-37　肺功能测试仪面板

2.1.2　肺功能测定

(1) 用力肺活量测试　在主菜单界面按②键。嘱受检者面对仪器站立,加鼻夹,口含吹筒,先做数次平静呼吸适应,后做一次尽力的深吸气,直到不能吸气时操作者立即按下①键,受检者以最大的力气、最快的速度呼气,直到不能呼气为止,此时测试仪同步显示出用力肺活量曲线,直到测试曲线停止移动。屏幕右下出现“*”号时,操作者根据受检者用力肺活量曲线的正确与否,选择按⓪键,并返回主菜单;选择按②重新测量用力肺活量。

(2) 肺活量测试　在主菜单界面按③键,嘱受检者面对仪器站立,加鼻夹,口含吹筒,操作者按下①键,受检者先平静呼吸四次,并在第四次平静呼气末(不换气)以中等速度和力气呼气,直至不能再呼气时开始作最大的吸气,再次以中等速度和力气吹气,直至不能再呼气为止;此时测试仪同步显示肺活量测试曲线。待屏幕右下角出现“*”号时,操作者根据受检者肺活量测试曲线正确与否,选择按⓪键,并返回主菜单;选择按②重新测量肺活量。

(3) 最大通气量测试　在主菜单界面按④键,受检者取立位,加鼻夹,含吹筒,平静呼吸 4～5 次后操作者按下①键,嘱受检者以最大呼吸幅度、最大呼吸速度持续呼吸 12 秒,此时测试仪同步显示最大通气量曲线。待屏幕右下角出现“*”号时,操作者根据受检者最大通气量测试曲线正确与否,选择按⓪键,并返回主菜单;选择按②重新测量最大通气量。

2.1.3　数据输出　　按一下打印机上的▲键,打印机指示灯亮,在主菜单界面下按⑤键数据显示打印子菜单,按以下方法操作:

(1) 选择按①或②或③键分别显示用力肺活量、肺活量、最大通气量的数据及曲线,再按②键打印屏幕显示的测试数据及曲线。

(2) 按④键打印用力肺活量、肺活量、最大通气量的完整报告单。

(3) 按⑤键将测试者检测数据传送到计算机。

2.2　水封式肺量计的肺功能测定方法

2.2.1　测试前准备　　首先在肺量计内的钠石灰筒里加上新鲜粒状钠石灰,向水筒内加水至适量。筒内加水后切勿用力压浮筒,以免水溢出,关闭三路开关。打开充 O_2 气开关,经与氧气瓶连接的橡皮管,缓缓向浮筒内注入 O_2,使浮筒慢慢上升,充气至 5～8 升时关闭氧气瓶和充气管开关。装好记录纸,放下描笔使接触记录纸面,接通电源。取经煮沸并用75%酒精消毒的橡胶接口衔接于三通阀上,受检者取立位,嘴衔接口,接口的薄橡胶片置于口腔前庭,用牙咬住接口上的两个突起,以便密封。夹上鼻夹,此时被试者由口腔经三通阀与外界进行呼吸。让被试者呼吸适应后,在呼气末将三通阀打开。此时,即可见描笔随呼吸左右移动。根据描笔移动幅度,可在记录纸上直接读出肺通气量。按下"记录"钮,使仪器处于记录准备状态。纸速 60 mm/min,开始记录。

2.2.2　肺功能测定

(1) 测定潮气量(tidal volume,VT)　令被试者平静呼吸,此时所描记曲线的变化幅度即为潮气量。

(2) 测定补吸气量(inspiratory reserve volume,IRV)　令被试者在平静吸气末继续做一次最大限度的吸气。

(3) 补呼气量(expiratory reserve volume,ERV)　稍待呼吸平静,即令被试者在平静呼气末继续做一次最大限度的呼气。

(4) 肺活量(vital capacity,VC)　平静呼吸 5 次后,令被试者进行一次最大限度的吸气,然后紧接着进行尽力呼气。

(5) 测定用力肺活量(forced vital capacity,FVC)　令被试者做最大限度吸气至肺总容量(total lung capacity,TLC)位,在吸气末屏气 1～2 s,按下 1200 mm/min 的纸速按钮,立即令被试者用最快的速度呼气,呼气持续 3 s 以上,直至不能呼出为止。重复二至三次。

(6) 测定最大通气量(maximal voluntary ventilation,MVV)　纸速调于 60 mm/min,平静呼吸 4～5 次以后,令受检者最大呼吸幅度、最大呼吸速度持续重复呼吸 12 s 或 15 s。其间呼吸频率为 10～15 次。休息 5～10 min 后重复第二次测定。二或三次测定结果中取最大值作为实测值。

(7) 关掉电源。撤下接口洗净。剪下记录纸进行分析和计算(见图 5－38)。如近期不再使用该仪器,还应放水,倒出钠石灰贮入瓶内。

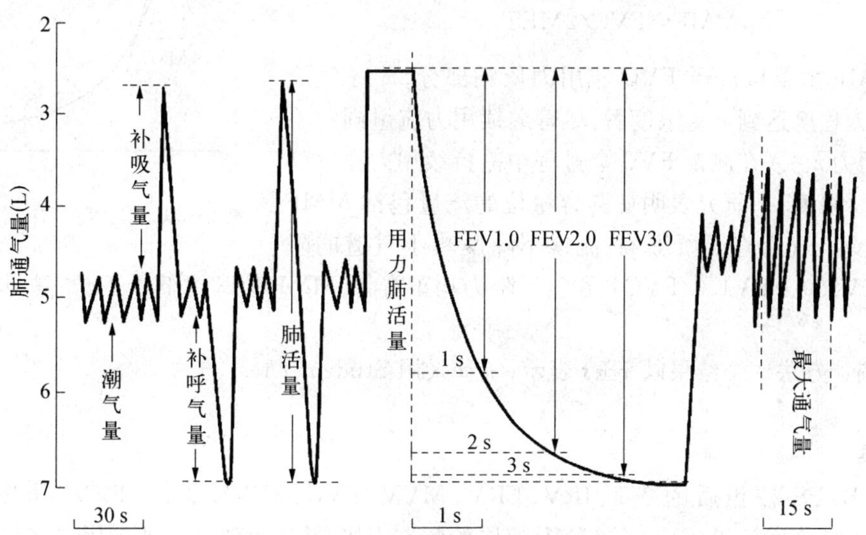

图 5－38　肺通气功能测试曲线

2.2.3 测量计算

(1) 潮气量 呼吸基线平稳,取5次平静呼吸波,每次吸入或呼出的平均气量。

(2) 补吸气量 平静吸气末以后曲线的幅度为补吸气量。深吸气量(inspiratory capacity, IC)为平静呼气位与最大吸气位之间的容量差,常态下为VC的3/5或4/5。

(3) 补呼气量 平静呼气末曲线的增加幅度即为补呼气量。正常状态下为VC的1/5或2/5。

(4) 肺活量 整个曲线的变化幅度即为肺活量。

(5) 测定最大通气量 计算12 s或15 s内吸入气(或呼出气)总量,乘以5或4,即为每分钟最大通气量。两或三次测定结果中取最大值作为实测值。

通气储量%=((最大通气量－静息通气量)/最大通气量)×100%。

通气储量%＞93%以上者为正常,＜70%通气功能严重损害。

(6) 用力肺活量 最大吸气至TLC位后1 s之内的快速呼出量,即为1 s用力呼气容积(forced expiratory volume in one second,FEV1.0)。FEV1.0既是容量测定也是1 s的平均流量测定。常以FEV1.0/FVC%表示。大部分的正常人1 s能呼出FVC的70%～80%。3 s用力呼气容积(FEV3.0)指最大吸气至TLC位后3 s之内的快速呼出量。

测量和计算FVC值、FEV1.0值、FEV1.0/FVC%、FEV3.0值、FEV3.0/FVC%。作BTPS校正(见附录)。

(7) 最大呼气中段流量(maximal midexpiratory flow curve,MMF) 由FVC曲线上计算获得用力呼出肺活量25%～75%的平均流量。将FVC曲线分为四个等分(图5-39),取肺活量的25%～75%部分除以呼出肺活量25%～75%容量所需的时间(最大呼气中段时间 mid-expiratary time,MET):

$$MMF=FVC/2MET$$

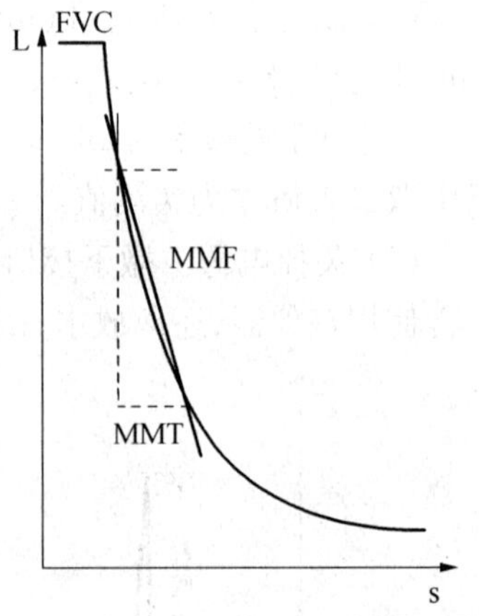

图5-39 最大呼气中段流量

MMF主要取决于FVC非用力依赖部分,即呼气流量随用力程度达到一定限度后,尽管继续用力流量固定不变,与用力无关(在测定FVC全过程中需持续用力呼气以达到流量限度)。研究表明低肺容量位的流量包括MMF的改变受小气道直径所影响,流量下降反映小气道的阻塞。FEV1.0、FEV1.0/FVC%和气道阻力均正常者,MMF值却可低于正常,常见于小气道疾患。

2.3 统计方法 结果以 $\bar{x}\pm s$ 表示,统计采用Student t test方法。

3 结果

列BTPS校正后的VT、IRV、ERV、MVV、FVC、FEV1.0值、FEV1.0/FVC%、FEV3.0值、FEV3.0/FVC%、MMF值原始数据表格,并进行统计处理。用文字和数据逐

一描述实验结果。实验结果曲线剪贴并标注。

4　讨论

论述肺功能各项测试指标的生理学意义。

【注意事项】

（1）接通三通阀，被试者应感觉呼吸阻力正常，否则应检查是否管道不够通畅或钠石灰失效等原因（后一原因常在实验进行一段时间后出现呼吸困难和紧迫感）。

（2）最大通气量测验是较剧烈的呼吸运动，凡严重心肺疾病患者及咯血患者均不宜做此项试验。正常人经过 15 s 的持续快速大幅度重复呼吸后体内储存的 CO_2 减少 500 ml，$PaCO_2$ 下降 2.66 kPa（20 mmHg）。对于肺泡通气不足患者测定过程需受到严密的监测，因为呼吸性酸中毒的快速逆转会导致电解质的转移和心律改变。

（3）测定用力肺活量时，无鼓风器装置的肺量计则取出 CO_2 吸收器以减少通气阻力。

【问题探究】

（1）试分析测定肺活量与用力肺活量的意义有何不同？气道轻度狭窄或肺弹性降低的病人，其肺活量与用力肺活量是否一定同时下降？

（2）MMF 值有何意义？

（3）MVV 反应肺通气的哪些结构和功能，有何生理意义？

二、基础代谢率的测定

【目的】　掌握基础代谢率的测定原理和方法

基础代谢是指机体在基础条件下的能量代谢。基础条件包括清醒、安静、卧位、空腹、室温控制在 20～25℃等条件。测定基础代谢的方法分直接法和间接法两种。直接测定法是测定单位时间内机体总的热散失量。此法测定复杂、条件要求较高。间接测定法是测定单位时间内的氧耗量并根据氧的热价而间接推算出机体所产生的热量。此法较简单常用。已知机体能量消耗与体表面积成正比，为便于同年龄同性别个体之间进行比较，通常以每平方米体表面积的产热量，即总产热量除以体表面积所得的数值作为衡量指标，称为基础代谢率，单位为 $kCal/(h \cdot m^2)$ 体表面积。

1　材料

人；单筒肺量计，磅秤，氧气，气压计，温度计，诊察床，钠石灰，75％酒精。

2　方法

2.1　基础代谢的测定

2.1.1　受试者于实验前 12 h 禁食。测定前静卧半小时，保持清醒、安静。肌肉放松。室温 20～25℃。

2.1.2 测试前准备 首先在肺量计内的钠石灰筒里加上新鲜粒状钠石灰,向水筒内加水至适量。筒内加水后切勿用力压浮筒,以免水溢出关闭三路开关。打开充 O_2 开关,经与氧气瓶连接的橡皮管,缓缓向浮筒内注入 O_2,使浮筒慢慢上升,充气至 5～8 L 时关闭氧气瓶和充气管开关。装好记录纸,放下描笔使接触记录纸面,接通电源。取经煮沸并用75%酒精消毒的橡胶接口衔接于三通阀上。

2.1.3 受检者取立位,嘴衔接口,接口的薄橡胶片置于口腔前庭,用牙咬住接口上的两个突起,以便密封。夹上鼻夹,此时被试者由口腔经三通阀与外界进行呼吸。让被试者呼吸适应后,在呼气末将三通阀打开。此时,即可见描笔随呼吸左右移动。根据描笔移动幅度,可在记录纸上直接读出肺通气量。

2.1.4 实验进行 6 min,在呼气末将三通阀旋至与外界相通,除去鼻夹,取出口瓣,结束实验。取下呼吸曲线记录纸,从记录纸上读出 6 min 内肺量计减少的氧量,即为受试者 6 min的氧耗量(非标准状态)。

2.1.5 测定受试者的身高、体重。记录测定时的室温、气压。

2.2 基础代谢率的计算

2.2.1 计算非标准状态下每小时的氧耗量,即 6 min 的氧耗量乘以 10。换算成标准状态下的氧耗量(见附录)。

2.2.2 计算每小时产热量,即 $V_0 \times 4.825$(基础条件下的呼吸商按 0.82 计算,此时氧热价为 4.825)。

2.2.3 利用身高、体重值,依据身体表面积检查图,查出体表面积(m^2)。体表面积也可从下式得出:

$$体表面积(m^2)=0.0061\times 身高(cm)+0.0128\times 体重(kg)-0.1529$$

2.2.4 计算基础代谢值,即每小时单位体表面积的产热量:

$$V_0\times 4.825/s[kCal/(h\cdot m^2)]$$

2.2.5 根据表 5 - 6 与同性别、同年龄人的正常基础代谢平均值相比较,求出基础代谢率相对值。

基础代谢率=(基础代谢实测值-正常基础代谢平均值)/正常基础代谢平均值×100%

此值超出正常值±15%以上时,可视为异常。

2.3 统计方法 结果以 $\bar{x}\pm s$ 表示,统计采用 Student t test 方法。

3 结果

列一组耗氧量、基础代谢和基础代谢率原始数据表格,并进行统计处理。用文字和数据描述实验结果。实验结果曲线剪贴并标注。

4 讨论

论述实验结果与正常人平均值的差异及可能影响因素。

【注意事项】

1. 实验必须在基础条件下进行。
2. 实验前应须对实验装置进行检查，看有无漏气、漏水。
3. 检查钠石灰是否变色，如变为黄色，不宜再用。

【问题探究】

1. 何为代谢的基础条件？何为基础代谢率？
2. 间接测定基础代谢率的原理依据是什么？

附录　BTPS 校正及水封式肺量计原理

1. BTPS 校正　　将通气量换算成干燥、0℃、760 mmHg 状态下的标准容积(BTPS 校正)。

$$V_0 = V_t \times \frac{(P_t - P_{H_2O}) \times 273}{(273 + t) \times 760}$$

V_0：0℃、760 mmHg 时的干燥气体容积，V_t：实验中测得的气体量，t：实验当时的室温；P_t：实验时的气压；P_{H2O}：实验当时温度下的饱和水蒸气压(表 5-5)

表 5-5　不同温度时的水蒸气压

温度/℃	水蒸气压力/mmHg	温度/℃	水蒸气压力/mmHg	温度/℃	水蒸气压力/mmHg	温度/℃	水蒸气压力/mmHg
10	9.14	17	14.39	24	22.16	31	33.37
11	9.77	18	15.33	25	23.52	32	35.32
12	10.43	19	16.32	26	24.95	33	37.37
13	11.14	20	17.36	27	26.47	34	39.52
14	11.88	21	18.46	28	28.06	35	41.78
15	12.67	22	19.63	29	29.74	36	44.16
16	13.51	23	20.86	30	31.51	37	46.56

表 5-6　我国人正常的基础代谢平均值[kCal/(h · m²)]

年龄/岁	11～15	16～17	18～19	20～30	31～40	41～50	50 以上
男　性	46.7	46.2	39.7	37.7	37.9	36.8	35.6
女　性	41.2	43.1	36.8	35.0	35.1	34.0	33.1

2. 水封式肺量计原理如图 5-40 所示，浮筒悬浮于隔层水筒中，浮筒内部形成一密闭空间，两根管道分别通过呼气、吸气导管与测试口相通。在呼气导管上安置 CO_2吸收剂(钠石灰)吸收呼出气中的 CO_2。呼、吸气导管的另一端连接三通阀，三通阀上安装橡胶接口，被测试者口腔嘴衔橡胶接口，通过呼、吸气导管进行呼吸。浮筒内充灌氧气。被测试者的呼吸运动，引起浮筒内气体容积的变化，使浮筒发生上下运动。浮筒顶部的缆索通过滑轮与平衡锤(抵消浮筒在重力)连接，固定在缆索的描记笔随浮筒的上下运动，在记录纸上描记出浮筒内气体容积的变化曲线-肺通气功能曲线。

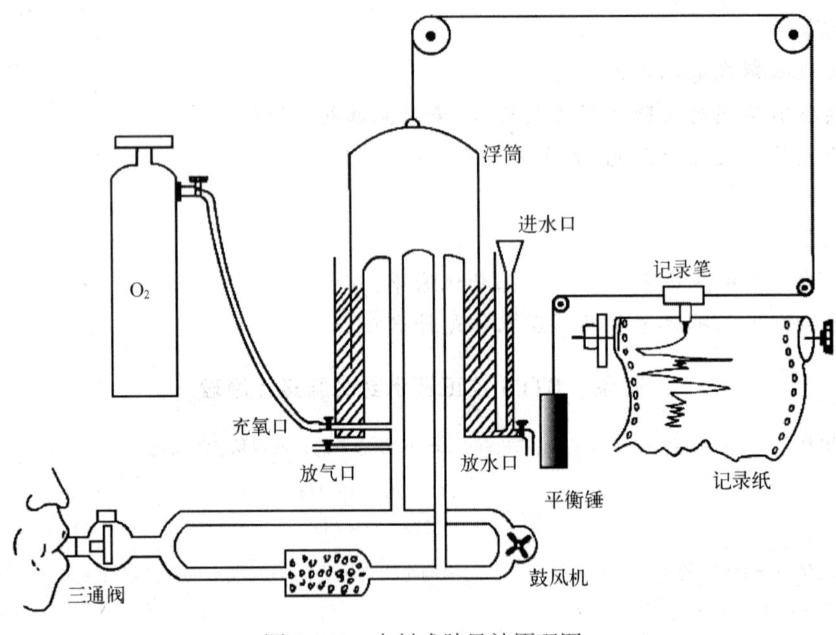

图 5-40　水封式肺量计原理图

(陆源　梅汝换)

实验 27　家兔呼吸运动的调节

【预习要求】

1. 实验理论　　生理学教材有关呼吸运动调节。

2. 实验技术　　第二章第三节或第四节微机生物信号采集处理系统。第四章动物实验技术。第八章常用统计指标和统计方法,用 Excel 统计函数进行数据统计。

3. 实验准备　　预绘制实验原始数据记录表格和统计表格。预测实验结果。

【目的】 观察血液中化学因素(PCO_2、PO_2和[H^+])改变对家兔呼吸运动(呼吸频率、节律、幅度)的影响,初步探讨其作用部位,并分析机制。观察迷走神经在家兔呼吸运动调节中的作用,初步探讨其机制。掌握气管插管术和神经血管分离术。

呼吸运动是呼吸中枢节律性活动的反映。在不同生理状态下,呼吸运动所发生的适应性变化有赖于神经系统的反射性调节,其中较为重要的有呼吸中枢、肺牵张反射以及中枢、外周化学感受器的反射性调节。因此,体内外各种刺激,可以直接作用于中枢部位或通过不同的感受器反射性地影响呼吸运动。

1　材料

家兔;N_2,CO_2,氨基甲酸乙酯,乳酸;呼吸换能器,微机生物信号采集处理系统。

2　方法

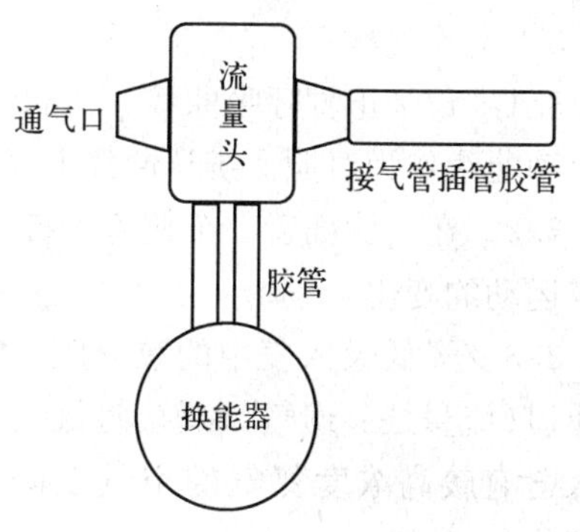

图 5-41　流量头连接示意图

2.1　实验系统连接及参数设置　　流量法装置见图 5-41,用胶管连接流量头与气管插管,流量头连接呼吸流量换能器。气道压力法记录装置见图 5-42,用胶管连接呼吸换能器测压口和气管插管,呼吸换能器输出线接微机生物信号处理系统。仪器参数设置：

(1) RM6240 系统：点击“实验”菜单,选择“呼吸运动调节”,仪器参数：通道时间常数为直流,滤波频率 30 Hz,灵敏度 10 cmH_2O(或 50 ml/s),采样频率 800 Hz,扫描速度 1 s/div。连续单刺激方式,刺激强度 5～10 V,刺激波宽 2 ms,刺激频率 30 Hz。

(2) MedLab 系统：点击“实验”菜单,选择“呼吸记录”项,仪器参数：通道放大倍数 1 000,时间常数为直流,上限频率 30 Hz,采样间隔 1 ms;串刺激方式,波宽 2 ms,刺激强度 5～10 V,时程 1 s,频率 30 Hz。

2.2　手术准备(参见第四章第一节动物实验的基本操作、第四节实验动物手术)

2.2.1　麻醉固定　　家兔称重后,按 1 g/kg 体重剂量耳缘静脉注射 200 g/L 氨基甲酸乙酯。待兔麻醉后,将其仰卧,先后固定四肢及兔头。

2.2.2　手术　　剪去颈前被毛,颈前正中切开皮肤 6～7 cm,直至下颌角上 1.5 cm,用止血钳钝性分离软组织及颈部肌肉,暴露气管及与气管平行的左、右血管神经鞘,细心分离两侧鞘膜内迷走神经,在迷走神经下穿线备用。分离气管,在气管下穿两根粗棉线备用。

2.2.3　气管插管　　在环状软骨下约 1 cm 处,做“⊥”形剪口,用棉签将气管切口及气管里的血液和分泌物擦净,气管插管由剪口处向肺端插入,插时应动作轻巧,避免损伤气管黏膜引起出血,用一粗棉线将插管口结扎固定,另一棉线在切口的头端结扎止血。

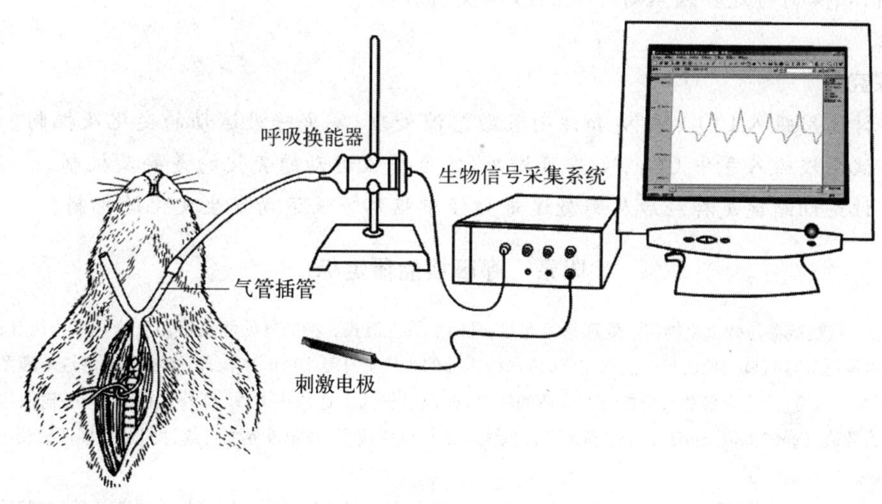

图 5-42　呼吸运动调节实验装置

2.3 实验观察

2.3.1 记录正常呼吸曲线 启动生物信号采集处理系统记录按钮,记录一段正常呼吸运动曲线作为对照。辨认曲线上吸气、呼气的波形方向(呼气曲线向上,吸气曲线向下)。

2.3.2 在气管插管一个侧管上接一根长 50 cm 胶管(流量法: 接通气口),观察和记录呼吸运动的变化。

2.3.3 降低吸入气中的氧分压 待呼吸曲线恢复正常,用一只小烧杯置于气管插管开口(流量法: 通气口)前,将氮气导管口平行于气管插管口使气体冲入烧杯,给动物吸入含有较高浓度氮气的空气以降低家兔吸入气中的氧分压,观察和记录呼吸运动的变化。

2.3.4 增加吸入气中二氧化碳分压 待呼吸曲线恢复正常,按实验观察 2.3.3 的操作方法打开二氧化碳气体导管,使家兔吸入含有较高浓度二氧化碳的空气。待家兔呼吸运动增强后,立即移去二氧化碳气体导管。待呼吸恢复正常后再做下一步实验。

2.3.5 增加血液中[H^+] 耳缘静脉缓慢注入 20 g/L 乳酸溶液 2 ml,观察呼吸运动的变化。

2.3.6 迷走神经对呼吸运动的调节作用 分别观察切断一侧迷走神经和切断两侧迷走神经以后呼吸运动的变化。以 5～10 V 强度、15～30 Hz 频率,2 ms 波宽的连续电脉冲间断刺激一侧迷走神经中枢端,观察呼吸运动较之切断前有何改变。

2.4 统计方法 结果以 $\bar{x} \pm s$ 表示,统计采用 Student t test 方法。

3 结果

列各种因素处理前后每分通气量(或气道压力),呼吸频率,原始数据表格,并进行统计处理。用文字和数据逐一描述实验结果。实验结果曲线剪贴并标注。

4 讨论

分析和探讨各处理因素对呼吸的影响及机制。

【问题探究】

1. 讨论用吸入 CO_2、纯 N_2和注射乳酸溶液处理,家兔呼吸运动的变化及机制。
2. 试比较吸入气中 CO_2、N_2浓度增加,家兔呼吸运动的变化的差异及机制。
3. 讨论切断迷走神经后及刺激迷走神经中枢端呼吸运动发生变化的机制。

附录 呼吸换能器定标

压力法: 吸换能器与微机生物信号处理系统连接,时间常数直流式。换能器的测压口用胶管与水检压计连接,用注射器从水检压计排气口向检压计内注入空气,使水检压计的水柱上升至 10 cm 水柱,用微机生物信号处理系统记录压力线,调节灵敏度(或放大倍数),使信号有合适的幅度,在记录界面上选择压力线,打开定标对话框,输入与压力线对应的压力数值,选择"单位"cmH_2O,在"确定"后,系统的定标就完成了,在记录界面可通过测量工具直接读出记录的压力数据。

流量法: 按上法连接、设置仪器。流量头用两胶管与换能器测压口连接。用一胶管接流量头通气口,胶管一头接 50 ml 注射。启动仪器,"通道模式"选择"呼吸流量",记录注射器推注 50 ml 空气的曲线,用"面积测量"工具测出记录曲线的面积，打开“定标”对话框，输入测量结果。该法记录所得是通气量。

（陆源 汤伯瑜）

实验 28 胸内负压和气胸的观察

【预习要求】

1. 实验理论 胸膜腔内负压产生的机制及其生理意义。
2. 实验方法 第四章耳缘静脉注射和麻醉技术。胸膜腔穿刺方法。

【目的】 学习胸内负压的测量方法，观察不同因素对胸内负压的影响。

胸膜腔是由胸膜脏层和壁层所构成的密闭而潜在的间隙。在平静呼吸时胸膜腔内的压力低于大气压，称为胸内负压。胸内负压可随吸气和呼气而升降。在胸膜腔密闭性被破坏后，外界空气进入胸膜腔，胸膜腔负压消失而产生气胸。

本实验通过家兔胸膜腔穿刺的方法直接观察家兔呼吸周期中胸内负压的变化，了解胸膜腔内压异常改变和气胸对呼吸功能的影响。

1 材料

家兔；氨基甲酸乙酯；穿刺针，高灵敏度压力传感器，呼吸换能器，生物信号采集处理系统（或水检压计）。

2 方法

2.1 系统连接和参数设置 呼吸换能器、高灵敏度压力换能器分别接生物信号采集处理系统1、2通道。启动生物信号采集处理系统，设置仪器参数：

(1) RM6240系统：1、2通道时间常数为直流，滤波频率30 Hz，灵敏度25 cmH_2O，采样频率800 Hz，扫描速度1 s/div。

(2) MedLab系统：1、2通道放大倍数1 000，时间常数为直流，上限频率30 Hz，采样间隔1 ms。

2.2 手术准备

2.2.1 常规麻醉动物，背位固定于兔台上，行气管插管 参见161页实验27。

2.2.2 将穿刺针（18号注射针头）尾端用胶管与高灵敏度压力传感器（或水检压计）相连。在兔右腋前线第四、五肋间，沿肋骨上缘垂直刺入胸膜腔内。首先用较大力量穿透皮肤，然后控制力量，用手指抵住胸壁缓进以防刺入过深。当看到记录曲线小于零（检压计水液面产生位差），并随呼吸运动而上下波动时，说明针头已进入胸膜腔内，即停止进针并固定于这一位置。

2.3 实验观察

2.3.1 平静呼吸时的胸内压 待动物呼吸平稳后，用生物信号采集处理系统观察记录正常平静呼吸时胸内负压曲线(或从水检压计记录水柱波动的幅度)。此时呼气和吸气应均为负值。

2.3.2 呼吸加强时的胸内压 夹闭一侧气管插管侧管,另一侧管连接50 cm胶管,以增大无效腔。当呼吸加强时,记录深呼吸条件下的胸内压变化。

2.3.3 憋气效应 在吸气末与呼气末分别夹闭气管插管,此时动物虽用力呼吸,但不能呼出或吸入外界空气,处于憋气状态。观察记录此时胸内压变化的最大幅度,并注意胸内压是否可以高于大气压。

2.3.4 气胸的观察 在穿刺侧沿第七肋骨上缘切开皮肤,用止血钳分离肋间肌,造成一个长约1 cm的胸壁贯通伤,使胸膜腔与大气相通,形成气胸。观察此时胸内压的升降情况和肺组织萎缩情况。

3 结果

用文字、数据描述各项处理前后胸内压的变化。

4 讨论

论述胸膜腔内压产生的原因、变化机制及生理意义,论述气胸对呼吸和循环功能的影响。

【注意事项】

1. 用穿刺针穿刺时,应控制好进针力量,以免刺破肺组织或血管,形成气胸或出血。
2. 穿刺针头用胶管和检压计连接必须紧密,切不可漏气。
3. 如针头被阻塞时,可轻轻挤压橡胶管或轻轻移动针头,避免刺破脏层胸膜。

【问题探究】

1. 维持胸膜腔内压的条件有哪些?气胸时可出现哪些病理情况?
2. 试设计实验,同时记录胸内负压、呼吸运动和血压的变化,观察不同因素对胸内负压、呼吸和循环的影响。

(刘翠清 林国华)

实验29 缺氧的类型及影响缺氧耐受性的因素

【预习要求】

1. 实验理论 病理生理学教材中缺氧内容。
2. 实验方法 第三章实验动物基本知识,第四章动物实验技术,第八章常用统计指标和统计方法和用Excel统计函数进行数据统计。
3. 实验准备 预绘制实验原始数据记录表格和统计表格,预测实验结果。

【目的】 复制不同类型缺氧模型，观察不同类型缺氧时呼吸节律变化规律和皮肤黏膜颜色的变化特点；观察中枢神经系统功能状态不同、外界环境温度不同及年龄不同对缺氧耐受性的影响；了解临床应用冬眠及低温疗法的意义；掌握对照实验和控制实验条件重要性。

当供应组织的氧不足，或组织利用氧障碍时，机体的机能和代谢可发生异常变化，这种病理过程称为缺氧。缺氧是多种疾病共有的病理过程。许多原因都能使机体发生缺氧。不同类型的缺氧，其机体的代偿适应性反应和症状表现有所不同。根据缺氧的原因不同可将缺氧分为乏氧性缺氧、血液性缺氧、循环性缺氧和组织中毒性缺氧四种类型。

将动物放置于密闭的容器内，使其吸入气中的氧分压逐步降低以复制乏氧性缺氧模型。乏氧性缺氧(又称低张性缺氧)主要表现为动脉血氧分压降低，氧含量减少，组织供氧不足。正常毛细血管血液中氧离血红蛋白浓度约为 26 g/L。乏氧性缺氧时，动、静脉血中的氧离血红蛋白浓度增高。当毛细血管血液中氧离血红蛋白浓度达到或超过 50 g/L 时，可使皮肤和黏膜呈青紫色(称为紫绀)。

一氧化碳(CO)与血红蛋白的亲和力比氧与血红蛋白的亲和力高 210 倍。当吸入气中含有 0.1%的 CO 时，血液中的血红蛋白可能有 50%为碳氧血红蛋白(HbCO)。HbCO 不能与 O_2 结合，同时还可抑制红细胞的糖酵解，使 2,3-二磷酸甘油酸(2,3-DPG)生成减少，氧离曲线左移，HbO_2 中的 O_2 不易释放，从而加重组织缺氧。当血液中的 HbCO 增至 50%时，动物可迅速出现痉挛、呼吸困难、昏迷，甚至死亡。此时，动物的动脉血含过多的 HbCO，其皮肤、黏膜呈 HbCO 的樱桃红。

亚硝酸盐可使血红素中二价铁氧化成三价铁，形成高铁血红蛋白($HbFe^{3+}OH$)，导致高铁血红蛋白血症。高铁血红蛋白中的三价铁因与羟基结合牢固，失去结合氧的能力，或者血红蛋白分子中的四个二价铁中有部分氧化成三价铁，剩余的二价铁虽能结合氧，但不易解离，导致氧离曲线左移，使组织缺氧。低浓度美兰为还原剂，可抑制氧化剂的中毒反应。亚硝酸盐等氧化剂中毒时，如高铁血红蛋白含量超过血红蛋白总量的 10%，就可出现缺氧表现，当血液中 $HbFe^{3+}OH$ 达到 15 g/L，皮肤、黏膜可出现青紫颜色。达到 30%～50%，则发生严重缺氧。

氰化钾与氧化型细胞色素氧化酶的三价铁结合为氰化高铁细胞色素氧化酶，中断呼吸链，导致组织用氧障碍。

影响机体对缺氧耐受性的因素很多，如年龄、机体的代谢、功能状况以及锻炼适应等。当动物中枢神经系统功能抑制和降低动物所处的环境温度时，其代谢率降低，组织细胞耗氧量减少，而增强机体的缺氧耐受性，可延长其死亡时间。

本实验从缺氧的不同环节入手通过密闭装置、注射亚硝酸钠、氰化钾等复制小鼠乏氧性缺氧、血液性缺氧、组织性缺氧病理模型，观察呼吸变化及皮肤黏膜的颜色改变。实验通过动物的不同代谢状况、中枢神经系统功能和动物所处环境温度，观察动物的缺氧耐受性。

1　材料

18～22 g 小鼠，新生鼠；生物信号采集处理系统，高灵敏度压力换能器，温度计；钠石灰,亚硝酸钠,亚甲蓝,氰化钾,氯丙嗪,咖啡因,生理盐水。

2 方法

2.1 乏氧性缺氧

2.1.1 缺氧处理　取小鼠2只,计数其正常呼吸频率(次/10 s),并注意呼吸深度。观察活动等一般情况及耳、尾、口唇的颜色。将鼠放入含钠石灰(约5 g)的125 ml广口瓶内,待安静后塞紧瓶塞,开始记录时间。

2.1.2 实验观察　以每隔5 min间隔计数呼吸频率(次/10 s)一次,并观察行为(如挣扎、痉挛等)和耳、尾、口唇的颜色变化。当其中一只小鼠呼吸减至15～20次/10 s或痉挛跌倒时,立即打开其瓶塞并将该小鼠倒出,暴露于空气中给予抢救。另一只小鼠继续在缺氧瓶中观察直至死亡,记录其存活时间。解剖小鼠尸体,将肝脏、肺脏置于滤纸上,观察记录血液和脏器的颜色。

2.2 CO中毒

2.2.1 CO处理　取小鼠一只,计数其正常呼吸频率(次/10 s),并注意呼吸深度。观察活动等一般情况及耳、尾、口唇的颜色。将鼠放入500 ml广口瓶内,塞紧瓶塞,用10 ml注射器抽取CO气体10 ml,注入刚密闭的广口瓶内,形成2% CO的空间环境,开始记录时间,

2.2.2 实验观察　计数呼吸频率(次/10 s),观察至小鼠死亡,记录其存活时间。解剖小鼠尸体,记录肝脏、肺、血液颜色变化。

2.3 亚硝酸钠($NaNO_2$)中毒

2.3.1 亚硝酸钠处理　取性别相同、体重相近的鼠2只,计数呼吸频率和观察皮肤黏膜色泽。向腹腔内各注射50 g/L亚硝酸钠0.2 ml后,立即向其中一只腹腔内再注射10 g/L亚甲蓝(美兰)溶液0.2 ml,另一只注射生理盐水0.2 ml。

2.3.2 实验观察　观察方法与指标同2.1.2,并记录两鼠表现及死亡时间。

2.4 氰化钾(KCN)中毒

2.4.1 氰化钾处理　取小鼠1只,观察正常表现后,腹腔注射1 g/L氰化钾0.3 ml。

2.4.2 实验观察　观察方法与指标同2.1.2,并记录两鼠表现及死亡时间。

2.5 环境温度对小鼠缺氧耐受性的影响

2.5.1 温度处理　取2只500 ml烧杯,一只烧杯内放置碎冰块及少量冷水调温至0～4℃,另一只烧杯内装热水并放置水浴箱中调温至40～42℃。取性别相同、体重相近的小鼠2只,分别放入盛有钠石灰的125 ml广口瓶内,同一时间塞紧瓶塞。将缺氧瓶分别放入不同温度的烧杯内。

2.5.2 实验观察　观察方法与指标同2.1.2,并记录两鼠表现及死亡时间。

2.6 年龄及中枢神经系统机能状况不同对缺氧耐受性的影响

2.6.1 药物处理　取性别相同,体重相近的小鼠3只,按0.1 ml/10 g体重剂量分别腹腔注射2.5 g/L氯丙嗪、12.5 g/L咖啡因、生理盐水,待药物发挥作用后,分别放入盛有钠石灰的125 ml广口瓶内,再取新生鼠1只放入125 ml广口瓶内,按图5-43连接耗氧量与呼吸频率测定装置(或图5-44),高灵敏度换能器接生物信号采集处理系统,灵敏度

0.5 cmH_2O,时间常数 0.2 s,滤波频率 30 Hz(图 5-45)。

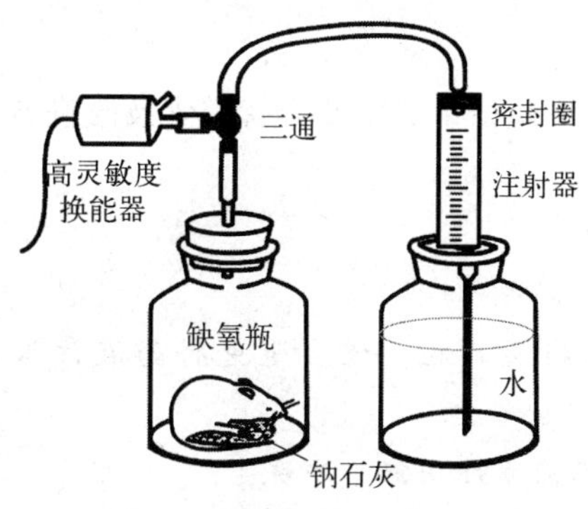

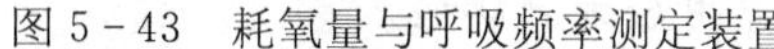
图 5-43　耗氧量与呼吸频率测定装置

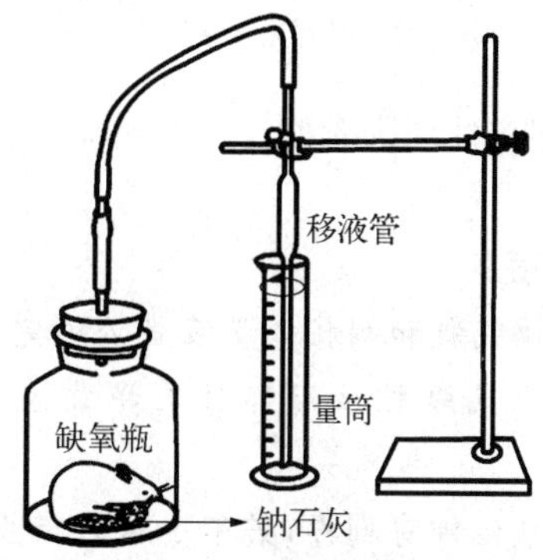

图 5-44　测耗氧装置

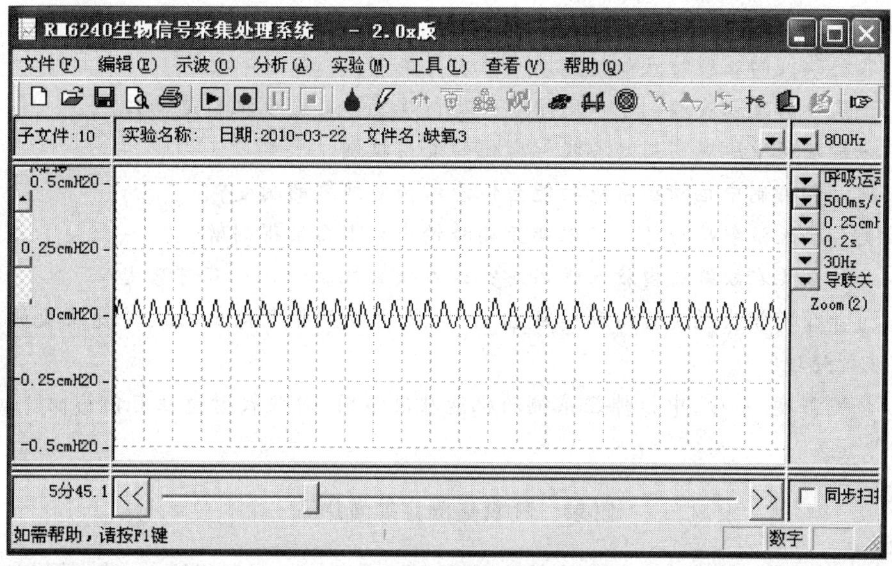

图 5-45　小鼠呼吸波动曲线记录参数

2.6.2　实验观察　　记录四鼠表现,呼吸波动曲线(或 5 min 数一次呼吸频率)及死亡时间。待鼠死亡后从注射器上读出液面高度或从量筒读出液面下降的 ml 数(小鼠的总耗氧量(A),原理见附录)。

2.6.3　总耗氧率计算　　根据 A(ml),存活时间 T(min),鼠体量 W(g)三项指标,求出总耗氧率 R:

$$R[\mathrm{ml}/(\mathrm{g}\cdot\mathrm{min})]=A(\mathrm{ml})\div W(\mathrm{g})\div T(\mathrm{min})$$

2.7　统计方法　　结果以 $\bar{x}\pm s$ 表示,统计采用 Student t test 方法。

3　结果

记录各项实验结果,原始数据列表,进行统计,对小鼠成活时间、总耗氧率进行显著性检验。主观指标用文字描述。客观指标用文字、统计描述和统计结果逐一描述实验结果。

4 讨论

论述各处理因素的作用及机制。论述影响实验结果的主要干扰因素及改进方法。

【注意事项】

1. 缺氧瓶和测耗氧量装置必须完全密闭不漏气。

2. 小鼠腹腔注射部位应稍靠左下腹,勿损及肝脏。还应避免将药液注入肠腔或膀胱。

3. 氰化钾有剧毒,若不小心污染皮肤、黏膜应立即用流水冲洗。

4. 氯丙嗪、咖啡因注射后,必须待药物发挥作用后方可实验。

【问题探究】

1. 各型缺氧的表现特点如何? 阐明其发生机制。

2. 小鼠口唇及血液颜色在不同缺氧中有何改变? 其发生机制是什么?

3. 分析实验中所观察到的各指标变化的发生机制。

4. 低温和抑制中枢神经系统功能为何能增强对缺氧的耐受?

5. 美兰腹腔注射后为什么可以使亚硝酸钠中毒小白鼠得到解救?

6. 为什么要在缺氧瓶内放入钠石灰? 这对缺氧机制的分析有何意义?

7. 为什么不能只凭实验组和对照组的 T、R 均数差异来得出缺氧耐受改变的结论? 应作何统计处理?

8. 环境温度、年龄、中枢神经系统的机能状况不同,对缺氧耐受性有何影响? 对临床有何指导意义?

附录　耗氧量测定装置原理

蓄水瓶或量筒充以一定量的水,注射器或移液管用胶管与缺氧瓶塞上的一根管子相连并构成一密闭的空间(图 5-43或 5-44)。小鼠在这密闭的缺氧瓶中,不断消耗氧气,产生的 CO_2 被钠石灰吸收,瓶内气压逐渐降低而产生负压,注射器或移液管内液面因瓶内负压而上升,而量筒内的液面却下降,注射器内液面的高度或量筒内液面下降的毫升数即为小鼠的耗氧量。鼠死后从注射器内液面的高度或量筒上读出液面下降的毫升数,即为小鼠的总耗氧量(A)。

(白娟　梅汝焕　陆源)

实验 30　急性呼吸衰竭

【预习要求】

1. 实验理论　生理教材中呼吸运动调节,病理生理学教材中呼吸衰竭内容。

2. 实验方法　第四章动物实验技术。

3. 预绘制实验原始数据记录表格。预测结果。

【目的】 学习采用窒息造成通气功能障碍,复制Ⅱ型呼吸衰竭模型;用油酸注射引起肺泡毛细血管膜损伤,复制Ⅰ型呼吸衰竭模型。观察不同类型呼吸衰竭时血气和呼吸的变化,分析其发生机制。学习动脉取血和血气测定方法。

外呼吸的基本环节包括通气和换气两个基本过程,任何引起通气和换气功能障碍的病因,都可导致呼吸衰竭。通气功能障碍包括限制性通气障碍(通气动力减弱)和阻塞性通气功能障碍(通气不畅、阻力加大),限制性通气功能障碍的原因可为呼吸肌活动障碍、呼吸肌本身病变、中枢神经系统病变和胸廓顺应性降低;而阻塞性通气功能障碍主要为气道狭窄和阻塞。限制性或阻塞性通气不足的共同后果:肺泡通气不足,肺泡气不能及时更新,PaO_2 下降,$PaCO_2$ 升高,导致Ⅱ型呼吸衰竭。换气功能障碍包括弥散障碍和通气/血流比值失调。弥散障碍主要见于肺泡膜的面积减少和厚度增加;通气/血流比值失调可以是肺泡通气量的减少、血流的减少或肺内动静脉的分流。单纯弥散功能障碍可引起Ⅰ型呼吸衰竭,而通气/血流比值失调则根据代偿情况的不同导致Ⅰ型或Ⅱ型呼吸衰竭。

本实验通过缩窄家兔气道,复制通气障碍所致的急性呼吸衰竭。通过静脉注射油酸造成家兔肺水肿,复制肺泡通气/血流比值失调和气体弥散障碍所致的急性呼吸衰竭。

1　材料

体重 2.5～3 kg 家兔;生理盐水,氨基甲酸乙酯,肝素,油酸;生物信号采集处理系统,呼吸换能器,血气分析仪。

2　方法

2.1　实验系统连接及参数设置　　流量法装置参见 161 页实验 27 的图 5-41,用胶管连接流量头与气管插管,流量头连接呼吸流量换能器。气道压力法记录装置参见 161 实验 27 的图 5-42,用胶管连接呼吸换能器测压口和气管插管。呼吸换能器接微机生物信号处理系统。仪器参数设置参见 161 实验 27。

2.2　实验准备

2.2.1　麻醉与插管　　家兔称重,按 5 ml/kg 体重剂量于耳缘静脉缓慢注入 200 g/L 氨基甲酸乙酯,家兔麻醉后背位固定于兔手术台上。颈前部剪除被毛,切开颈部皮肤 5～7 cm,钝性分离肌肉组织。分离气管,行气管插管,记录呼吸运动曲线。分离左侧颈总动脉,行动脉插管用于采血(参见第四章实验动物手术)。

2.2.2　正常指标测定　　待动物休息 15 min 后,记录呼吸运动曲线,测定正常呼吸频率和每分通气量(或气道压力)。用 1 ml 注射器抽吸少量 0.2%肝素溶液,推拉针芯,使注射器肝素化。打开动脉夹,放血 1～2 滴以冲去动脉插管内的死腔液,然后用肝素化处理的注射器取血 0.5 ml,用动脉夹夹住颈动脉,将注射器拔出迅速套上带有软木塞针头作血气分析(pH、$PaCO_2$、PaO_2)。

2.3　实验观察

2.3.1　复制通气障碍所致的急性呼吸衰竭模型　　用弹簧夹将 Y 形气管插管上端所套橡皮管完全夹住,使家兔处于完全窒息 30 s,立即取颈动脉血 0.5 ml 作血气分析,并观察呼吸的变化。30 s时放开弹簧夹,恢复通气。10 min后,待动物呼吸恢复正常,测定正常呼吸频率和每分通气量(或气道压力)。

2.3.2　复制肺泡毛细血管膜损伤所致Ⅰ型呼吸衰竭模型

(1) 按0.3～0.6 ml/kg体重剂量于耳缘静脉(或颈外静脉)缓慢注入油酸。于注射后30 min、60 min测定呼吸频率和每分通气量(或气道压力),取颈动脉血作血气分析。

(2) 密切观察家兔的呼吸是否急促和困难,肺部是否有湿罗音及气管插管口是否有粉红色泡沫样液体溢出。

(3) 夹住气管,快速处死家兔,解剖家兔胸腔,支气管分叉处用线结扎,防止水肿液溢出。在结扎处上方切断气管,将肺完整取出(把心脏等清除),置于滤纸上,切勿挤压,准确称肺重量,并计算肺系数。肺系数=肺重量(g)/体重(kg),正常肺系数:4～5,当肺系数超过此值时提示肺内有渗出物聚集(肺水肿)。

(4) 观察肺大体改变,切开肺,注意肺切面有无血性泡沫液体流出。

3　结果

用数据和文字逐项描述实验结果。

4　讨论

围绕结果,讨论呼吸衰竭的产生原因及发生机制。分析窒息致急性呼吸衰竭和油酸引起肺泡毛细血管呼吸膜损伤致呼吸衰竭对呼吸运动的影响和血气分析的变化。

【注意事项】

1. 麻醉药注射量要准、速度要慢,同时注意呼吸变化,以免过量引起动物死亡。
2. 动物完全窒息30 s,窒息时间不宜过长,以免动物死亡。
3. 取血所用注射器需反复抽拉注射器针芯使管壁湿润肝素溶液后,再排出肝素。
4. 注射器取血后立即摇晃注射针管20～30次,使血液与肝素混匀,防止凝血。
5. 如注射器内有凝血块,禁止插入血气分析仪的进样管,以防堵塞仪器管道。
6. 解剖家兔取出肺时,勿损伤肺表面和挤压肺,以防止水肿液流出,影响肺系数值。

【问题探究】

1. 试分析窒息引起的呼吸衰竭发生的机制。
2. 油酸引起的呼吸衰竭与窒息引起的呼吸衰竭有什么不同? 为什么?
3. 窒息和油酸引起急性呼吸衰竭时血气指标、呼吸运动有何变化? 机制是什么?
4. 试分析Ⅰ型呼吸衰竭和Ⅱ型呼吸衰竭时氧疗有何不同? 为什么?

(白娟　杨午鸣)

实验 31　可待因的镇咳作用

【预习要求】

1. 实验理论　药理学教材中有关可待因(codeine)的药理作用及机制。
2. 实验方法　第四章第一节动物实验的基本操作。
3. 实验准备　预绘制实验原始数据记录表;预测可待因的镇咳作用。

【目的】 观察可待因的镇咳作用,联系其临床应用。

具有挥发性的浓氨水被小鼠吸入后,可刺激小鼠呼吸道黏膜上皮的感受器,由感觉神经末梢传至咳嗽中枢并使之兴奋,引起咳嗽,制成咳嗽模型,可用于观察药物的镇咳作用。可待因作为中枢性镇咳药,可选择性抑制延脑咳嗽中枢,阻断咳嗽反射弧,产生强大的镇咳作用。

1　材料

小鼠;磷酸可待因,浓氨水(27%～29%),生理盐水。

2　方法

2.1　取小鼠 2 只,称重标号为甲鼠、乙鼠后,放入倒置大烧杯内,观察正常活动。

2.2　甲鼠按 0.1 ml/10 g 体重剂量皮下注射 5 g/L 磷酸可待因溶液;乙鼠按 0.1 ml/10 g 体重剂量皮下注射生理盐水作对照。

2.3　20 min 后,分别置入浸有浓氨水的棉球刺激引咳。

2.4　实验观察

倒扣大烧杯内置入浓氨水棉球后,两鼠的咳嗽潜伏期及 1 min 内咳嗽次数。

3　结果

实验结果填入表 5-7,用文字、数据逐一描述实验结果。

表 5-7　可待因对浓氨水致小白鼠咳嗽作用的影响

动　物	体　重/g	药　物	给药量/(ml/10 g)	咳嗽潜伏期/s	1 min 内咳嗽次数
甲 鼠					
乙 鼠					

4　讨论

可待因的镇咳机制、临床应用及用药注意事项。

【注意事项】

1. 咳嗽潜伏期　从浓氨水棉球置入倒扣的大烧杯内开始至出现小白鼠咳嗽的时间。

2. 咳嗽表现　小鼠腹肌收缩,同时张大嘴、抬头时有咳声,须仔细观察。

3. 小鼠开始咳嗽 1 min 后须从倒扣的大烧杯中取出,以免氨气中毒死亡。

【问题探究】

镇咳药分为哪几类?各有何特点及临床应用?

(郑鸣之　王珏)

实验 32　Nikethamide 对抗 Dolantin 抑制呼吸作用

【预习要求】

1. 实验理论　药理学教材有关 dolantin、nikethamide 和 diazepam 章节。
2. 实验方法　第二章微机生物信号采集处理系统;第四章动物实验技术。
3. 实验准备　预绘制实验原始数据记录表格和统计表格;预测实验结果。

【目的】 观察尼可刹米对抗哌替啶抑制家兔呼吸的作用及安定抗尼可刹米惊厥的作用。

吗啡类镇痛药哌替啶(dolantin)抑制延脑呼吸中枢神经元放电活动,抑制呼吸运动。中枢兴奋药能提高中枢神经系统的机能活动。其中 nikethamide 主要兴奋延脑呼吸中枢(又称呼吸兴奋药)。当呼吸中枢受抑制时,该药的作用明显,能使呼吸加深加快,并能提高呼吸中枢对 CO_2 的敏感性。Diazepam 为中枢抑制药,有抗焦虑、镇静催眠、肌松、抗惊厥和抗癫痫等作用。其抗惊厥通过抑制大脑皮层、丘脑、边缘系统异常放电的扩散,可能与促进多种由 γ-氨基丁酸(GABA)所实现的突触传递功能有关。

1　材料

家兔;呼吸换能器,微机生物信号采集处理系统;dolantin, nikethamide, diazepam, dicaine。

2　方法

2.1　实验系统连接及参数设置　呼吸换能器接微机生物信号处理系统,系统参数设置参见 160 页实验 27。

2.2　动物准备

(1) 动物不麻醉实验方法　将家兔称体重后固定于兔固定箱,以 10 g/L dicaine 溶液

1～2 滴滴入家兔一侧鼻孔内，然后将导尿管的头端涂以液体石蜡，慢慢插入鼻孔内。将导管的另一端与呼吸换能器相连，转动插入鼻孔端插管，调节其插入的深度与角度，使家兔的呼吸曲线有适当幅度。

(2) 动物麻醉实验方法　按实验 27 手术方法行家兔气管插管及记录呼吸运动。

2.3　实验观察

2.3.1　记录正常呼吸曲线后，按 50～100 mg/kg 体重剂量由兔耳缘静脉注射 50 g/L dolantin，待呼吸抑制明显时（约 2～3 min）立即按 0.4 ml/kg 体重剂量静脉缓慢注入 250 g/L nikethamide 溶液。观察并记录呼吸变化。

2.3.2　将兔移出兔固定箱，拔去导尿管。按 0.4 ml/kg 体重剂量静脉快速注射250 g/L nikethamide，待出现惊厥后（角弓反张）立即静脉注射 5 g/L diazepam 溶液10 ml，观察家兔有何变化。

2.4　统计方法　　结果以 $\bar{x} \pm s$ 表示，统计采用 Student t test 方法。

3　结果

列各项处理前后呼吸频率和通气量数据表，对数据进行统计。用文字、数据描述结果。

4　讨论

论述 dolantin 和 nikethamide 对呼吸作用的机制。

【注意事项】

1. 注射 dolantin 的速度宜先快后慢，剂量应根据家兔呼吸抑制情况调节，一旦出现呼吸幅度降低即刻停止给药。
2. 在实验观察 2.3.1 时，注射 nikethamide 速度不宜过快，以免引起惊厥。

【问题探究】

1. Caffeine、nikethamide 均为中枢兴奋药，为何临床呼吸衰竭选择 nikethamide?
2. 注射 nikethamide 速度的快慢或过量，在实验动物身上还可观察到什么变化？

（陆源）

实验 33　离体豚鼠气管平滑肌实验

【预习要求】

1. 实验理论　　阅读药理学教材中氨茶碱栓、普萘洛尔和组胺等内容。
2. 实验方法　　第二章微机生物信号采集处理系统；第八章常用统计指标和统计方法。
3. 实验准备　　预绘制实验原始数据记录表格和统计表格。

【目的】 了解诱导支气管痉挛的化学介质和扩张支气管平滑肌的药物。

在常用的实验动物中,豚鼠的气管对药物的反应较其他动物的反应更敏感,且接近于人的气管,因此豚鼠的气管常作为观察气管药物反应的标本。不同的药物可通过直接或间接激动不同的受体使离体气管条产生收缩或松弛作用。

1 材料

体重约 300 g 豚鼠;生物信号采集处理系统,张力换能器,超级恒温器;肾上腺素,阿托品,氨茶碱,普萘洛尔,乙酰胆碱,组胺,克-亨氏液,95% O_2+5% CO_2气体。

2 方法

2.1 实验系统连接和仪器参数设置　按 181 页图 5-49 连接装置。麦氏浴槽中充以克-亨氏液至固定水平面,调节超级恒温器,保持麦氏浴槽内 37±0.5℃恒温。通气管接 95% O_2+5% CO_2气瓶管道。调节通气管气流,通气速度以麦氏浴槽中的气泡一个个逸出为宜。将张力换能器固定于铁支柱上,换能器输出线接微机生物信号处理系统。仪器参数设置:

(1) RM6240 系统仪器参数　张力换能器输入通道模式为张力,时间常数为直流,滤波频率 10 Hz,灵敏度 1.5 g,采样频率 100 Hz,扫描速度 25 s/div。

(2) MedLab 系统仪器参数　张力换能器输入通道处理名称为张力,放大倍数 200~500、时间常数为直流、上限频率 10 Hz,采样间隔 10 ms。

2.2 离体气管条标本的制备

2.2.1 豚鼠用木槌击昏或用 200 g/L 氨基甲酸乙酯按 5 ml/kg 体重剂量腹腔注射麻醉,放血致死,迅速于腹面正中切开颈部皮肤,分离气管,并自甲状软骨下至气管分叉处剪下全部气管,立刻置于氧饱和克-亨氏液的培养皿内。

2.2.2 在气管软骨面纵向剪开气管,再以 2~3 个软骨环的间隔横向剪断(可将取下的气管平分成 8~9 片),每一气管片在其纵切口处用缝线连上,相互联结 3~4 片为一气管标本,如图 5-46 所示。如气管环需要去除内膜,则可用棉签轻sitting气管的内膜面即可。

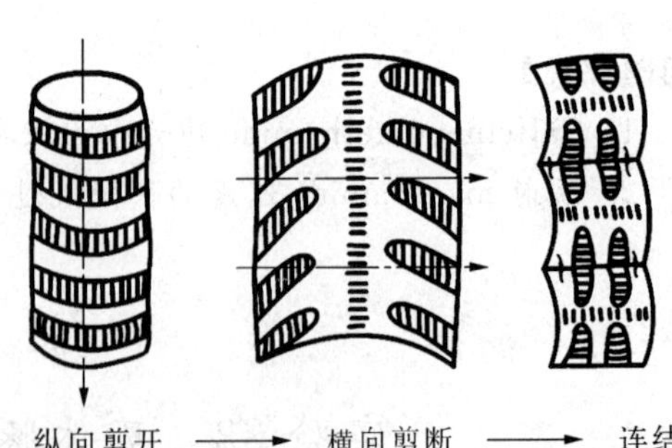

图 5-46　气管标本制备步骤

2.2.3 将气管片标本的下端用线固定于固定架上,标本的上端将线与张力换能器连接,立刻将标本放入已恒温 37℃并通混合氧的 10 ml克-亨营养液的浴槽内,初试负荷为 1 g。

2.3 实验观察

2.3.1 标本在浴槽中稳定约 30 min 后,按下列顺序给药。

2.3.2 加入 0.1 g/L 肾上腺素 0.1 ml,待药物作用明显后更换克-亨液 3 次。

2.3.3 加入 0.1 g/L 普萘洛尔 0.1 ml,随即加入 0.1 g/L 肾上腺素 0.1 ml,记录张力变

化曲线。待作用明显后，更换克-亨液 3 次。

2.3.4　加入 2 g/L 组胺 0.1 ml，待作用明显后再加入 25 g/L 氨茶碱 0.1 ml，记录张力变化。待作用明显后，更换克-亨液 3 次。

2.3.5　加入 2 g/L 组胺 0.1 ml，待作用明显后再加入 5 g/L 阿托品 0.1 ml，记录张力变化。待作用明显后，更换克-亨液 3 次。

2.3.6　加入 0.5 g/L 乙酰胆碱 0.1 ml，待作用明显后再加入 5 g/L 阿托品 0.1 ml，记录张力变化。待作用明显后，更换克-亨液 3 次。

2.3.7　加入 0.5 g/L 乙酰胆碱 0.1 ml，待作用明显后再加入 25 g/L 氨茶碱 0.1 ml，记录张力变化。

2.4　统计方法　　结果以 $\bar{x} \pm s$ 表示，统计采用 Student t test 方法。

3　结果

列给药前后气管片张力数据并统计，用文字、统计描述、统计结果表述结果。

4　讨论

论述各药物对气管片张力影响的机制。

【注意事项】

1. 分离器官及缝合气管片时动作要轻巧，切勿用镊子夹伤平滑肌。
2. 由于气管平滑肌比较脆弱，在固定和加负荷过程中须避免拉扯。
3. 换克-亨氏液的目的是用该液冲洗标本，待张力基本恢复正常后再做下一步实验。
4. 供氧要充分。如基线升高或不易恢复到原来水平时，可充分供氧，促进其恢复。

【问题探究】

肾上腺素、氨茶碱、阿托品等药在豚鼠气管标本所显示的作用有何临床意义？其作用机制是什么？

（陆源）

第五节　消化系统实验

实验 34　哺乳动物胃肠运动观察

【预习要求】

1. 实验理论　　胃肠运动的形式，消化道的神经支配。
2. 实验方法　　第四章家兔耳缘静脉注射和麻醉技术，家兔腹部解剖结构及手术方法。

【目的】 观察神经和某些药物对胃肠运动的影响

消化道平滑肌兴奋性较低,收缩缓慢并有自律性。消化管运动的基本形式是蠕动和紧张性收缩,小肠还有分节运动。在体内,消化管的运动受神经和激素的调节。副交感神经兴奋时,其节后纤维释放乙酰胆碱,与平滑肌膜上 M 受体结合,产生兴奋效应,使胃肠运动增强;而交感神经兴奋时则产生抑制效应。应用特定受体激动剂和阻断剂将分别产生特定的效应。

1 材料

家兔;在体胃肠张力传感器,生物信号采集处理系统;氨基甲酸乙酯,肾上腺素,乙酰胆碱,阿托品,新斯的明。

2 方法

2.1 实验装置连接 在体胃肠张力传感器接生物信号采集处理系统输入通道,保护电极接生物信号采集处理系统的刺激输出口。仪器参数:时间常数为直流,低通滤波 10 Hz,采样频率 1 kHz(采样间隔 1 ms)。

2.2 动物手术准备

2.2.1 动物称重,按 1 g/kg 体重剂量于耳缘静脉注射 200 g/L 氨基甲酸乙酯麻醉。将动物仰卧固定于兔手术台上。剪去颈前部被毛,沿颈部正中切开皮肤,分离气管并行气管插管术。

2.2.2 剪去腹部被毛,从胸骨剑突下沿腹中线剖开皮肤和腹壁,暴露胃肠,以备观察。在膈下食管末端找出迷走神经前支,下穿线备用。用温热盐水纱布将小肠推向右侧,在左侧腹后壁肾上腺的上方找出左侧内脏大神经,下穿线备用。将在体胃肠张力传感器缝合在胃肠壁上,固定。为了便于肉眼观察,可用 4 把止血钳将腹壁切口夹住、悬挂,形成一皮兜,腹腔内可灌注 38℃生理盐水。启动生物信号采集系统记录按钮,开始记录平滑肌收缩曲线。

2.3 实验观察

2.3.1 观察未经处理时的胃肠运动形式和紧张度(胃肠有无蠕动,如有蠕动,记录蠕动频率、行走的方向及起源)。

2.3.2 用波宽 0.2 ms、强度 5 V,10～20 Hz 的电脉冲刺激膈下迷走神经 1～3 min,观察胃肠运动的变化。

2.3.3 用波宽 0.2 ms、强度 5 V,10～20 Hz 的电脉冲刺激内脏大神经 1～3 min,观察胃肠运动的变化。

2.3.4 耳缘静脉注射 0.1 g/L 乙酰胆碱溶液 0.5 ml,或直接滴加在胃和小肠表面,观察胃肠运动的变化。

2.3.5 耳缘静脉注射 0.1 g/L 肾上腺素 0.5 ml,或直接滴加在胃和小肠表面,观察胃肠运动的变化。

2.3.6 耳缘静脉注射 1 g/L 新斯的明 0.2～0.3 ml,观察胃肠运动的变化。

2.3.7　耳缘静脉注射 0.5 g/L 阿托品 1 ml，观察胃肠运动的变化。

3　结果

整理出一套完整的平滑肌收缩幅度变化曲线，并加以适当的标注；以表格方式记录各项处理前后平滑肌收缩幅度变化及胃肠蠕动频率、方向。并以文字简要描述实验结果。

4　讨论

分析各项处理引起胃肠运动变化的机制。总结胃肠运动的形式和调节。

【注意事项】

1. 麻醉不宜过深，以免各项现象不明显。麻醉动物要保温。
2. 为了避免胃肠因暴露时间过长、腹腔内温度下降、表面干燥而影响胃肠运动，应随时用温盐水湿润胃肠。
3. 每完成一个实验项目后，间隔数分钟后再进行下一个项目。
4. 实验时不可过度牵拉胃肠

【问题探究】

1. 正常情况下胃肠运动有哪些形式？其产生机制和生理作用如何？
2. 试设计一个实验，确定某个药物对胃肠运动的影响及观察指标？

（刘翠清　林国华）

实验 35　氨中毒在肝性脑病发病中的作用

【预习要求】

1. 实验理论　　病理生理学教材中有关肝功能衰竭及肝性脑病的内容。
2. 实验方法　　第四章动物实验技术。
3. 实验准备　　预绘制实验原始数据记录表格；预测结果。

【目的】　对经不同处理的实验动物输入氯化氨，观察出现相应症状所需氯化铵用量及时间，以探讨氨在肝性脑病发病机制中的作用；了解降低肠道 pH 及注射谷氨酸钠是针对氨中毒的一项基本治疗措施。

肝性脑病是继发于严重肝脏疾病的一系列精神神经综合征。有关肝性脑病的发病机制有多种学说，其中氨中毒学说受到重视。正常情况下，血氨的来源与清除保持动态平衡，而氨在肝中合成尿素是维持此平衡的关键。病理情况下当肝功能严重受损时，或慢性肝硬化等疾病使肠壁吸收肠道内生成的氨过多，或经侧支循环进入体循环，均可导致血氨升高。增高的血氨可通过血脑屏障进入脑组织，通过干扰脑组织的能量代谢，使脑内神经递质发生改变等作用,引起脑的功能障碍,从而出现相应的症状和体征。

谷氨酸可与血中过多的氨结合而成为无毒的谷氨酰胺,由尿排出,进而降低血氨。谷氨酸还可参与脑细胞的代谢,改善中枢神经系统的功能。肠道给予醋酸溶液可使肠道 pH 降低,减少氨的吸收。

1　材料

家兔;氨基甲酸乙酯,复方氯化铵溶液,复方谷氨酸钠溶液,醋酸,生理盐水。

2　方法

2.1　实验分组　随机选取一半数量的实验动物作为实验组动物,另一半动物作为正常对照组动物。

2.2　麻醉　家兔称重,按 5 ml/kg 体重剂量自耳缘静脉注射 200 g/L 氨基甲酸乙酯,家兔麻醉后背位固定于兔台上。

2.3　急性肝功能不全动物模型复制　从胸骨剑突下沿腹正中线行长约 8 cm 的切口,打开腹腔;暴露肝脏,向下压肝,剪断肝与横膈之间的镰状韧带,再将肝叶上翻,钝性分离肝胃韧带,使肝叶完全游离,辨明肝脏各叶(图 5-47)。用粗棉线绕肝左外叶、左中叶、右中叶和方形叶根部一周并结扎,以阻断肝血流。对照组动物不结扎肝脏。找出十二指肠,切一小口,插入导管向下推进约 4～5 cm,切口荷包缝合固定导管(图 5-48),组织钳关闭腹壁切口。

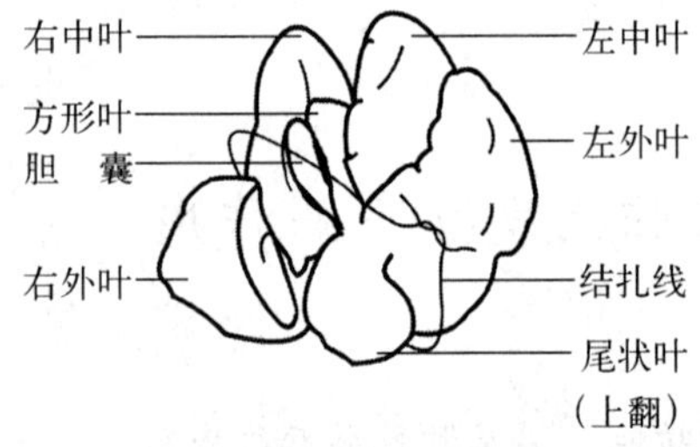

图 5-47　兔肝背面倒视示意图

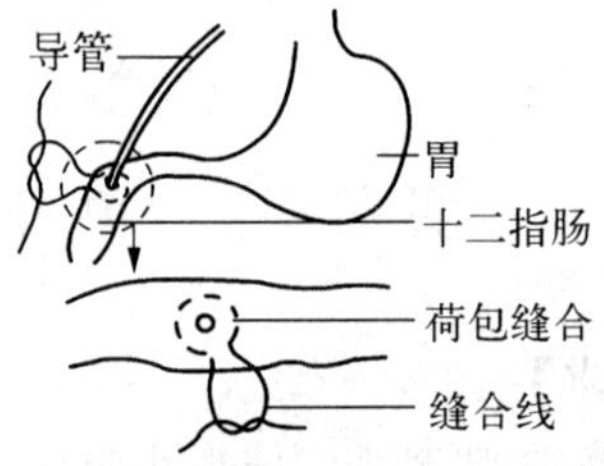

图 5-48　十二指肠壁的荷包缝合示意图

2.4　实验观察

2.4.1　观察并记录兔一般情况,呼吸(频率、幅度),角膜反射、对刺激的反应等指标。然后每隔 5 min 向十二指肠导管中注入 25 g/L 复方氯化铵溶液 5 ml,动态观察并记录各项指标的变化,直至出现全身性抽搐、角弓反张为止,记录所用的复方氯化铵溶液的总量,并计算每公斤体重的用量。

2.4.2　治疗　按 20 ml/kg 体重剂量自耳缘静脉缓慢注入 25 g/L 复方谷氨酸钠溶液,并按 5 ml/kg 体重剂量向十二指肠注入 10 g/L 醋酸进行治疗处理,观察症状有无缓解。

3　结果

列出两组动物氯化氨用量及中毒时间,中毒症状及解救效果等。用文字和数据描述实验结果。

4　讨论

论述本实验引起血氨升高的原因；氨中毒引起肝性脑病的机制。分析注射谷氨酸钠及肠道给予醋酸溶液改善肝性脑病症状的机制。

【注意事项】

1. 剪断镰状韧带时要小心，勿伤及膈肌、肝脏及后方的下腔静脉。
2. 游离肝脏时动作要轻缓，对肝叶根部的结扎要牢固。
3. 十二指肠插管要结扎牢固，避免药液外漏
4. 做好抢救的准备工作。谷氨酸钠溶液有刺激性，注射时要避免漏出血管外。

【问题探究】

1. 氯化铵中毒引起肝性脑病的发病机制如何？
2. 谷氨酸钠和醋酸为何能缓解肝性脑病症状？
3. 动物的中毒表现中哪些能说明大脑功能首先所损？为什么？

附录　溶液配制

1. 复方氯化铵溶液：氯化铵 25 g，碳酸氢钠 15 g，溶于 5%葡萄糖溶液 1 000 ml 中。
2. 复方谷氨酸钠溶液：谷氨酸钠 2.5 g 溶于 5%葡萄糖溶液 100 ml 中。

（杜月光　白娟　杨午鸣）

实验 36　药物对离体豚鼠回肠的作用

【预习要求】

1. 实验理论　　生理学教材中平滑肌的生理特性和药理学教材 acetylcholine、histamine 相关章节。
2. 实验方法　　第二章微机生物信号采集处理系统；第八章常用统计指标和统计方法。
3. 实验准备　　预绘制实验原始数据记录表格和统计表格。预测实验结果。

【目的】 观察乙酰胆碱和组胺对肠道平滑肌 M 受体和 H_1 受体的激动作用，以及它们的受体拮抗剂阿托品和扑尔敏的阻断作用。

消化道平滑肌与骨骼肌、心肌一样，具有肌肉组织共有的特性，如兴奋性、传导性和收缩性等。但消化道平滑肌兴奋性较低，收缩缓慢，富有伸展性，具有紧张性、自动节律性，对化学、温度和机械牵张刺激较敏感等特点。给予离体肠肌以接近于在体情况的适宜环

境,消化道平滑肌仍可保持良好的生理特性。

胃肠道、膀胱等平滑肌以胆碱能神经占优势,小剂量或低浓度的乙酰胆碱(acetylcholine,ACh)即能激动M受体,产生与兴奋胆碱能神经节后纤维相似的作用,兴奋胃肠道平滑肌。Atropine与M受体结合而本身不产生或较少产生拟胆碱作用,却能阻断胆碱能递质或拟胆碱药物与受体的结合,从而产生抗胆碱作用。Histamine对多种动物的胃肠道和气道平滑肌 H_1 受体有兴奋作用,豚鼠尤其敏感。Chlorpheniramine为 H_1 受体拮抗剂,能阻断histamine与 H_1 受体的结合,从而产生抗histamine作用。

1 材料

豚鼠;麦氏浴槽,超级恒温器,张力换能器,生物信号采集处理系统;台氏溶液,acetylcholine chloride,atropine sulfate,histamine phosphate,chlorpheniramine,$BaCl_2$。

2 方法

2.1 实验装置准备和仪器参数设置　离体肠管描记装置的准备见图5-49,麦氏浴槽中加固定量(10～15 ml)的台氏液,调节超级恒温器的温度,使麦氏浴槽内温度稳定在37±0.5℃。通气管接95% O_2+5% CO_2混合气体管道。用螺丝夹调节气体管道的气体流量,调节至浴槽中气泡一个个逸出为止。换能器输出线接微机生物信号处理系统,仪器参数:

(1) RM6240系统:点击“实验”菜单中的“肠肌记录”,仪器参数:通道时间常数为直流,滤波频率10 Hz,灵敏度3 g,采样频率200 Hz,扫描速度1 s/div。

(2) MedLab系统:点击“实验”菜单中的“肠肌收缩记录”项,仪器参数:通道放大倍数200～500,通道时间常数为直流,采样间隔5 ms。

2.2 离体豚鼠回肠标本制备　取豚鼠一只,用木槌击其头部致昏,立即剖开腹腔,找到回盲部,然后,在离回盲部1 cm处剪断,取出回肠约10 cm左右一段,置于氧饱和的台氏液培养皿中,沿肠壁除去肠系膜,用5 ml注射器吸取台氏液将肠内容物冲洗干净,然后将回肠剪成数小段(约1～1.5 cm),换以新鲜台氏液备用(注意操作时勿牵拉肠段以免影响收缩功能)。取小段肠管置于盛有台氏液的培养皿中,在其两端对角壁处,分别用缝针穿线,并打结。注意保持肠管通畅,勿使其封闭。

2.3 标本固定　肠管一端连线系于浴槽固定钩上,然后放入37℃麦氏浴槽中。再将肠管的另一端系结在张力换能器的悬臂梁上,调节肌张力至2～3 g(图5-49)。

2.4 实验观察

2.4.1 灌流液定容。离体回肠稳定10～30 min后,记录一段正常张力曲线后加入 10^{-2} g/L ACh 0.2 ml,待张力曲线稳定(2～3 min)后换液冲洗至张力恢复用药前的水平。

2.4.2 灌流液定容。记录一段对照张力曲线,加入 10^{-2} g/L ACh 0.2 ml,待收缩达最高点时,加入1 g/L atropine 0.2 ml,待曲线降至基线或基本稳定后(不换液),再加入等量ACh,张力曲线稳定后换液冲洗至张力恢复到用药前的水平。

2.4.3 灌流液定容。记录一段对照张力曲线,加入 10^{-2} g/L histamine 0.3 ml,待作用明显时(1～2 min),迅速换液。使肠肌张力恢复正常。

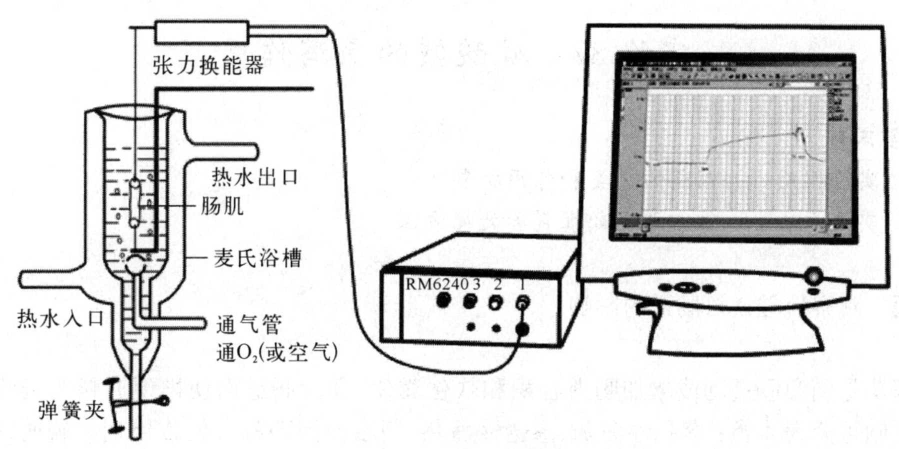

图 5-49　离体肠平滑肌灌流装置

2.4.4　灌流液定容。记录一段对照张力曲线，加入 10^{-3} g/L chlorpheniramine 溶液 0.2 ml，5 min 后(不换液)加入 10^{-2} g/L histamine 0.3 ml，观察并记录其张力曲线。

2.4.5　灌流液定容。记录一段对照张力曲线，加入 10 g/L $BaCl_2$溶液 1 ml，观察其反应，当作用达最高点，加入 1 g/L atropine 溶液 0.2 ml(或更大剂量)，观察并记录其张力曲线。

2.5　统计方法　　结果以 $\bar{x}\pm s$ 表示，统计采用 Student t test 方法。

3　结果

列各项处理前后的收缩幅度原始数据表格，对数据进行统计检验，用文字、统计描述、统计结果表述实验结果。

4. 讨论

论述各项处理对离体回肠张力的作用及机制。

【注意事项】

1. ACh 和 histamine 须临用时新鲜配制。
2. 若回肠平滑肌收缩不明显可适当增加激动药的浓度。不要把药液直接加到回肠上。

【问题探究】

1. 非特异性的肠道平滑肌抑制药是否可影响 ACh 对肠道平滑肌的收缩作用？
2. H_2受体拮抗药 cimetidine 是否可拮抗 histamine 对肠道平滑肌的兴奋作用？

（陆源）

实验 37 硫酸镁的导泻作用

【预习要求】

1. 实验理论 泻药的分类和作用机制
2. 实验方法 第四章小鼠灌胃和处死方法

【目的】 观察硫酸镁对肠道的影响。

泻药是刺激肠蠕动或增加肠内容积和软化粪便、润滑肠道而使排便通畅的药物。按作用机制可分为 4 类:容积性泻药、渗透性泻药、刺激性泻药和大便软化剂。硫酸镁为渗透性泻药,口服后,由于 Mg^{2+} 和 SO_4^{2-} 不易被吸收,在肠内形成高渗盐溶液而阻止肠内水分的吸收,使肠腔容积增大,刺激肠壁,反射性地引起肠蠕动加强而导泻;此外,盐类本身对肠黏膜也有化学性刺激作用,促进肠蠕动。

1 材料

小鼠;卡红盐水溶液(1%卡红溶于 1.2%氯化钠溶液中),卡红硫酸镁溶液(1%卡红溶于 10%硫酸镁溶液中)。

2 方法

2.1 药物处理 体重 25 g 的小鼠 2 只,禁食 24 h。甲鼠以卡红硫酸镁溶液 1 ml 灌胃;乙鼠以卡红盐水溶液 1 ml 灌胃。

2.2 实验观察

2.2.1 40 min 后,颈椎脱臼处死小鼠,立即打开腹腔,比较两鼠肠蠕动及肠膨胀情况。

2.2.2 将幽门至直肠末端完整取出,在不牵拉前提下将肠管铺成直线,测量自幽门至卡红到达远端处之间的距离,比较两鼠有无不同。

2.2.3 将肠腔剪开,观察二鼠粪便性状有无不同。

2.3 统计方法 结果以 $\bar{x}\pm s$ 表示,统计采用 Student t test 方法。

3 结果

列两鼠卡红到达距离数据表,并比较描述两鼠肠蠕动、肠容积以粪便性状的差异。

4 讨论

根据结果,分析硫酸镁的导泻机制,讨论其临床应用。

【注意事项】

1. 溶液灌胃量和处死的间隔时间必须准确,否则难以比较结果。
2. 1.2%氯化钠溶液与 10%硫酸镁溶液渗透压相等。

3. 取肠管时要避免用力牵拉，取出后要用水浸润，以免影响测量的精度。

【问题探究】

1. 除导泻外，硫酸镁还具有哪些药理作用？

2. 若静脉注射本品，会出现相同的药理作用吗？

（刘传飞　林国华）

第六节　泌尿系统实验

实验 38　尿液生成的影响因素

【预习要求】

1. 实验理论　生理学教材有关动脉血压的调节和肾脏泌尿功能的调节内容，药理学教材有关垂体后叶素，呋塞米的药理作用及机制内容。

2. 实验方法　第二章微机生物信号采集处理系统；第四章动物实验技术。

3. 实验准备　预绘制实验原始数据记录表格和统计表格，预测实验结果。

【目的】 学习输尿管插管或膀胱插管技术和尿的收集方法。观察刺激迷走神经和静脉注射生理盐水、葡萄糖、去甲肾上腺素等药物对尿量及尿中某些成分的影响，并分析作用机制。

尿生成过程包括肾小球的滤过作用及肾小管与集合管的重吸收和分泌作用。肾小球滤过作用的动力是有效滤过压，而有效滤过压的高低主要取决于以下三个因素：肾小球毛细血管血压、血浆胶体渗透压和囊内压。正常情况下，囊内压不会有明显变化。肾小球毛细血管血压主要受全身动脉血压的影响，当动脉血压为 80～180 mmHg 时，由于肾血流的自身调节作用，肾小球毛细血管血压均能维持在相对稳定水平，但当动脉血压高于 180 mmHg 或低于 80 mmHg 时，肾小球毛细血管血压就会随血压变化而变化，肾小球滤过率也就发生相应变化。另外，血浆胶体渗透压降低，会使有效滤过压增高，肾小球滤过率增加。影响肾小管、集合管泌尿机能的因素，包括肾小管溶液中溶质浓度和抗利尿激素等。肾小管溶质浓度增高，可妨碍肾小管对水的重吸收，因而使尿量增加；抗利尿激素可促进肾小管与集合管对水的重吸收，导致尿量减少。

1　材料

家兔；氨基甲酸乙酯，生理盐水，葡萄糖，去甲肾上腺素，垂体后叶素，呋塞米（速尿），酚红，NaOH，斑氏试剂；微机生物信号处理系统。

2　方法

2.1　仪器连接和参数设置　　记滴器插入记滴插口;仪器参数设置:

(1) RM6240 系统:打开“实验”菜单,选择“影响尿液生成的因素”,1 通道为记滴器计滴,默认参数;连续单激刺激方式,刺激强度 5 V,刺激波宽 2 ms,刺激频率 30 Hz。

(2) MedLab 系统:2 通道设置为记滴器,默认参数;采样间隔 2 ms;串刺激方式,波宽 2 ms,刺激强度 5 V,时程 1 s,频率 30 Hz。

2.2　手术准备

2.2.1　麻醉固定　　按 1 g/kg 体重剂量耳缘静脉注射 200 g/L 氨基甲酸乙酯。待兔麻醉后,将其仰卧,先后固定四肢及兔头。

2.2.2　颈部手术　　剪去颈前部被毛,正中切开皮肤 5～6 cm,钝性分离颈部组织,暴露右侧血管神经鞘,细心分离出鞘膜内的迷走神经,在神经下穿线备用。

2.2.3　腹部手术　　从耻骨联合向上沿中线作长约 4 cm的切口,沿腹白线打开腹腔,将膀胱轻拉至腹壁外,先辨认清楚膀胱和输尿管的解剖部位,用止血钳提起膀胱前壁(靠近顶端部分),选择血管较少处,切一纵行小口(图 5-50),插入插管后结扎。使插管的引流管出口处低于膀胱水平,用培养皿盛接由引流管流出的尿液。如膀胱容积仍较大时,可用粗线将膀胱扎掉一部分,使膀胱内的贮尿量减至最少。用线结扎膀胱颈部以阻断膀胱同尿道的通路。术毕用温热的生理盐水纱布覆盖腹部创口。

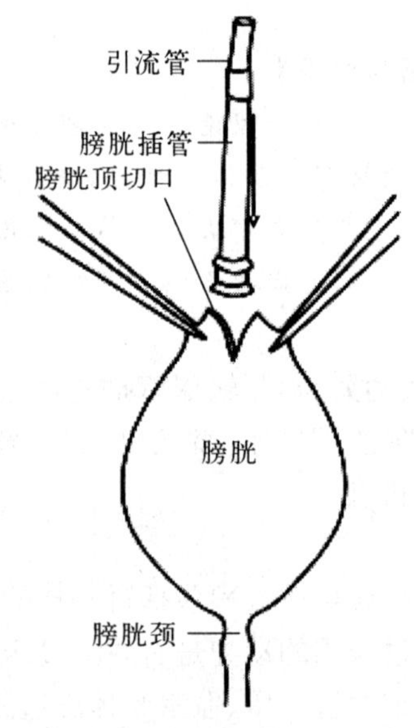

图 5-50　膀胱插管示意图

2.3　实验观察

2.3.1　连续记录尿流量(滴/min)。

2.3.2　按 6～9 ml/kg 体重剂量静脉快速注射 37～38℃的生理盐水,记录尿量最多时的数据。取尿液 2 滴作一次尿糖定性试验。

2.3.3　待尿量恢复稳定后用强度 5 V,频率 30 Hz,波宽 2 ms 的电脉冲间断刺激右侧颈迷走神经的末梢端 1～2 min,记录尿量最少时的数据。

2.3.4　待尿量恢复稳定后静脉注射 200 g/L 葡萄糖 5 ml,记录尿量最多时的数据。当尿量显著变化时,取流出的尿液 2 滴作一次尿糖定性试验,观察尿糖。

2.3.5　待尿量恢复稳定后静脉注射 0.1 g/L 去甲肾上腺素 0.3 ml,记录尿量最少时的数据。

2.3.6　待尿量恢复稳定后按 5 mg/kg 体重剂量静脉注射 10 g/L 呋塞米,记录尿量最多时数据。

2.3.7　静脉注射 6 g/L 酚红 0.5 ml,用盛有 100 g/L NaOH 溶液的培养皿(下垫一白纸)收集尿液,记录从注射酚红起到尿中刚出现酚红的时间(酚红在碱性液中呈红色)。

2.3.8　按 0.75 U/kg 体重剂量静脉注射 1 000 U/L 垂体后叶素,记录尿量最少时的数据。

3　结果

列各项处理前后尿量的原始数据表格。用文字和数据逐一描述实验结果。

4　讨论

论述各项处理对尿量变化的机制。

【注意事项】

1. 实验前最好给兔多喂些青菜，或用胃导管向其胃中灌入 40～50 ml 清水。
2. 实验需作多次静脉注射，静脉穿刺应从近耳尖处开始，逐次移向耳根。
3. 作膀胱插管时，操作需轻，以免膀胱受刺激而缩小，增加插管难度。
4. 尿糖定性试验方法：在试管内盛 1 ml 斑氏试剂，加入尿液 2 滴，在酒精灯上加热至煮沸。冷却后观察试液和沉淀物的颜色，如由蓝绿色转变为黄色或砖红色，表示尿糖试验阳性。

【问题探究】

1. 本实验中哪些因素通过肾小球滤过率而影响尿量的？它们各自的作用机制如何？
2. 兔静脉注射 200 g/L 葡萄糖 5 ml 的利尿机制？用理论计算证明动物出现糖尿。
3. 试解释垂体后叶素对尿量的影响。静脉注入的酚红经什么方式进入尿液？

（陆源　杨午鸣）

实验 39　急性肾功能不全

【预习要求】

1. 实验理论　病理生理学和病理学教材中的急性肾功能不全内容，肾小球、肾小管病变。
2. 实验方法　第二章第五节 7200 分光光度计使用；光学显微镜使用。
3. 实验准备　预绘制实验原始数据记录表格和统计表格。按实验观察预测实验结果。

【目的】 学习用氯化汞复制急性中毒性肾功能不全的动物模型；观察急性肾功能不全时尿蛋白、血肌酐、尿肌酐、肾酚红排泄率的变化及肾形态学的改变，并根据实验结果分析和讨论致病因素及导致急性肾功能不全的可能发病机制。

肾脏是一个多功能的器官，具有排泄、调节、内分泌等功能。引起急性肾功能不全主要原因有肾前性、肾性、肾后性三种。氯化汞是重金属盐，家兔皮下或肌肉注射 10 g/L 氯化汞,可引起以肾小管坏死为主的急性肾功能不全。急性肾功能不全临床分为少尿型和非少尿型两种,前者多见。少尿型一般出现少尿甚至无尿、等渗尿,尿钠浓度高,尿常规可发现血尿,镜检有多种细胞并有管型(颗粒管型和细胞管型等)。血液尿素氮(BUN)和血浆肌酐进行性升高,肌酐从尿中排出障碍,尿肌酐/血肌酐 < 20,与功能性肾衰时 > 40 有明显区别。

急性肾功能不全评价的病理生理学指标主要有内生肌酐清除率、尿肌酐/血肌酐比值、肾脏酚红排泄率、钠排泄分数等,本实验主要测定酚红排泄率、内生肌酐清除率、尿肌酐/血肌酐比值及肾形态学的改变。

1 材料

家兔;分光光度计,光学显微镜,离心机,恒温水浴锅;氯化汞,氨基甲酸乙酯,酚红,NaOH,醋酸,碱性苦味酸,肌酐标准应用液,生理盐水,葡萄糖。

2 方法

2.1 急性肾功能不全模型复制　于实验前 24 h,取两只家兔,称重,一只作为实验兔,按 0.8～1.0 ml/kg 体重剂量皮下或肌肉注射 10 g/L 氯化汞造成急性肾功能不全备用;另一只皮下或肌肉注射等量的生理盐水作为对照兔。

2.2 动物手术

2.2.1 麻醉固定　按 5 ml/kg 体重剂量经耳缘静脉注射 200 g/L 氨基甲酸乙酯麻醉家兔。兔麻醉后,仰卧固定。

2.2.2 颈总动脉插管　颈部正中剪毛,切开皮肤分离一侧颈总动脉,结扎颈总动脉远心端,用眼科剪在动脉壁上剪一小口,向近心端方向插入动脉插管并结扎固定,以备采血。

2.2.3 颈外静脉插管　分离一侧颈外静脉,用线结扎颈外静脉远心端,在静脉壁上剪一小口,向近心端方向插入静脉插管并结扎固定,用于输液。

2.2.4 采集尿液　下腹部剪毛,从耻骨联合向上沿中线作长约 4 cm 的切口,沿腹白线打开腹腔,暴露膀胱,用注射器抽取膀胱内尿液 2 ml,作尿肌酐、尿常规检查用。

2.2.5 输尿管插管　在膀胱底部仔细分离两侧输尿管。用粗线结扎近膀胱处的两侧输尿管,以阻断尿流,待其充盈后,在两侧输尿管离结扎处用眼科剪各剪一小口,向肾脏方向插入一根细导尿管,结扎固定。将两侧导尿管外端用线扎并在一起,用于收集尿液。手术完毕后,用温热的生理盐水纱布覆盖颈部和腹部的创口。

2.3 实验观察

2.3.1 血清和尿液肌酐含量测定(苦味酸沉定蛋白法)　静脉输液前打开动脉夹,经动脉导管放血 3 ml 于干燥试管内,静置 10 min 后,3 000 r/min 离心 15 min,小心吸取血清置于另一干净试管中,测血肌酐用。取硬质试管 3 支编号,分别为空白管、标准管及测定管。按表 5-8 加样,混匀,37℃水浴 30 min,用分光光度计以波长 510 nm,空白管调零,读 OD 值。然后,各管加 50%乙酸溶液两滴,放置 6 min 后,再测 OD'值。按(1)式计算血清肌酐($[Cr]_p$)：

表 5-8　血清肌酐测定

单位/ml	标准管	测定管	空白管
肌酐标准应用液/(0.05 mg/ml)	0.40	—	—
血清	—	0.40	—
蒸馏水	—	—	0.40
碱性苦味酸	4.0	4.0	4.0

$$[Cr]_p(mg\%)=\frac{OD_{测}-OD'_{测}}{OD_{标}-OD'_{标}}\times 0.01/0.2\times 100 \quad (1)$$

按表 5-9 加样，混匀，放 10 min 后加蒸馏水 6.0 ml，摇匀，用分光光度计以波长 510 nm，空白管调零，读 *OD* 值。按(2)式计算尿肌酐($[Cr]_u$)：

表 5-9　尿肌酐测定

单位/ml	测定管	标准管	空白管
尿液(原尿或 1：50 稀释)	0.1	—	—
肌酐标准应用液/(0.5 mg/ml)	—	0.1	—
蒸馏水	—	—	0.1
碱性苦味酸	2	2	2
125 g/L NaOH	0.5	0.5	0.5

$$[Cr]_u(mg\%)=OD_{测}\times 0.05\ mg\times 100\ ml/0.1\ ml \quad (2)$$

2.3.2　酚红(PSP)排泄试验

(1) 从耳缘静脉快速注入 6 g/L 酚红 0.5 ml 并计时。从颈外静脉插管滴注 200/L 葡萄糖溶液。

(2) 记录 30 min 尿量，并算出每分钟尿量。

(3) 将 30 min 内尿液移入 250 ml 的量筒内，加入 100 g/L NaOH 5 ml，使之显色。加蒸馏水至 250 ml，搅拌均匀。

(4) 从量筒中吸出尿液置于比色皿中，用分光光度计以 540 nm 波长分别测定酚红标准液(参见附录)及尿液的吸光度，按下式求出酚红的排泄率或排出量：

$$酚红排泄率=\frac{OD_{尿}}{OD_{标}}\times 0.5\times 100\% \qquad 酚红排出量(mg)=\frac{OD_{尿}}{OD_{标}}\times 0.6\times 0.5\times 0.5$$

2.3.3　尿蛋白定性试验　　取尿液 3～5 ml，加到试管的 2/3 处。用试管夹夹住试管底部，使试管向上倾斜。用酒精灯火焰在尿斜面下 1～2 cm 处加热至煮沸。观察尿液，如有白色混浊，加入 50 g/L 醋酸 3～5 滴后再煮沸。若尿液变清是尿内无机盐所致。若混浊加重，表示尿中有蛋白。根据表 5-10 进行蛋白含量判定。

表 5-10 尿蛋白判断标准

	无混浊	轻度混浊	稀薄乳样混浊	颗粒及絮状混浊	凝集成块
程度	−	+	++	+++	++++
含蛋白量(g/L)	0.1～0.5	0.5～2	2～5	>5	

2.3.4 肾形态学观察　于耳缘静脉注射 10 ml 空气处死家兔,解剖取出肾脏,称重,计算肾脏与体重之比。比较两组家兔肾脏外形、质地,纵向剖开肾脏,观察肾切面包膜、皮髓质分界、皮髓质条纹、色泽等。

2.4 统计方法　结果以 $\bar{x}\pm s$ 表示,统计采用 Student t test 方法。

3 结果

列正常家兔和急性肾功能损伤家兔的血清肌酐、尿液肌酐、尿肌酐/血肌酐比值、酚红排泄率原始数据表格,对数据进行统计学处理。描述尿蛋白定性试验结果、正常与急性肾功能损伤家兔肾脏形态学差异。用文字、统计数据表述实验结果。

4 讨论

论述急性肾功能不全动物模型的复制方法及其机理,论述正常家兔和急性肾功能损伤家兔观察指标差异的机制。

【注意事项】

1. 每项观察项目均以正常家兔为对照记录。
2. 血清、标准液等试剂用量应准确。
3. 掌握好煮沸、冷却时间,否则颜色反应不准确。

【问题探究】

1. 试分析氯化汞(升汞)中毒性急性肾功能不全的主要发病机制是什么?
2. 家兔发生急性肾功能衰竭各指标的变化并分析其机制?

附录　酚红标准液配制、急性肾功能不全时肾功能评价的病理生理基础

1. 酚红标准液配制　6 g/L 酚红 1.0 ml 加 100 g/L NaOH 5 ml 用蒸馏水稀释至 1 000 ml,吸取该溶液 5 ml 加碱性蒸馏水(100 g/L NaOH 5 ml 用蒸馏水稀释至 100 ml)5 ml 即成酚红标准液。

2. 急性肾功能不全时肾功能评价的病理生理基础　内生肌酐清除率(Ccr)能较准确地反映肾小球滤过率(GFR)。Ccr=[Cr]尿×尿量(ml/min)/[Cr]血。实验中必须采集有"记录单位时间的尿量"的尿液样品作为尿肌酐[Cr]尿测定,与血肌酐[Cr]血比,计算出 GFR。肌酐能自由从肾小球滤过,在肾小管中很少被重吸收,但有少量是由近曲小管分泌。内生肌酐在血浆中的浓度相当低,近曲小管分泌的肌酐量可忽略不计,因此 Ccr 与菊粉清除率相近,可以代表肾小球滤过率。

(郑慧华　白娟　杨午鸣)

第七节　感觉功能实验

实验 40　视听觉功能测定

一、视力测定

【预习要求】

1. 实验理论　　人眼的基本结构;简化眼;眼的折光功能及调节。
2. 实验方法　　视力表使用方法。

【目的】 学习视力表测定视力的原理和使用方法。

视力(视敏度)是把眼能辨别两个点的最小距离作为衡量标准。这两个点的光线射入眼时,在节点交叉所呈的角度称为视角。视力测定就是测定所需要的最小视角。临床上规定当视角为 1 分时,能辨别两个点或看清楚字或图形的视力为正常视力。测定视力的视力表就是根据视角的原理制定的。我国于 1990 年使用标准对数视力表(温州医学院缪天荣教授创制)。是由大小、方向不同的“E”字排列而成。表上共有 14 排 E 形符号由上而下逐级缩小。各排字母的大小在规定的距离上,对眼都形成 5 分视角。每个字母每一笔画的宽度以及每画间的距离都是整个字母的 1/5,都对眼睛形成 1 分视角(图 5 - 51)。

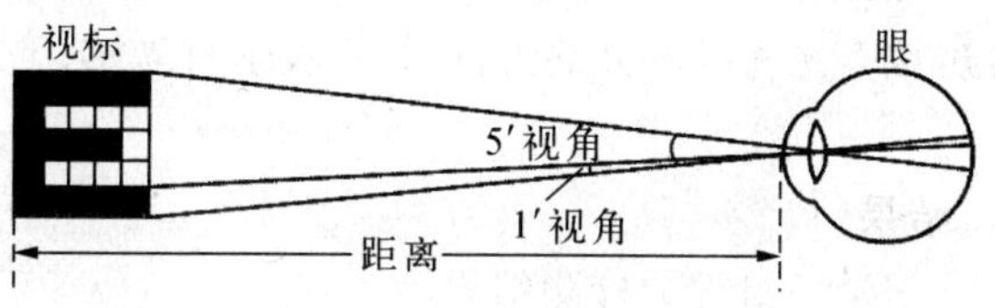

图 5 - 51　视力表原理图

用此视力表检查视力是按 5 分记录;视力等于 5 减视角 a(分)的常用对数(log),即视力=$5-\log(a)$。

通常检查视力时,是用固定距离的方法。令被检者站在距视力表 5 m 处,以单眼能正确辨别出第 11 行字母的缺口方向者为正常视力。以 5 分记录为 5,因 5 m 处视清楚 11 行时视角为 1 分,其常用对数为 0,即视力=5−0。

1　材料

标准对数视力表,遮眼板,指示棒。

2　方法

2.1　将视力表挂在光线明亮处,但须避免眩目光线。视力表的第 11 排视标的高度应与被检者的眼在同一水平线上。

2.2　被检者应立于距视力表 5 m 处,检查时两眼须分别进行,先查右眼,后查左眼。查一眼时,须以遮眼板将另一眼完全遮住。但注意勿压迫眼球,以免影响该眼视力。

2.3 检查人用指示棒自上而下,从大到小地分别指示视力表上的视标,每指一个,被检者应准确说出视标的缺口方向,如此循序渐进,直到被检者不能辨识视标为止,能清楚辨认的最小一排视标右边所标的数字,代表被测者该只眼的视力。4.0～5.3 为视力表置 5 m 处可测得视力范围,正常人的视力为 5.0。

2.4 如视力低于 4.0,即在 5 m 距离不能辨认最大视标时,可令被检者向视力表方向移近,到能辨认最大视标时止步,测定其与视力表的距离,按表 5－11 查得视力,也可按以下公式(1)推算:

表 5－11 对数视力表 3.0～3.9 的测定

走近距离(米)	4	3	2.5	2	1.5	1.2	1.0	0.8	0.6	0.5
视 力	3.9	3.8	3.7	3.6	3.5	3.4	3.3	3.2	3.1	3.0

$$\frac{1}{\text{视角}(a)}=\frac{\text{被试者视力表距离}(d)}{\text{能辨清字母排数的设计距离}(D)} \tag{1}$$

$$\text{视力}=5-\log(a)=5-\log(D/d)$$

如 4 m 处辨认最大视标,其视力为 5－log(50/4)等于 3.9。如在 1 m 距离处不能辨识最大视标时,令其分辨手动,3 分表示 50 cm 手动;2 分表示眼前手动;眼前手动也不能分辨,则须到暗室内检查光觉。方法是检查者持一烛光,在 5 m 处使其时亮时暗,令被检者辨认有无光亮和光的方向,1 分表示有光感,0 分表示无光感。

3 结果

记录一组视力检测结果。

4 讨论

论述视力不同的机制。

【注意事项】

1. 视力表表面须清洁平整。

2. 视力表表上必须有适当、均匀、固定不变的照明度,一般为 400～1 000 Lux,且必须避免由侧方照来的光线,及直接照射到被检者眼部的光线。阴晴不定的自然光线亦不适宜,以免引起不准确的检查结果。

3. 视力表与被检者的距离必须正确固定,患者距表为 5 m。如室内距离不够 5 m 长时,则在 2.5 m 处置一平面镜来反射视力表。此时最小一行标记应稍高过被检者头顶。

【问题探究】

1. 测定视力时,当距离不变,视力与所能看清的最小字或图形的大小有什么关系?

2. 当字或图形大小不变时,视力与看清字母或图形所需的最远距离有何关系?

二、盲点的测定

【预习要求】

1. 实验理论　人眼的基本结构；简化眼；眼的折光功能，视网膜的结构特点和感光功能。

2. 实验方法　盲点测定方法，盲点直径计算方法。

【目的】 学习测定盲点位置和范围的方法。

视网膜后部视神经穿出部位为视神经乳头，此处没有感光细胞，不能感光，称为生理盲点。某些视野器官疾病，可在视野中检查出异常的病理性盲点。盲点的测定是了解视觉机能的一种检查方法。根据物体成像的规律从盲点投射区域，找出盲点的所在位置和范围。

1　材料

尺，白纸，黑色指示棒，遮眼板。

2　方法

2.1　测定盲点投射区域

2.1.1　取白纸一张，平贴在受试者对面的墙上，在白纸的左边与受试者眼相平行的地方用黑墨水作一个"十"符号(图 5-52)，受试者与纸间的距离为 50 cm。受试者以遮眼板遮蔽左眼，右眼注视"十"号。

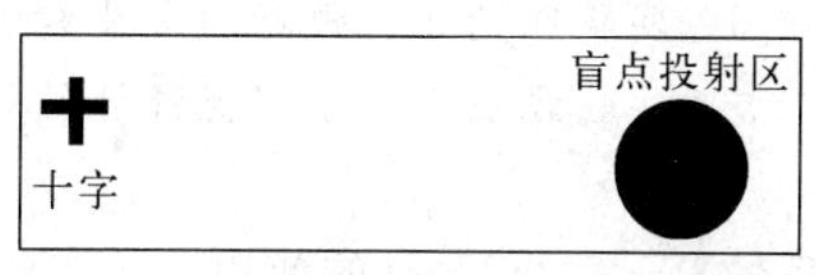

图 5-52　测盲点卡片

2.1.2　主试者手持指示棒，试验时将其尖端自"十"点向外侧方缓缓移出，此时受试者的右眼要始终凝视"十"点。当棒尖移到一定的距离被试者刚不能看见时，即在此作一记号。然后再继续向外移出，到被试者刚又重新看见之处再作一记号。

2.1.3　同法在该区域内，沿不同的方位作直线移动，将所得各点最后连接起来成一不规则的圆圈。此即为测得的右眼盲点的投射区。

2.2　计算盲点与中央凹的距离和盲点的直径　依据相似三角形各对应边成正比例的定理(图 5-53)按下列公式进行计算：

$$\frac{\text{盲点的直径}}{\text{盲点投射区域的直径}}=\frac{\text{节点与视网膜的距离(15 mm)}}{\text{节点至白纸的距离}}$$

$$\text{盲点的直径}=\text{盲点投射区域的直径}\times 15/500(\text{mm})$$

$$\frac{\text{盲点与中央凹的距离}}{\text{盲点投射区域与“十”字的距离}}=\frac{\text{节点与视网膜的距离(15 mm)}}{\text{节点至白纸的距离}}$$

$$\text{盲点与中央凹的距离}=\text{盲点投射区域与“十”字的距离}\times 15/500(\text{mm})$$

3 **结果**

测定一组人盲点直径和盲点与中央凹的距离。

4 **讨论**

论述盲点的生理意义。

【注意事项】

1. 测定眼盲点大小时,该眼正视白纸片上"十"字,眼球不得随意转动。

2. 测定眼盲点大小时,该眼与白纸须保持一定距离(50 cm),不能随意变动。

【问题探究】

实验证明两眼都有盲点,平时人们注视物体时,为什么没有感觉到盲点的存在?

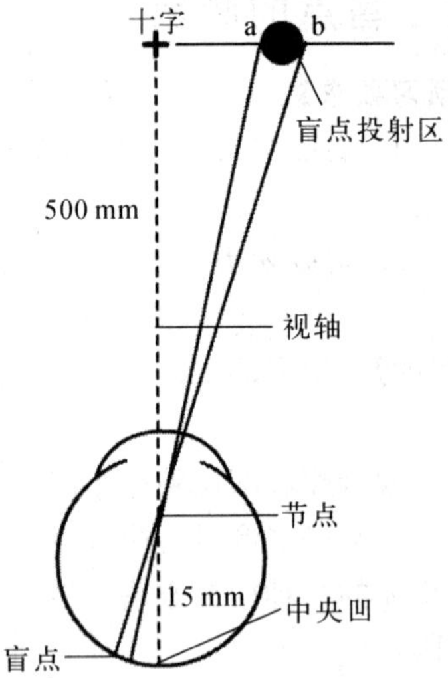

图 5-53 盲点直径计算原理

三、视野测定

【预习要求】

1. 实验理论 视野的定义和测定视野的意义。
2. 实验方法 了解视野计的结构和视野测定方法。

【目的】 学习视野计的使用方法,测定正常人的无色视野与有色视野。

视野是当一只眼睛凝视正前方某一点时,同时所能看到的空间范围。由于眼球位置较深,鼻、眉弓、颧骨等可遮住一部分外来光线使不能到达视网膜,故当眼注视某一点不动时,其视野有一定限制。正常单眼视野的范围:颞侧约 90°以上,下方约 70°,鼻侧约 65°,上方约 55°(后两者由于受鼻梁和上眼睑的影响)。各种颜色视野范围并不一致,由于感受色觉的视锥细胞分布于视网膜的中心部分,白色最大,蓝色次之,红色又次之,绿色最小,两眼同时注视时,大部分视野是互相重叠的。临床上常用测定视野的办法,检查视网膜,视觉的传导道和视觉中枢的机能。

1 **材料**

人;视野计,白色、黄色、红色、绿色视标,视野坐标图纸。

2 **方法**

2.1 熟悉视野计的构造 常用的弧形视野计,是一个半圆弧形金属板,安在支架上,可绕矢状轴作 360°的旋转。圆弧外面有刻度,刻度表示由该点向周边视网膜的光线与视轴所夹的角度。视野的外周界限即以此角度表示之。在圆弧内面中央装有一个固定的小镜子，其对面的支架上设有支持下颌的托片和固定眼窝下缘用的眼托(图 5-54)。

2.2　实验观察

2.2.1　受试者背光而坐，面向视野计，下颌放在托架上，遮住一眼，另一眼凝视视野计的中心标志(小镜)。眼球不能转动。

2.2.2　将视野计的半圆弧架旋至垂直位置，主试者将白色视标沿弧架内面由外向中心缓缓移动，边问受试者能否看见，反复检查，直到确实找出受试者刚刚能看到的那一点，将此点的位置记录在视野坐标图纸的相应位置上(图 5-54)。

2.2.3　将视野计半圆弧架旋至水平位置，同上法测定，然后再将半圆弧架旋至 45°，135°…各角度，分别测定之。

2.2.4　将上述不同位置所测得的各个点，用线连起来得到一眼无色视野的范围。

2.2.5　同上方法，用黄色或红色、绿色视标测定有色视野。

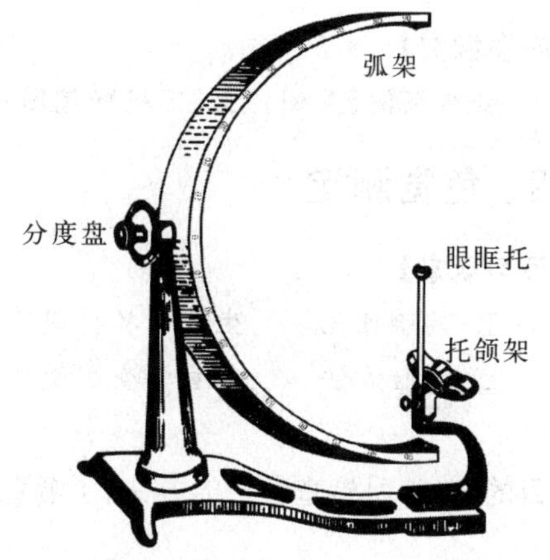

图 5-54　视野计

2.2.6　在视野图纸(图 5-55)上记下测定时眼与注视点的距离和视标的直径，通常前者为 33 cm，后者为 3 mm，记录时可简写为 3/300。

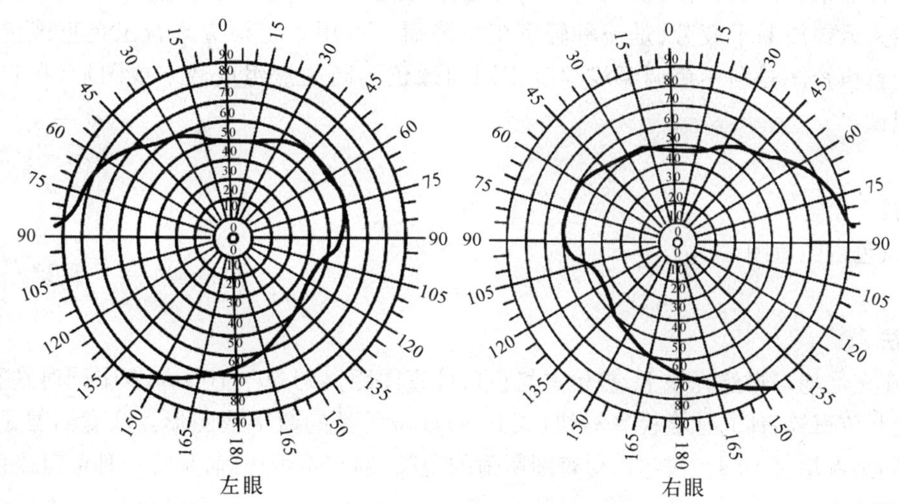

图 5-55　视野坐标图纸

3　结果

测出无色与有色视野，绘出图形。描述有色视野与无色视野的差异。

4　讨论

论述有色视野与无色视野差异的机制及临床视野的意义。

【注意事项】

测定颜色视野时,受试者必须认清视标的颜色时为止。同时在测颜色视野时,视标颜色不能事先被试者知道。

【问题探究】

分析颞侧、鼻侧。上、下视野范围及颜色视野与无色视野的差异,并说明其原因。

四、色觉测定

【预习要求】

1. 实验理论　　生理学教材视觉生理;色盲检查图说明书。
2. 实验方法　　色盲检查图使用方法,色盲的判定。

【目的】 学习检查色盲的方法,了解色盲的临床意义。

色觉是眼在明亮处视网膜视锥细胞的主要功能。正常人能辨别各种颜色,凡不能准确辨别各种颜色者为色觉障碍。临床上按色觉障碍的程度不同,可分为色盲与色弱。色盲中以红绿色盲较为多见,蓝色盲及全色盲较少见。色盲分先天和后天两种,先天性者由遗传而来,后天性者为视网膜或视神经等疾病所致。色弱是辨色力较差,主要表现辨色能力迟钝或易于疲劳,是一种轻度色觉障碍。可用色盲检查本查出色盲或色弱患者。色盲检查图是利用色调深浅程度相同而颜色不同的点组成数字或图形,在自然光线下识读。

1　材料

人;色盲检查图。

2　方法

2.1　在充足均匀自然光线下,被检者与色盲检查图距离约 50～70 cm,双眼同时注视,检查者翻开色盲检查图,让被检者尽快(≤10 s)读出所见的数字或图形。注意回答是否正确,时间是否超过 10 s。按色盲检查图所附的说明,判定是否正确,是哪一种色盲或色弱。

2.2　实验观察

测定一组同学的色觉。

3　结果

用文字表述检查结果正常与否。

4　讨论

可参阅色盲检查图说明书,对检查情况进行分析讨论。

【注意事项】

1. 为避免被检者背诵色盲检查图内数字和图案,检查时应随机翻页各图抽查。
2. 有时可用几本不同的色盲检查图检查,以作出正确结论。

五、瞳孔反射

【预习要求】

1. 实验理论　　生理学感觉器官视觉生理。
2. 实验方法　　瞳孔反射的检查方法。

【目的】 学习瞳孔反射的检查方法,证明瞳孔反射的存在,掌握其反射途径。

瞳孔反射包括瞳孔对光反射和瞳孔近反射。当眼受光线刺激或视物移近时瞳孔缩小,属瞳孔反射。前者为瞳孔对光反射,是双侧性的。反射途径为:强光→视网膜→视神经→视束→外侧膝状体内缘→中脑四叠体顶盖前区(双侧)换元→动眼神经缩瞳核换元→睫状神经节换元→睫状短神经→瞳孔括约肌→使(双侧)瞳孔缩小。瞳孔近反射的反射途径为:注视物移近→视网膜→视神经(视交叉)→视束→丘脑外侧膝状体→大脑皮层枕叶→额叶中央前回下行→锥体束→中脑正中核→中脑缩瞳核→睫状神经节→睫状短神经→瞳孔括约肌→瞳孔缩小。

正常人瞳孔直径约2.5～4.0 mm,可变动约1.5～8.0 mm范围。

1　材料

人;手电筒。

2　方法

2.1　瞳孔对光反射

2.1.1　直接对光反射　　在明室中,患者背光而坐,两眼向前平视。检查者用手电筒光照射一侧瞳孔,观察瞳孔直径的变化。同法检查另一侧瞳孔。试比较两侧瞳孔变化是否相同。

2.1.2　间接对光反射　　在以上体位与坐姿下,检查者用手在被检者鼻梁处隔开两眼视野,另一手持电筒照射右眼瞳孔,注意观察左眼瞳孔是否与右眼同时、同样程度缩小。同法检查左眼瞳孔。

2.2　瞳孔近反射　　同以上体位与坐姿,令被检者双眼注视近前方远处检查者一示指,观察其瞳孔的大小。示指由远移近被检者眼前,同时观察受检者瞳孔和视轴的变化。

2.3　实验观察

2.3.1　双侧瞳孔是否等大、等圆(正常直径约2～4 mm)。

2.3.2　瞳孔对光反射、瞳孔近反射时瞳孔的形态、大小、位置变化。

2.3.3　直接与间接对光反射是否存在及其灵敏度。

3 结果

描述所见现象及瞳孔大小、形态、位置,对光反应是否存在及灵敏度。

4 讨论

论述瞳孔对光反射和瞳孔近反射的机制及两者的差别。

【注意事项】

1. 先在自然光下用肉眼观察两侧瞳孔自然状态,继而用手电筒检查其对光反应。
2. 打开手电筒光照射瞳孔时,应移动射向被检瞳孔,同时观察。

【问题探究】

光照射一侧瞳孔时,另一侧瞳孔有何变化?为什么?说明其反射途径。

六、声波的传导途径

【预习要求】

1. 实验理论　参见生理学教材声波传入内耳的途径。
2. 实验方法　音叉使用方法;林纳试验方法和韦伯试验方法。
3. 实验准备　设计实验结果记录表格。预测林纳试验方法和韦伯试验方法检查结果。

【目的】 学习音叉实验鉴别听力障碍,比较气导和骨导的听觉效果。

听力检查的目的是了解听力损失的程度、性质及病变的部位。检查方法甚多,一类是观察患者主观判断后作出的反应,称主观测听法,如耳语、秒表、音叉、听力计检查等,但此法常可因年龄过小、精神心理状态失常等多方面因素而影响正确的测听结论。另一类是不需要患者对声刺激做出主观判断反应,可以客观地测定听功能情况,称客观测听法,其结果较精确可靠,如声阻抗-导纳测听、耳蜗电图、听性脑干反应。

本实验采用主观测听法,音叉振动产生的声波,声波可通过气传导和骨传导两种途径传入内耳,正常人气传导的效率大于骨传导。在耳蜗、听神经和中枢正常,气传导途径发生障碍时(传音性耳聋),骨传导却不受影响,甚至相对增强,此时音叉检查气传导小于骨传导。当耳蜗病变时(感音性耳聋),气传导与骨传导均减退。

1 材料

C 调 256 Hz 音叉,干棉球,橡皮锤,秒表。

2 方法

2.1 林纳试验(Rinne test,RT)又称气骨导对比试验

2.1.1 受检者坐于安静的室内,主试者手持音叉用橡皮锤敲击音叉臂的上 1/3 处,立即

将振动的音叉柄置于受检者的一侧颞骨乳突部测其骨导听力，计时，待听不到声音时记录其时间，立即将音叉移置于外耳道口外侧 1 cm 外，测其气导听力(图 5－56)。若仍能听到声音，则表示气传导比骨传导时间长，称林纳试验阳性(RT“＋”)。反之骨传导比气传导时间长，则称林纳试验阴性(RT“－”)。将试验结果记录于表 5－12。

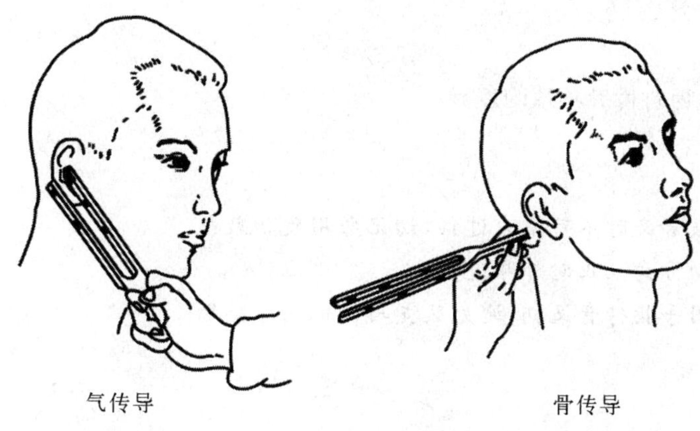

图 5－56　Rinne 试验

2.1.2　用干棉球塞住同侧耳孔，模拟气传导障碍，重复以上实验步骤，结果气传导时间比骨传导时间短，此称 Rinne 试验阴性。

2.1.3　正常人气传导比骨传导时间长 1～2 倍，为林纳试验阳性，传导性聋因气导障碍，则骨传导比气传导长，为阴性，感音性耳聋气传导及骨传导时间均较正常短，且听到声音亦弱故为短阳性，气传导与骨传导时间相等者(RT“±”)亦属传音性聋。

表 5－12　Rinne 和 Weber 试验结果

试验方法		Rinne test		Weber test
		气传导(s)	骨传导(s)	
正常	左耳			
	右耳			
棉球塞一侧耳孔	左耳			
	右耳			

2.2　韦伯试验(Weber test，WT)又称骨导偏向试验

2.2.1　主试者将震动的音叉柄置于被检者的额部正中，记录两耳所听到的声音强度是否相同。

2.2.2　用干棉球塞住被检者一侧耳孔，重复以上实验，记录两耳听到的声音强度变化。

2.2.3　若两耳听力正常或两耳听力损害性质、程度相同，则感到声音在正中，是为骨导无偏向；由于气导有抵消骨导作用，当传音性聋时，气导有障碍，不能抵消骨导，以至患耳骨导要比健耳强，而出现声音偏向患耳；感音性聋时则因患耳感音器官有病变，故健耳听到

的声音较强,而出现声音偏向健耳。

3 结果

记录各项检查结果记入表 5 - 12 内。

4 讨论

比较气传导与骨传导功效的差异。

【注意事项】

1. 橡皮锤敲音叉时不可用力过猛,切记勿用硬物敲打。
2. 音叉震动方向应正对外耳道口。
3. 操作中用手指持音叉柄,避免叉支与其他物体接触。

【问题探究】

传音性耳聋和感音性耳聋的机制。

(汤伯瑜　陆源)

实验 41　动物一侧迷路破坏的效应

【预习要求】

1. 实验理论　内耳前庭器官的功能。
2. 实验方法　第四章动物实验技术。

【目的】 通过破坏蟾蜍或豚鼠的一侧迷路,观察迷路在维持机体正常姿势与平衡中的作用。

内耳迷路中的前庭器官是感受头部空间位置和运动变化的装置。通过前庭器官可反射性地影响肌紧张,调节机体姿势平衡和运动协调。破坏或消除动物一侧前庭器官后,会发生肌紧张协调障碍,静止和运动时的失平衡。

1 材料

蟾蜍或豚鼠;乙醚,氯仿。

2 方法

2.1　蟾蜍一侧迷路破坏

2.1.1　观察正常蟾蜍(术前)的爬行姿势和游泳动作。

2.1.2　将蟾蜍躯干用纱布包裹,腹部朝上握于手中。张开蟾蜍口,用手术刀在颅底口腔黏膜作一横切口，分开黏膜，即可看到十字形的副蝶骨。副蝶骨左右两旁的横突即迷路所在部位。用手术刀削去一侧横突骨膜，可见粟粒大的小白点，即是迷路(图5－57)。用探针刺入小白点约2 mm并捣毁之，用棉球止血。

2.1.3　实验观察　　数分钟后观察蟾蜍静止和爬行姿势的改变，观察蟾蜍游泳姿势和方向偏向何侧。

2.2　豚鼠一侧迷路麻醉

2.2.1　观察豚鼠的正常姿势、行走状态，有无眼球震颤。

2.2.2　使豚鼠侧卧，固定头部不动，提起一侧耳郭，用滴管向外耳道深处滴入氯仿(麻醉剂)2～3滴。

2.2.3　保持侧卧位和头部不动10～15 min，使氯仿渗入以消除迷路机能。

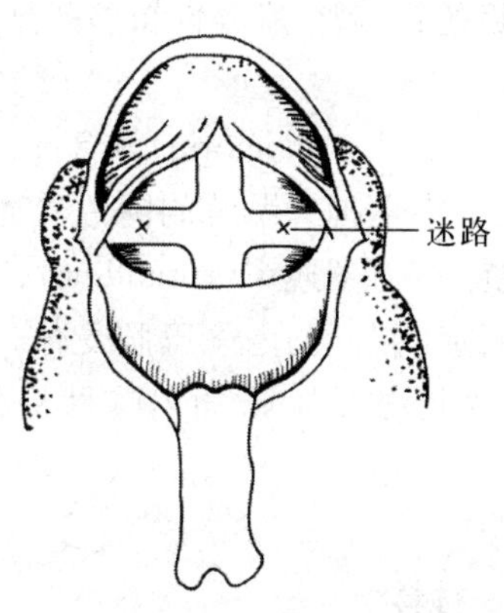

图5－57　蟾蜍迷路位置

2.2.4　实验观察　　豚鼠眼球震颤与否及方向，握住豚鼠的后肢将它提起，其头部、躯干姿势偏向(麻醉一侧)，自由爬行时的运动姿势变化(旋转或翻滚)方向。

3　结果

用文字逐一描述实验结果。

4　讨论

论述实验结果的机制。

【注意事项】

1. 破坏蟾蜍迷路后及时止血。
2. 氯仿是高脂溶性麻醉剂，给豚鼠滴入量不宜过多，以防止其死亡。
3. 标明滴入耳道是右或左侧，以便分析。不能双耳都滴。动物不能重复使用。

【问题探究】

为什么破坏动物一侧迷路后，其头和躯干运动皆偏向患侧？

（林国华　陆源）

实验42　热板法镇痛实验

【预习要求】

1. 实验理论　　药理学教材中有关dolantin和rotundine的药理作用及机制。
2. 实验方法　　第四章动物实验技术；第八章常用统计指标和统计方法。
3. 预绘制实验原始数据记录表格和统计表格。预测实验结果。

【目的】 观察麻醉性镇痛药派替啶与非麻醉性镇痛药罗通定的镇痛效应。

派替啶(dolantin)为合成品,是吗啡的代用品,较吗啡的成瘾性轻。与吗啡相似,作用于中枢神经系统的阿片受体而发挥作用,镇痛效力约比吗啡弱10倍,持续时间也比吗啡短。罗通定(rotundine),其结构为四氢巴马汀,镇痛作用比派替啶弱,但无成瘾性。罗通定阻断脑内多巴胺受体,抑制痛觉信息在脊髓水平的传递,亦增加与痛觉有关的特定脑区脑啡肽原和内啡肽原的mRNA表达,促进脑啡肽和内啡肽的释放,产生镇痛作用。

1 材料

小鼠;超级恒温器;dolantin,rotundine sulfate,生理盐水。

2 方法

2.1 热板准备　开启超级恒温器,调节超级恒温器温度恒定于55±0.1℃。

2.2 动物筛选　取雌性小鼠数只,将小鼠放入瓷罐内记录时间,罐口盖以透明盖,观察到出现舐后足的时间为止,此段时间作为该鼠的热痛反应时间,记录之,凡小鼠在30秒钟内不舐后足或放入瓷罐内发生逃避、跳跃者弃之。

2.3 实验观察

2.3.1 将筛选合格的小鼠3只做好甲、乙、丙标记,测每只小鼠的正常痛阈值一次,作为该鼠给药前痛阈值。

2.3.2 甲鼠按25 mg/kg(2.5 g/L,0.1 ml/10 g)体重剂量腹腔注射(i. p.)dolantin,乙鼠按25 mg/kg (2.5 g/L,0.1 ml/10 g)体重剂量 i. p. rotundine,丙鼠按0.1 ml/10 g体重剂量 i. p. 生理盐水作为对照。

2.3.3 用药后15 min、30 min、60 min各测小鼠痛阈一次,如果用药后放入瓷罐内60秒钟仍无反应,即将小鼠取出,以免时间太长把脚烫伤,其痛阈可按60秒计算。

2.3.4 计算各给药组的用药前、后各次的小鼠热痛反应时间(即痛阈值)的平均值,并按下列公式计算痛阈提高百分率。

$$\text{痛阈提高百分率}=\frac{\text{用药后平均热痛反应时间}-\text{用药前平均热痛反应时间}}{\text{用药前平均热痛反应时间}}\times 100\%$$

2.4 统计方法　结果以 $\bar{x}\pm s$ 表示,统计采用Student t test方法。

3 结果

根据各药物组在用药后不同时间的痛阈提高百分率进行统计,列表或作图表述,用文字、统计描述和统计结果表述结果。

4 讨论

比较dolantin与rotundine的作用及强度,讨论dolantin、rotundine的作用机制。

【注意事项】

1. 小鼠选用雌性，因雄性小鼠遇到热时睾丸易下垂，阴囊触及热板而致反应过敏。

2. 室温较低时，小鼠须保温一定时间，以免由于低温而致反应迟钝，影响实验结果。

【问题探究】

镇痛药和解热镇痛药在镇痛方面的作用机制有何不同？

（陆源　梅汝焕）

实验 43　药物对家兔瞳孔的作用

【预习要求】

1. 实验理论　拟胆碱药及拟肾上腺素药的药理作用和应用，瞳孔调节的生理机制。

2. 实验方法　第四章家兔的捉拿。滴眼及量瞳方法。

3. 实验准备　绘制实验记录表，预测实验结果。

【目的】 观察拟胆碱药及拟肾上腺素药对瞳孔的作用。

瞳孔大小主要受瞳孔括约肌和瞳孔开大肌调节。瞳孔括约肌上分布有 M 受体，当 M 受体激动后，引起瞳孔括约肌收缩，瞳孔缩小。瞳孔开大肌上主要分布的是 α 受体，当 α 受体激动时，瞳孔开大肌收缩，瞳孔扩大。

阿托品是 M 受体阻断药，去氧肾上腺素是 α 受体激动药，二药可作用于不同环节产生扩瞳作用；而毛果芸香碱是 M 受体激动药，毒扁豆碱则是抗胆碱酯酶药，二者可直接或间接激动 M 受体产生缩瞳作用。

本实验通过滴药的方法，观察药物对家兔瞳孔的影响，进一步理解传出神经系统药物的作用及其应用。

1　材料

家兔；硫酸阿托品，硝酸毛果芸香碱，盐酸去氧肾上腺素，水杨酸毒扁豆碱，手电筒，测瞳器。

2　方法

2.1　取兔 2 只，标记为甲兔、乙兔后放入兔固定箱内，剪去眼睫毛，在自然光线下测量并记录两侧正常瞳孔直径(mm)。另用手电筒进行对光反射试验，即突然从侧面照射兔眼，如瞳孔随光照而缩小，即为对光反射阳性，否则为阴性。

2.2　兔眼结膜囊内滴药　滴药时用拇指和食指将兔下眼睑拉开，使其成杯状，并用中指压住鼻泪管，甲兔左眼滴入 10 g/L 硫酸阿托品溶液 2 滴，右眼滴入 10 g/L 硝酸毛果芸香碱溶液 2 滴;乙兔左眼滴入 10 g/L 盐酸去氧肾上腺素溶液 2 滴,右眼滴入 5 g/L 水杨酸毒扁豆碱溶液 2 滴。滴入药液后轻轻揉动眼睑,使药液与角膜充分接触,并在结膜囊内保留 1 min,然后放手任其自然流出。

2.3　滴药 15 min 后,在同样强度的光线下,再分别测量并记录各眼瞳孔大小和对光反射。如滴入毛果芸香碱及毒扁豆碱的眼睛瞳孔已经缩小,在这两眼内再分别滴入 10 g/L阿托品和 10 g/L 去氧肾上腺素 2 滴,15 min 后再检查瞳孔大小及对光反射又有何变化。

2.4　统计方法　　结果以 $\bar{x}\pm s$ 表示,统计采用 Student t test 方法。

3　结果

列甲、乙两兔左、右眼用药前后瞳孔大小数据表,用文字、数据描述药物处理前后家兔瞳孔及对光反射变化情况。

4　讨论

根据结果,分析各药对影响瞳孔大小的机制,探讨各药的临床应用。

【注意事项】

1. 测量瞳孔勿刺激角膜,光照强度及角度须前后一致,否则会影响瞳孔大小。
2. 各眼滴药量要准确,在眼内停留时间要一致,以确保药液充分作用。
3. 观察对光反射只能用闪射灯光。
4. 实验动物应为一周内未用过眼药者。

【问题探究】

1. 阿托品和去氧肾上腺素的扩瞳作用,以及毛果芸香碱和毒扁豆碱缩瞳机制有何不同?如何通过实验来证明?
2. 毛果芸香碱与毒扁豆碱在治疗青光眼时其机制和作用特点有何不同?
3. 何谓调节痉挛和调节麻痹?

(汝海龙　林国华)

第八节　神经系统实验

实验 44　反射弧的分析和反射时的测定

【预习要求】

1. 实验理论　　生理学教材中神经系统部分的反射与反射弧内容。
2. 实验方法　　第四章动物实验技术。

3. **实验准备**　预绘制实验原始数据记录表格和统计表格。预测结果。

【目的】 通过某些脊髓躯体运动反射，了解反射弧的完整性与反射活动的关系；通过用不同浓度的硫酸溶液刺激蛙趾引起的屈肌反射，学习掌握反射时的测定，了解刺激强度与反射时的关系。

在中枢神经系统的参与下，机体对刺激所产生的具有适应意义的反应过程称为反射。较复杂的反射需要较高级中枢部位的整合，而一些较简单的反射，只需通过中枢神经系统的低级部位就能完成。将动物的高位中枢切除，仅保留脊髓的动物称为脊动物，此时动物产生的各种反射活动为单纯的脊髓反射。由于脊髓已失去高级中枢的正常调节作用，故利于观察和分析研究反射过程的某些特征。

反射活动的结构基础是反射弧。典型的反射弧由感受器、传入神经、神经中枢、传出神经和效应器五个部分组成。一旦其中任何一个环节的解剖结构和生理完整性受到破坏，反射活动就无法实现。反射通过反射弧各组成部分所需的时间称为反射时，即由刺激作用于感受器开始，到效应器出现反射活动所经过的时间。反射时的长短与反射弧在中枢交换神经元的多少及是否有中枢抑制存在等有密切关系。反射时也与刺激强度有关，在一定的条件下与一定的刺激强度范围内，刺激愈强，反射时愈短。

1　材料

蟾蜍(或者蛙)；硫酸；秒表。

2　方法

2.1　取蟾蜍一只，用粗剪刀由两侧口裂剪去上方头颅，制成脊蟾蜍(此类动物在断头后，尽管出血较多，各组织器官功能可基本维持正常，其脊休克时间也只有数秒，最长不过数分，是本实验较为理想的动物)。将动物俯卧位固定在蛙板上，于右侧大腿背侧纵行剪开皮肤，在股二头肌和半膜肌之间的沟内找到坐骨神经干，在神经干下穿一条细线备用。手术完后，用肌夹夹住动物下颌，悬挂在铁支柱上(图5－58)。

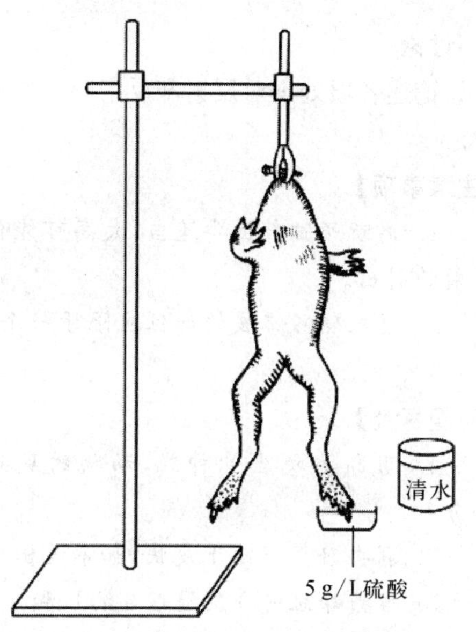

图 5－58　脊髓反射实验装置图

2.2　反射弧的分析

2.2.1　用浸有 5 g/L 硫酸溶液的小滤纸片贴在下腹部。观察双后肢反应。待出现反应后，将动物浸于烧杯的清水内洗掉滤纸片和硫酸，用纱布擦干皮肤。提起穿在右侧坐骨神经下的细线，剪断坐骨神经，再重复上述实验，记录反应结果。

2.2.2 分别将左右后肢趾尖浸入盛有 5 g/L 硫酸的小平皿内(两侧浸没的范围应相等且仅限于趾尖),观察双侧后肢反应。

2.2.3 沿左后肢趾关节上作一环形皮肤切口,将切口以下的皮肤全部剥脱(趾尖皮肤一定要剥干净),再用 5 g/L 硫酸溶液浸泡该趾尖,观察该侧后肢的反应。

2.2.4 将一硫酸纸片贴于左后肢皮肤,观察引起的反应,用烧杯内的清水洗掉纸片及硫酸,擦干皮肤后,将探针插入脊髓腔内反复捣毁脊髓,用浸有 5 g/L 硫酸溶液的小滤纸片贴在下腹部。记录结果。

2.3 反射时的测定

2.3.1 按 2.1 法制备脊蟾蜍。

2.3.2 用培养皿盛 1 g/L 硫酸溶液,将蟾蜍任一后肢的脚趾尖浸入硫酸溶液中同时用秒表记录从浸入至后肢发生屈曲时所经历的时间。一旦出现屈肌反应时,迅速将后肢取出浸入烧杯内的清水中,清洗皮肤上的硫酸溶液。重复三次。求出反射时的平均值(两次实验间隔至少 2～3 min)。

2.3.3 用另外两个培养皿分别盛 3 g/L、5 g/L 硫酸溶液,分别测得各自的反射时。注意均重复测定三次,求出各自的平均值。

2.4 统计方法 结果以 $\bar{x}\pm s$ 表示,统计采用 Student t test 方法。

3 结果

列反射弧实验蛙处理前后反射情况记录表格和反射时原始数据表格。并对反射时进行统计处理。用文字和数据逐一描述实验结果。

4 讨论

论述各项处理对反射和反射时的影响及机制。

【注意事项】

1. 离断颅脑部位要适当,太高可能保留部分脑组织而出现自主活动,太低也会影响反射的引出。

2. 浸入硫酸溶液的部位应限于一个趾尖,每次浸泡范围、深度应恒定。

【问题探究】

1. 剪断右侧坐骨神经,动物的反射活动发生了什么变化?损伤了反射弧的哪一部分?

2. 剥去趾关节以下皮肤,如不再出现原有反应,是损伤了反射弧的哪一部分?

3. 当蟾蜍趾尖分别浸入 3 g/L 和 5 g/L 硫酸溶液中时,其反射时有何变化?为什么?

(厉旭云)

实验45　小 脑 损 伤

【预习要求】

1. 实验理论　　生理学教材中小脑的功能。
2. 实验方法　　第四章动物实验技术。

【目的】 观察小鼠一侧小脑被破坏后所出现的肌紧张失调和平衡功能障碍，了解小脑对躯体运动的调节功能。

小脑与大脑、丘脑、脑干网状结构、脊髓等处有广泛而复杂的纤维联系，是锥体外系的重要组成部分，具有维持身体平衡、调节肌肉紧张和协调随意运动等重要功能。当小鼠一侧小脑后损伤，将引起肌紧张失调和平衡功能障碍。

1　材料

小鼠；乙醚。

2　方法

2.1　取小鼠一只，在实验台上观察其正常活动情况。然后将其置于烧杯内，同时放入一浸透乙醚的棉球。待出现麻醉现象时立即取出。

2.2　剪去小鼠颅顶部的毛，沿头颅正中线剪开头皮，直达耳后部。以左手拇、食二指捏住其头部两侧，右手持棉球将顶间骨上的一层薄肌向后推压分离，尽量使顶间骨暴露出来。通过半透明的颅骨即可看到小脑。

2.3　用探针在如图5－59所示顶间骨的一侧刺入3 mm，搅动破坏一侧小脑后出针，用棉球按压止血。

2.4　待小鼠清醒后，注意观察其姿势是否平衡，活动有何异常，比较两侧肢体的屈伸和肌张力有何变化。

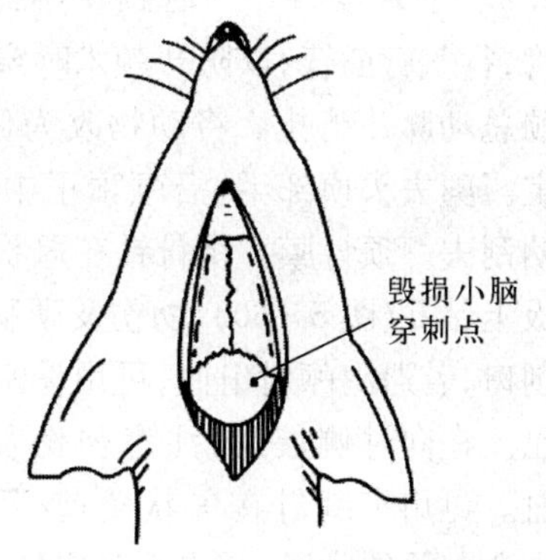

图5－59　毁脑示意图

3　结果

用文字描述实验结果。

4　讨论

论述小鼠姿势、活动、肌张力变化的机制。

【注意事项】

1. 麻醉不宜过深，麻醉过程中要密切观察小鼠的呼吸运动。小鼠如在手术过程中苏醒挣扎，可用装有乙醚棉球的试管套在其嘴上追加麻醉。

2. 破坏小脑时以选用9号注射针头为宜。要垂直进针，深度适宜，刺入太深损伤中脑,刺入太浅无破坏作用。

(杨午鸣　陆源)

实验46　家兔去大脑僵直

【预习要求】

1. 理论知识　　中枢神经系统对躯体运动的调节作用;去大脑僵直的产生机制。
2. 实验方法　　第四章动物实验技术;家兔开颅手术。

【目的】 观察去大脑僵直现象并了解其产生机制。

中枢神经系统对肌紧张具有易化和抑制作用。在正常情况下,通过这两种作用,使骨骼肌保持适当的紧张性,以维持机体正常姿势。若在中脑上、下丘之间切断脑干,使大脑皮层运动区和纹状体等部位与脑干网状结构的功能联系中断,则抑制肌紧张的作用减弱,易化作用相对增强,动物出现四肢伸直,头尾昂起,脊柱挺硬等伸肌紧张亢进的特殊姿势,称为去大脑僵直。

1　材料

家兔;颅骨钻;氨基甲酸乙酯。

2　方法

2.1　麻醉固定　　按0.5～0.8 g/kg体重剂量于耳缘静脉缓慢注射200 g/L氨基甲酸乙酯,麻醉后背位固定于手术台上。

2.2　手术准备　　沿颈正中线切开皮肤,暴露气管,行气管插管,以防开颅术时窒息死亡。分离两侧颈总动脉并结扎。将动物改为俯卧位,头部抬高固定。剪去头顶部毛,沿颅顶正中线切开皮肤并用刀柄刮去颅顶骨膜。用骨钻在冠状缝后矢状缝外的骨板上钻孔(图5-60),勿伤及硬脑膜。用咬骨钳扩大创口,若遇到颅骨出血,可用骨蜡或明胶海绵填塞止血。在向对侧展时,注意勿伤及矢状窦,以免大出血。可用小缝针在矢状窦前、后各穿一线并结扎。小心剪开硬脑膜,露出大脑皮层。

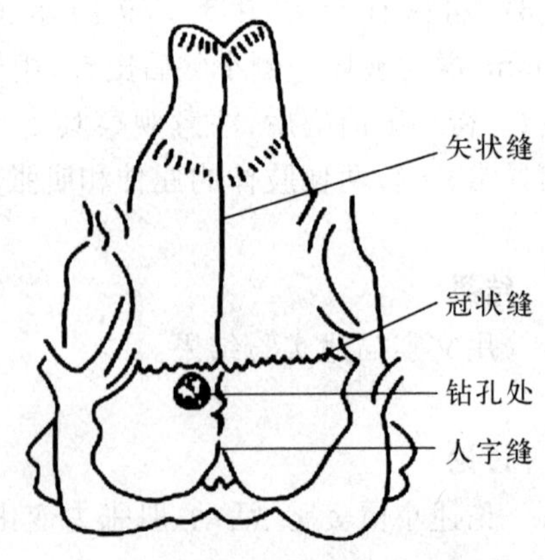

图5-60　兔顶骨标志图

2.3　实验观察　　松开动物四肢,将动物头托起并使呈屈曲低头位。用刀柄由大脑半球后缘与小脑之间伸入,轻轻托起两大脑半球枕叶,即可见到中脑上、下丘部分。用手术刀在上、下丘之间向口裂方向呈45°方位插入,切断脑干(图5-61)。将动物侧位置于手术台上,数分钟后可见兔的四肢伸直、头部后仰、尾部上翘,呈现角弓反张状态,即去大脑僵直现象(图5-62)。

若不明显，可用两手提起兔的背部，抖动动物，动物的四肢伸肌受重力牵拉作用，伸肌肌紧张会明显增强。

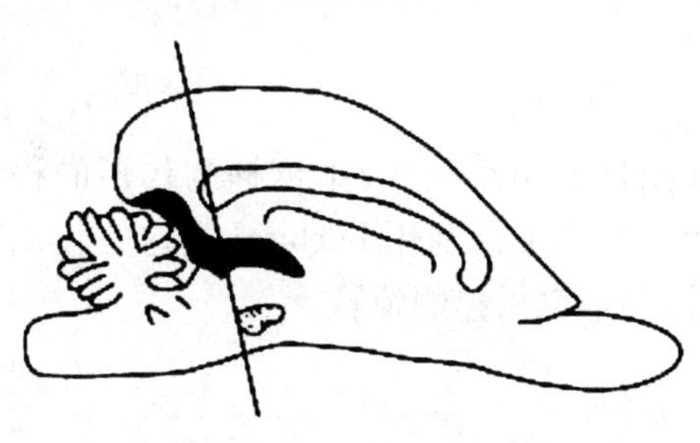
图 5-61　脑干切断部位示意图

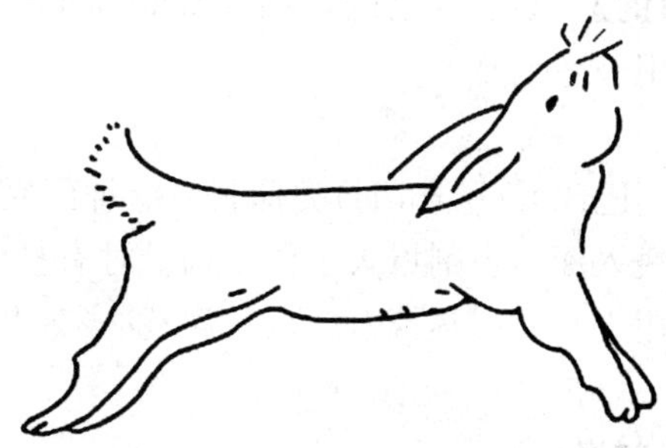
图 5-62　兔去大脑僵直

3　**结果**

描述观察到的实验结果。

4　**讨论**

论述去大脑僵直产生的机制，讨论中枢神经系统对肌紧张和躯体运动的调节作用。

【注意事项】

1. 动物麻醉宜浅，麻醉过深不易出现大脑僵直现象。

2. 切断部位要准确，过低将伤及延髓呼吸中枢，导致呼吸停止。过高则不易出现去大脑僵直现象

3. 为避免切断脑干时出血过多，可用拇指与食指在第一颈椎横突后缘压迫椎动脉数分钟。

【问题探究】

1. 如在上述结果的基础上在下丘的下方再次横断脑干，动物姿势有何改变？为什么？

2. 如在上述结果的基础上分别切断延髓或切断脊髓背根，将对肌紧张产生什么影响？为什么？

（刘翠清　林国华）

实验 47　药物对抗电刺激引起小鼠惊厥的作用

【预习要求】

1. 实验理论　药理学教材中有关巴比妥类药物的药理作用及机制。

2. 实验方法　第四章动物实验技术；第八章常用统计指标和统计方法。

3. 实验准备　预绘制实验原始数据记录表格和统计表格。

【目的】 观察苯巴比妥钠(phenobarbital sodium)预防性对抗由电刺激引起小鼠的惊厥作用。

巴比妥(barbital)类抑制中枢神经系统,随着剂量的由小到大,中枢抑制作用的程度由浅入深。当剂量大于催眠剂量时有抗惊厥作用。临床上常利用 barbital 类这一作用将其用于小儿高热、破伤风、子痫、脑炎等及中枢兴奋药中毒引起的惊厥。

1 材料

小鼠;电惊厥仪, phenobarbital sodium,生理盐水。

2 方法

2.1 取小鼠数只。将电惊厥仪输出线的鳄鱼夹尖端用生理盐水浸湿后,将一个鳄鱼夹夹于小鼠两耳根间的皮肤,另一个夹下颌部,先开启电源开关,电流强度转至 40 mA 或 40～50 V,然后按通电钮,通电时间控制在 0.5～1 s,通电时观察小鼠是否发生惊厥(小鼠的惊厥发生过程: 僵直屈曲期→后肢伸直期→阵挛期→恢复期。以后腿强直作为惊厥的指标)。

2.2 用上述方法挑选出现电惊厥反应的小鼠 2 只,称体重后用苦味酸分别做记号编为甲、乙。甲鼠按 0.1 ml/10 g 体重剂量腹腔注射(i. p.)5 g/L phenobarbital sodium 溶液,乙鼠按 0.1 ml/10 g 体重剂量 i. p 生理盐水。

2.3 实验观察　给药后 15 min,以给药前同样的电参数刺激两小鼠,观察小鼠的反应。

2.4 统计方法　结果以百分率表示,统计采用 χ^2 检验。

3 结果

列实验原始数据表格,对数据进行统计。用文字、数据描述结果。

4 讨论

分析 phenobarbital 抗电刺激引起小鼠惊厥作用的机制。

实验 48　药物抗惊厥作用

【预习要求】

1. 实验理论　药理学教材中有关 diazepam、dimefline 和 procaine 的药理作用及机制。
2. 实验方法　第四章动物实验技术;第八章常用统计指标和统计方法。
3. 实验准备　预绘制实验原始数据记录表格和统计表格,预测实验结果。

【目的】 观察 diazepam 预防性对抗二甲弗林(dimefline)引起的小鼠惊厥或观察

diazepam 对抗 procaine 过量吸收中毒引起的惊厥。

惊厥是由多种原因所引起的中枢神经系统过度兴奋的一种症状，表现为全身骨骼肌不自主的强烈收缩。dimefline 可直接兴奋呼吸中枢，对脊髓有兴奋作用，过量易引起惊厥。局部麻醉药过量可以吸收入血，进入中枢后使得边缘系统兴奋灶扩散，从而出现头晕、烦躁不安、肌肉震颤、肌张力增高，甚至惊厥。Diazepam 为中枢抑制药，其抗惊厥作用可通过抑制大脑皮质、丘脑、边缘系统异常放电的扩散，促进中枢抑制性神经递质 γ-氨基丁酸(GABA)与其受体结合，增加 Cl^- 通道开放的频率而增加 Cl^- 内流，导致突触后膜超极化，从而加强 GABA 的中枢抑制效应。

一、Diazepam 对抗 dimefline 引起小鼠的惊厥作用

1　材料

小鼠；diazepam，dimefline hydrochloride，生理盐水。

2　方法

2.1　取小鼠 2 只，称体重后用苦味酸分别标记为甲、乙小鼠。

2.2　甲按 0.085 ml/10 g 体重剂量鼠腹腔注射(i. p.)1 g/L diazepam，乙鼠按 0.085 ml/10 g体重剂量 i. p 生理盐水，15 min 后，2 鼠均按 0.1 ml/10 g 体重剂量 i. p. 0.8 g/L dimefline，观察 2 鼠有无惊厥(以阵挛性惊厥为指标)发生。

2.3　统计方法　　结果以百分率表示，统计采用 χ^2 检验。

3　结果

列 dizepam 组和生理盐水组的原始数据表格(全班)，对数据进行统计。用文字、数据描述结果。

4　讨论

论述 dizepam 抗 dimefline 引起小鼠惊厥作用的机制。

二、Diazepam 对抗 procaine 引起家兔的惊厥作用

1　材料

家兔；diazepam，procaine hydrochloride。

2　方法

2.1　取家兔一只，称重，观察其正常活动及肌张力情况。

2.2　在一侧臀部肌肉按 2 ml/kg 体重剂量注射 5 g/L procaine，观察动物的活动、姿势、肌张力和呼吸等变化。

2.3　当家兔出现明显惊厥(强直性惊厥)后，按 0.5～1 ml/kg 体重剂量由耳缘静脉缓慢推注 5 g/L diazepam，直到肌肉松弛为止，并记录已给的 diazepam 总量。

2.4 实验观察 注射盐酸普鲁卡因前、后以及注射 diazepam 后家兔的活动、姿势、肌张力以及呼吸情况的变化。

3 结果

用文字逐一描述用药前后家兔一般活动、姿势及肌张力、呼吸况、惊厥情况。

4 讨论

论述 diazepam 的作用特点、作用机制和临床用途。

【注意事项】

1. 普鲁卡因过量中毒表现为强直性惊厥,此时应该立即静脉注射 diazepam。
2. 局部麻醉药中毒家兔出现强直性惊厥后,应缓慢推注 diazepam,防止抑制呼吸。

【问题探究】

普鲁卡因等局部麻醉药其他不良反应和用药注意事项。

(王珏 郑鸣之 陆源)

第九节 生殖系统实验

实验 49 子宫兴奋药对离体大鼠子宫的作用

【预习要求】

1. 实验理论 药理学教材中缩宫素内容。
2. 实验方法 第二章生物信号采集处理系统;第八章常用统计指标和统计方法。
3. 实验准备 预绘制实验原始数据记录表格和统计表格。

【目的】 本实验利用成年未孕的大鼠子宫,观察不同剂量的子宫兴奋药对子宫产生的兴奋作用及其作用特点。

缩宫素又名催产素,对子宫平滑肌有选择性兴奋作用,小剂量可促进子宫底部节律性收缩,收缩力量加强,收缩频率加快,其收缩性质与自然分娩类似;大剂量则引起子宫强直性收缩。子宫平滑肌对缩宫素的敏感性与体内雌激素有密切关系。雌激素可提高其敏感性。

1 材料

160~240 g 雌性大鼠;张力换能器,微机生物信号采集处理系统;10 ml 麦氏浴槽;缩宫素，乐氏液，95% O_2＋5% CO_2混合气体。

2　方法

2.1　实验系统连接和仪器参数设置　　参照 181 页图 5－49 连接装置。麦氏浴槽中充以乐氏液至固定水平面，调节超级恒温器的温度至 38℃，保证麦氏浴槽内恒温于38±0.5℃。通气管接 95% O_2＋5% CO_2气瓶管道。调节通气管气流，通气速度以麦氏浴槽中的气泡一个个逸出为宜。将张力换能器固定于微距调节器上，换能器输出线接微机生物信号处理系统输入通道，仪器参数设置：

(1) RM6240 系统：张力换能器输入通道模式为张力，时间常数为直流，滤波频率 10 Hz，灵敏度 1.5 g，采样频率 100 Hz，扫描速度 25 s/div。

(2) MedLab 系统：张力换能器输入通道处理名称为张力，放大倍数 200～500、时间常数为直流，上限频率 10 Hz，采样间隔 10 ms。

2.2　标本制备

2.2.1　取 160～240 g 健康雌性大鼠，实验前 24 h 腹腔注射 1 g/L 雌二醇 0.2 ml。

2.2.2　用击打法或脊椎脱臼法处死大鼠，剖腹找出子宫（呈“V”字形），取出子宫，立即置于盛有 4℃乐氏液的培养皿中，培养皿内放少许棉花，将子宫平放在浸湿的棉花上，仔细剥离附着于子宫壁上的结缔组织和脂肪，然后将子宫的两角在其相连处剪开，取下一条子宫角约 1.5～2 cm，两端分别用线结扎。

2.2.3　子宫肌条移入麦氏浴槽，两结扎线一端固定于固定钩上，另一端与张力换能器相连。调节微调使前负荷 1 g，稳定 15～30 min，待收缩张力和频率规则后，记录正常数据。

2.3　实验观察

2.3.1　0.01 U/ml 缩宫素，按 0.01 ml、0.02 ml、0.07 ml 容量顺序加入灌流液，每次加入缩宫素须待反应稳定后再加药。

2.3.2　0.1 U/ml 缩宫素，按 0.02 ml、0.07 ml 容量顺序加入灌流液。

2.3.3　1 U/ml 缩宫素，按 0.02 ml、0.07 ml 容量顺序加入灌流液。

2.3.4　10 U/ml 缩宫素，按 0.02 ml、0.07 ml 容量顺序加入灌流液。

2.4　统计方法　　结果以 $\bar{x}\pm s$ 表示，统计采用 Student t test 方法。

3　结果

对数据进行统计，作量效曲线，用文字、统计描述、统计结果描述实验结果。

4　讨论

分析讨论缩宫素对子宫作用的特点和机制。

【注意事项】

把子宫一角取出及固定于灌流装置时不要损伤或过度牵拉子宫。

【问题探究】

1. 缩宫素对子宫作用的特点和机制。
2. 子宫平滑肌对缩宫素的敏感性与体内哪些激素有密切关系?

(陆源)

第十节　药物作用实验

实验 50　药物剂量对药物作用的影响

【预习要求】

1. 实验理论　药物的量效关系;影响药物效应的因素。
2. 实验方法　第四章小鼠捉拿和腹腔注射技术。

【目的】 观察不同剂量时药物作用的差异。

药物在体内产生的效应受到多种因素的影响,如药物的剂量、制剂、给药途径、联合应用以及病人的生理因素、病理状态等。药物不同剂量产生的药物作用是不同的。在一定范围内剂量愈大,药物在体内的浓度愈高,作用也就愈强。有时药物还可在不同剂量下时产生不同性质的作用。戊巴比妥钠是一种中枢抑制药,随着给药剂量增大,其中枢抑制作用逐渐加强,依次表现为镇静、催眠、抗惊厥、麻醉直至延髓麻痹。

本实验通过比较不同剂量时戊巴比妥钠中枢抑制作用强度及维持时间的差异,以了解给药剂量对药物作用的影响。

1　材料

体重 18～22 g 小鼠,雌雄兼用,戊巴比妥钠,电子秤。

2　方法

2.1　取体重接近、性别相同的小鼠 3 只,分别称重、编号为 1、2、3 号。观察小鼠正常活动情况及翻正反射。三只小鼠按 0.2 ml/10 g 体重剂量分别腹腔注射 5 g/L、2 g/L 和 0.5 g/L的戊巴比妥钠溶液。置玻璃烧杯中观察比较三只小鼠的活动变化,记录翻正反射消失时间和翻正反射恢复时间。

2.2　统计方法　结果以 $\bar{x}\pm s$ 表示,统计采用 Student t test 方法。

3　结果

列各鼠给药浓度、给药剂量、翻正反射消失时间和恢复时间结果表,并简要描述不同剂量时戊巴比妥钠作用的差异。

4　讨论

结合结果,论述不同药物剂量对药物作用的影响,讨论影响药物效应的因素及意义。

【注意事项】

1. 翻正反射　正常小鼠轻轻用手将其侧卧或仰卧,小鼠会立即恢复正常姿势即为翻正反射。如轻轻用手将小鼠侧卧或仰卧,超过 1 min 以上小鼠不能恢复正常姿势即为翻正反射消失,是小鼠产生睡眠的客观指标。
2. 各项实验用的注射器及针头应注意区分,以免污染影响实验结果。
3. 药物注射剂量要准确。

【问题探究】

1. 了解不同剂量对药物作用的影响,在临床用药中有何意义?
2. 什么是药物安全范围?它对药物应用有何重要性?

实验 51　给药途径对药物作用的影响

【预习要求】

1. 实验理论　药理学教材中有关药物在体内的过程和影响药物效应的因素。
2. 实验方法　第四章小鼠灌胃、腹腔和皮下注射技术。

【目的】 观察不同给药途径对药物作用的影响。

大多数药物需进入血液分布到作用部位才能发生作用。药物自给药部位进入全身血液循环的过程为吸收,吸收速度的快慢及吸收数量的多少直接影响药物的起效时间及强度。不同给药途径,药物吸收速度和吸收量不同,药物效应因而呈现差异。主要包括“量差异”(即同一效应,但作用强度不同)和“质差异”(即出现不同的药理效应)。

尼可刹米能选择性兴奋延髓呼吸中枢,提高呼吸中枢对 CO_2 的敏感性,使呼吸加深、加快,对血管运动中枢也有一定兴奋作用,也可刺激颈动脉体化学感受器,反射性兴奋呼吸中枢。过量可引起血压上升、心动过速、肌震颤、强直性抽搐、死亡。

本实验比较观察小鼠灌胃、腹腔和皮下注射同剂量尼可刹米所引起药理作用的差异,以理解有关药物体内代谢过程和影响其效应的因素。

1　材料

小鼠;尼可刹米。

2　方法

2.1　取同性别、体重相近的小鼠 3 只,称重编号为甲、乙、丙。观察各鼠的一般情况。

2.2　甲鼠以灌胃法给予尼可刹米 4 mg/10 g(20 g/L 溶液,0.2 ml/10 g),乙鼠以同样剂量皮下注射,丙鼠以同样剂量腹腔注射。每次给药后立即计时,密切观察小鼠的反应。

2.3 记录动物首次出现惊厥时的时间。从给药到首次出现惊厥的时间为药物作用的潜伏期。

2.4 统计方法　结果以 $\bar{x}\pm s$ 表示,统计采用 Student t test 方法。

3 结果

将结果填入表 5-13,并用文字简要描述各鼠反应的差异。

表 5-13 不同给药途径对药物作用的影响

鼠号	性别	体重	药物剂量	给药途径	作用潜伏期	最后结果
甲						
乙						
丙						

注:最后结果栏记载是否发生死亡及给药到死亡的时间等。

4 讨论

分析不同给药途径引起药物作用差异的原因,讨论影响药物效应的因素。

【注意事项】

给小鼠灌胃,一定要掌握要领,注意不要误入气管或刺破食管和胃壁。前者可致窒息,后者可出现如同腹腔注射的吸收症状,重则死亡。

【问题探究】

不同给药途径在哪些情况下可使药物的作用产生量的差异?在哪些情况下又可使药物产生质的不同?

(汝海龙　林国华)

实验 52 药物在体内的分布

【预习要求】

1. 实验理论　药动学理论知识。
2. 实验方法　第二章分光光度计及本实验附录 2;第四章动物实验技术。
3. 实验准备　预绘制实验原始数据记录表格和统计表格。

【目的】 观察小鼠口服磺胺嘧啶钠(sodium sulfadiazine, SD-Na)后一定时间血液、肝脏、脂肪组织中药物的浓度,以了解药物在体内分布的情况。

药动学研究药物在生物体内的转运、代谢变化过程和药物浓度随时间变化的规律。其基本的过程是药物的吸收、分布、代谢、排泄。本实验通过测定血、肝、脂肪组织中磺胺类药物浓度,以了解药物的吸收及分布。

药物吸收后首先进入血液循环,以后继续通过各种屏障进入细胞间隙及细胞内液。药物在体内的分布多数是不均匀的,且处于动态平衡中,随药物的吸收与排泄不断变化。药理作用强度取决于药物在靶器官的浓度。了解药物在体内的分布有助于认识和掌握药物的作用和应用。

1　材料

体重 25 g 以上雌性小鼠;离心机,组织匀浆器,分光光度仪;酸式及碱式滴定管;磺胺嘧啶钠,三氯醋酸,麝香草酚,亚硝酸钠。

2　方法

2.1　测定血中 SD－Na 浓度

2.1.1　用 SD－Na 溶液按 1.5 g/kg(150 g/L SD－Na, 0.1 ml/10 g)体重剂量给小鼠灌胃,记录给药时间,于给药后 45～60 min 剪断股动脉或取眼球放血,将血滴入含有肝素或枸橼酸钠的离心管中。

2.1.2　取血 0.2 ml 置另一试管内,加 50 g/L 三氯醋酸溶液 9.8 ml,充分振荡后放置 10 min,过滤。

2.1.3　取滤液 6 ml,加入 5 g/L 亚硝酸钠溶液 0.5 ml,充分摇匀后再加入 5 g/L 麝香草酚溶液(以 200 g/L 氢氧化钠溶液配制)1.0 ml,摇匀,放置 10 min 后,用分光光度计测定(460 nm 波长),记录所得光密度,从标准曲线(见附录)查得磺胺嘧啶浓度,所得数即为血中 SD－Na 浓度。

2.2　测定肝、脂肪中磺胺嘧啶浓度

2.2.1　小鼠放血后,打开腹腔取肝脏及脂肪组织(睾丸或卵巢附近处脂肪组织较多,此外两腹股沟处皮下亦有一定数量脂肪组织供取用)于培养皿中,肝脏和脂肪组织分别剪碎。

2.2.2　秤取 0.5 g 肝组织置于盛 50 g/L 三氯醋酸溶液 2.0 ml 之匀浆器中研碎,将匀浆倒入另一试管中,再加 50 g/L 三氯醋酸 2.0 ml 研磨一次,匀浆也倒入上述试管中,然后以 50 g/L 三氯醋酸溶液洗涤匀浆器,溶液也倒入上述试管中,总容积达 10 ml 为止,充分振摇,静置 10 min,过滤。

2.2.3　取滤液 6 ml,加入 5 g/L 亚硝酸钠溶液 0.5 ml,充分摇匀后再加入 5 g/L 麝香草酚溶液 1.0 ml,摇匀后静置 10 min,用分光光度计测定(460 nm 波长),记录所得光密度,从标准曲线上查得磺胺嘧啶钠浓度,将此数值乘 2/5(因所取组织量为 0.5 g)即为肝中 SD－Na浓度。

2.3　依同法测定脂肪组织中 SD－Na 浓度。

2.4　统计方法　　结果以 $\bar{x}\pm s$ 表示,统计采用 Student t test 方法。

3　结果

列小鼠血、肝和组织中的 SD－Na 浓度数据表。进行统计，比较小鼠口服 SD－Na 后不同组织的含量。

4　讨论

讨论 SD－Na 在体内分布的不均匀性，靶器官的浓度不均匀性对药理作用强度影响。

【注意事项】

1. 空白管配制　以 50 g/L 三氯醋酸混合液代替滤液，将 50 g/L 三氯醋酸溶液 6.0 ml、5 g/L 亚硝酸钠溶液 0.5 ml、5 g/L 麝香草酚溶液 1.0 ml 溶液混匀即可。

2. 血中 SD－Na 浓度以 mg/100 ml 表示，而肝、脂肪组织中 SD 含量以 mg/100 g 湿重表示。

【问题探究】

试述药物的分布及其影响因素。

附录　标准曲线的制备

于一系列试管中，分别加入 1 g/L、0.8 g/L、0.6 g/L、0.4 g/L、0.2 g/L、0.1 g/L、0.05 g/L 的 SD－Na 溶液 0.2 ml，再分别加入 5 g/L 三氯醋酸溶液 9.8 ml，摇匀，取 6 ml 再依次加入 5 g/L 亚硝酸钠溶液 0.5 ml，5 g/L 麝香草酚液 1 ml，摇匀后静置 10 min，以分光光度计(460 nm 波长)，记录各管的光密度。以光密度为纵坐标，SD－Na 浓度(mg/100 ml)为横坐标，在坐标纸上绘一标准曲线。

实验 53　肝功能对药物作用的影响

【预习要求】

1. 实验理论　　药理学教材中的药动学，巴比妥类药物的生物转化过程。
2. 实验方法　　第四章动物实验技术，第八章常用统计指标和统计方法。
3. 实验准备　　预绘制实验原始数据记录表格和统计表格。

【目的】　了解肝脏在药物代谢中重要性。观察小鼠肝功能损伤对硫喷妥钠作用的影响。

药动学研究药物在生物体内的转运、代谢变化过程和药物浓度随时间变化的规律。其基本的过程是药物的吸收、分布、代谢、排泄。本实验通过观察四氯化碳损伤小鼠肝功能对药物作用的影响以间接了解药物在体内经肝脏代谢的情况。通过实验初步了解药动学的研究方法。

肝脏的生物转化是巴比妥类药物消除的主要方式之一。硫喷妥钠(sodium thiopental)是脂溶性极高的药物。脂溶性高的巴比妥类血浆蛋白结合率高，由肾小球滤过较少，也易被肾小管再吸收，其主要消除方式由肝药酶代谢。因此，肝脏损伤极易使硫喷妥钠的生物转化受阻，从而使小鼠的睡眠时间延长。

1　材料

小鼠;硫喷妥钠,四氯化碳。

2　方法

2.1　肝损模型　试验前 24 h 用 10％四氯化碳按 0.2 ml/10 g 体重剂量皮下注射,损伤小鼠肝功能。

2.2　取体重相近的正常及肝功能已损伤小鼠各一只,称体重,以苦味酸溶液做好标记。并试其翻正反射是否存在(将小鼠仰卧试验台上,若能恢复正常体位,为翻正反射存在,否则为翻正反射消失)。

2.3　实验观察

2.3.1　两鼠按 40 mg/kg(4 g/L,0.1 ml/10 g)剂量 i.p.硫喷妥钠后即记录进入翻正反射消失的时间。

2.3.2　记录翻正反射消失到恢复的时间。

2.3.3　将小鼠处死(用颈椎脱臼法),剖视肝脏观察形态改变,并注意肝脏形态改变与麻醉作用维持时间的关系。

2.4　统计方法　结果以 $\bar{x}\pm s$ 表示,统计采用 Student t test 方法。

3　结果

列正常、肝损小鼠给药剂量、进入翻正反射消失的时间和翻正反射消失到恢复的时间统计表,用文字、统计描述、统计结果表述正常小鼠和肝功能损伤小鼠的麻醉维持时间。

4　讨论

对实验结果进行分析,讨论肝功能受损对药物生物转化的影响。

【注意事项】

1. Sodium thiopental 要注射到腹腔内,不要注射到皮下或肌肉内或肠管内。
2. 注射的剂量必须准确,因为 sodium thiopental 的治疗指数很小。

【问题探究】

试述肝功能损伤对药物生物转化的影响。

（陆源）

实验 54　药动学参数计算

【预习要求】

1. 实验理论　药物体内过程及药物代谢动力学。
2. 实验方法　第二章分光光度计;第四章家兔采血方法;本实验药动学参数计算。
3. 实验准备　预绘制实验原始数据记录表格和统计表格。

一、静脉注射苯酚磺酞的药动学参数计算

【目的】 了解药动学研究的方法学。观察正常和肾功能受损家兔对苯酚磺酞在体内随时间变化的代谢规律,学习药动学参数的计算方法,了解肾功能受损对药动学的影响。

药动学研究药物在生物体内的转运、代谢变化过程和药物浓度随时间变化的规律。其基本的过程是药物的吸收、分布、代谢、排泄。本实验通过测定正常及肾功能受损家兔血浆中苯酚磺酞(Phenolsulfonphthalein,PSP)浓度分别求得 PSP 的血浆半衰期,以了解肾功能损害对药物消除的影响。

PSP 静脉注射后迅速分布全身,其血浆浓度与各组织器官的浓度之间保持动态平衡,此时整个机体可视作单一房式,即一室模型。在给药后不同时间取血测定血药浓度,依血药浓度与时间关系计算如下药动学参数:

血药浓度(C) 血药浓度随时间(t)变化的关系常用 $C-t$ 曲线表示,0 时刻的血药浓度用 C_0 表示、t 时刻的血药浓度用 C_t 表示等。

消除速率常数(k) 指单位时间内药物被消除的比率。PSP 在体内的消除遵循一级动力学规律,血药消除速度与血浆药物浓度成正比:$dC/dt=-kC$,C、t、k 分别为血药浓度、时间和一级消除速率常数;负号表示药物浓度随时间下降。对 $dC/dt=-kC$ 式积分后得:$C_t=C_0e^{-kt}$,C_t、C_0、e 分别表示经 t 时间后的血药浓度、初始血药浓度和自然对数。$C_t=C_0e^{-kt}$ 式两侧取自然对数后得:$\ln C_t=\ln C_0-kt$。该式 $\ln C_t$ 与 t 之间的呈线形关系,若已知几个时间点的血药浓度,则可计算出 k 与 C_0(利用直线回归分析法)。令 $\ln C_t=y$、$\ln C_0=a$(a 为截距)、$-k=b$(b 为斜率),$t=x$,则 $\ln C_t=\ln C_0-kt$ 可表示为直线方程:$y=bx+a$。

消除半衰期($t_{1/2}$) 血浆 PSP 浓度下降一半所需要的时间,即 PSP 的血浆半衰期 $t_{1/2}$。按 $\ln C_t=\ln C_0-kt$ 式,当 $C_t=0.5C_0$ 时得:$t=t_{1/2}=\ln2/k=0.693/k$。

清除率(CL) 指单位时间内有多少体液容积内的药量被清除,与消除速率常数的关系为 $CL=k\times Vd$。

表观分布容积(Vd) PSP 的表观分布容积(Vd)是按照其血浆药物浓度(C)推算体内药物总量(A)在理论上应占有的体液容积,反映 PSP 在体内的分布广窄程度,计算公式:$Vd=A(\text{mg/kg})/C(\text{mg/L})$,$A$ 一般取 0 时刻(静脉注射后瞬间)的体内药量。C 一般取 C_0(0 时刻的血浆浓度,或称初始浓度)。

PSP 主要经肾脏排泄,家兔肾功能受损后,PSP 的排泄速率减慢,与消除有关的常数($t_{1/2}$,k,CL)就会发生改变。

1 材料

家兔;离心机,分光光度计;PSP 溶液,氯化汞溶液,氨基甲酸乙酯,稀释液(0.9% NaCl 29 ml+1N NaOH 1 ml),肝素钠。

2 方法

2.1 制备肾功能受损家兔模型 实验前 48 h 按 0.2 ml/kg 体重剂量给家兔皮下注

射 60 g/L 氯化汞溶液，至实验开始时该兔的肾功能已受相当损害，此即肾功能受损兔。

2.2 麻醉和动脉插管 取肾功能正常及肾功能受损的家兔各 1 只，称重后按 1 g/kg 体重剂量给家兔静脉注射氨基甲酸乙酯进行麻醉（肾功能受损家兔麻药剂量减至 2/3）。兔麻醉后背位固定于手术台，切开颈部皮肤，分离暴露颈动脉，行颈总动脉插管。取血时松开动脉夹即可。

2.3 注射 PSP 和采血 按 1 ml/kg 体重从耳缘静脉注射 10 g/L 肝钠素，按 0.2 ml/kg体重剂量在另一侧耳缘静脉注射 6 g/L PSP 溶液。注射后第 2、5、10、15、20、25 min分别从颈动脉取血 2 ml（注意每次取血前应将导管内的陈血放去），置于刻度试管内，离心10 min（2 000 转/min）后取血浆 0.2 ml，置于另一试管，加稀释液 3 ml 摇匀待测定。

2.4 PSP 血浆浓度计算 用分光光度计（波长 520 nm）测定 PSP 含量。先用稀释液调零，然后测定稀释血浆的吸光度。将测到的吸光度乘以 8.13（实验室已利用不同浓度的 PSP 标准液计算吸光度与 PSP 浓度的线性关系，得到吸光系数 D＝8.13），再乘稀释倍数 16，即为 PSP 的血浆浓度。

2.5 统计方法 结果以 $\bar{x}\pm s$ 表示，统计采用 Student t test 方法。

3 结果

3.1 药动学参数计算 将不同时间点的 PSP 血浆浓度（C）记入表 5－14，按图 5－63 作图。

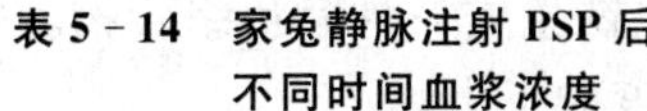
表 5－14 家兔静脉注射 PSP 后不同时间血浆浓度

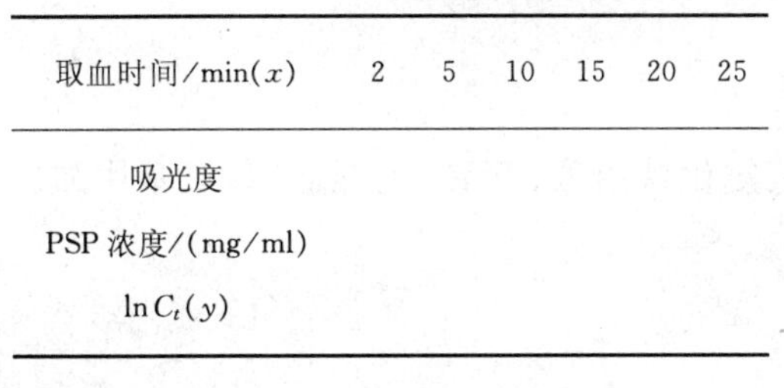

取血时间/min(x)	2	5	10	15	20	25
吸光度						
PSP 浓度/(mg/ml)						
$\ln C_t(y)$						

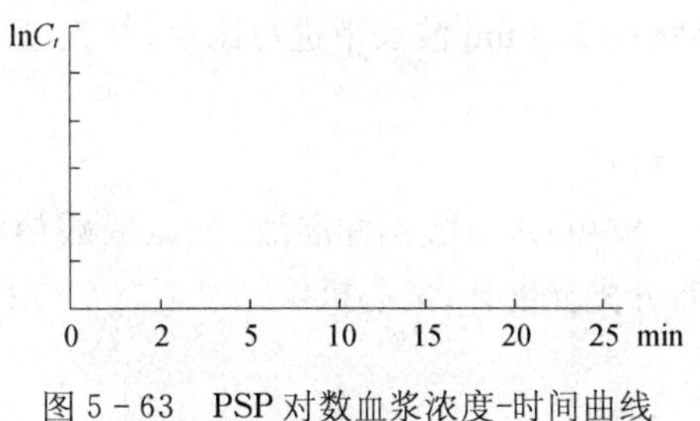

图 5－63 PSP 对数血浆浓度-时间曲线

3.2 计算药动学参数 C_0、k、$t_{1/2}$、Vd 和 CL（计算方法见附录 1），结果填入表 5－15。

表 5－15 正常家兔与肾功能受损家兔的药动学参数

参数	正常家兔	肾损家兔
k/min^{-1}		
$t_{1/2}$/min		
Vd/(ml/kg)		
CL[ml/(kg · min)]		

3.3 用文字、统计描述、统计结果表述正常家兔和肾功能损伤的药动学参数。

4 讨论

对实验结果进行分析,讨论肾功能受损对药动学的影响。

【注意事项】

1. 在动脉插管前,用肝素溶液充盈插管,以免凝血堵塞。
2. 静脉注射药物的剂量要准确,一次将全部药液注入后即计时。
3. 供测定用的血样应严格避免污染,尤其不能被 PSP 药液污染。取血和处理血样本时应尽量注意避免溶血,明显溶血的血浆不能用于 PSP 含量测定。
4. 本实验为定量试验,所测样本的量须精确无误,不能将血球吸到试管内稀释比色,影响实验结果。每次加液后应摇匀,以保证显色反应。

【问题探究】

1. 试述肾功能损伤对药物排泄的影响。
2. k、$t_{1/2}$、Vd、CL 和生物利用度的定义、单位、主要计算方法和临床意义。

二、水杨酸钠血浆半衰期的测定

【目的】 学习用分光光度法测定水杨酸钠的血药浓度和计算半衰期的方法。

水杨酸钠在酸性环境中成为水杨酸,后者与三氯化铁生成一种紫色络合物。将该络合物在 520 nm 波长下进行比色,其光密度与水杨酸浓度成正比。

1 材料

家兔;水杨酸钠标准液,三氯醋酸溶液,三氯化铁溶液,肝素,生理盐水,氨基甲酸乙酯;分光光度计,离心机。

2 方法

2.1 取试管 4 支编号后各管中加入 100 g/L 三氯醋酸溶液 3.5 ml(表 5-16)。

表 5-16 各管加入试剂(ml)

试剂	试管编号			
	1(对照管)	2(标准管)	3(给药管)	4(给药管)
100 g/L 三氯醋酸	3.5	3.5	3.5	3.5
血液	1.0	1.0	1.0	1.0
蒸馏水	1.0		1.0	1.0
0.2 g/L 水杨酸钠		1.0		
100 g/L 三氯化铁	0.5	0.5	0.5	0.5

2.2　家兔称重后按 1 g/kg 体重剂量耳缘静脉注射 200 g/L 氨基甲酸乙酯麻醉,背位固定手术台。分离一侧颈总动脉(或股动脉),用经 5 g/L 肝素生理盐水润湿过内壁的注射器从动脉取血 2.0 ml,分别置于 1 号管(对照管)和 2 号管(标准管)内各 1.0 ml,摇匀静置。

2.3　按 2.0 ml/kg 体重剂量由耳缘静脉缓慢注射 100 g/L 水杨酸钠溶液,给药后开始计时,给药后 10 min 和 60 min 时各取血 1.0 ml,分别置入 3 号管和 4 号管,摇匀静置。

2.4　在 1、3、4 号管各加入蒸馏水 1.0 ml,2 号管加入 0.2 g/L 水杨酸钠 1.0 ml,摇匀。

2.5　将 4 支试管离心 5 min (2 000 r/min),精确吸取上清液 3.0 ml,分别放入另一编号的试管中,每管加 100 g/L 三氯化铁溶液 0.5 ml,摇匀显色。

2.6　以 1 号管为对照管,在分光光度计 520 nm 波长下测定其余各管的光密度(Y)。由 2 号管的光密度值(Y_2)和浓度(X_2,已知)求比值 K,即 $K=X/Y$,再根据 $X=KY$,由 Y_3 和 Y_4 求得 3、4 管的浓度值(X_3、X_4),根据下式求得半衰期(half-life, $t_{1/2}$)

$$t_{1/2}=\frac{0.301}{(\lg X_3-\lg X_4)/\Delta t}$$

式中,X_3、X_4 分别为给药后 10 min 和 60 min 血药浓度,Δt 为两次取血间隔时间(50 min)。

3　结果

列各号管的光密度和药物浓度(μg/ml)表,并根据结果计算 $t_{1/2}$。

4　讨论

结合结果,讨论反映药动学特点的参数以及测定血药浓度、血浆半衰期的临床意义等。

【注意事项】

试剂勿污染。加试剂要按照顺序进行,药品和试剂用量要准确。样品震荡要充分。

【问题探究】

1. 影响血药浓度测定结果的因素有哪些?
2. 什么是药物代谢动力学?为何要研究药物代谢动力学?
3. 不同个体水杨酸钠的 $t_{1/2}$ 不同,除个体差异外还有什么因素会影响其 $t_{1/2}$?

附录 1　药动学参数计算方法

将不同时间点的 PSP 血浆浓度(C)换算成 $\ln C_t$ 将时间 t 作为 x,$\ln C_t$ 作为 y,用直线回归分析法可参考本书的第八章用 Excel 统计函数进行数据统计中的“直线回归参数”,亦可参考本实验附录 2。求得截距($a=\ln C_0$)及斜率($b=-k$),再计算 C_0、k、$t_{1/2}$、Vd 和 CL。

附录 2　用计算器(CASIOFX - 3800)作直线回归计算

1. 进入直线回归计算状态

(1) 打开开关；

(2) 按[MODE]和[2],显示屏上方出现 LR,表示已进入直线回归计算状态；

(3) 按[SHIFT]和[AC],清除内存的数据(计算完成前不能连续按这两键,否则数据全部消失)。

2. 输入数据　将一组变量定为 X,另一组变量定为 Y,按顺序输入对应的 X 和 Y 值,输入方法如下：

(1) 按 X1 数据和“[(... ”键,然后按 Y1 数据和[M+],此时一组数据已经输入；

(2) 接着按 X2 数据、[(...、Y2 数据、[M+],输入第二组数据；

(3) 按 X3、[(...、M+),输入第三组数据；

(4) 同法少输入剩下的 X 和 Y 值,直至输完 n 组数据。

3. 确认和读出参数

(1) 按[KOUT]和[3],显示屏上出现已经输入的组数,如果组数不正确,[SHIFT]和[AC]清除数据,重新输入数据；

(2) 如果输入数据无误,按[SHIFT]和[7],显示屏上出现 A 值(截距)；

(3) 按[SHIFT]和[8],得到 B 值(斜率)；

(4) 按[SHIFT]和[9],得到相关系数 R 值。

附录 3　UNICO 7200 型数字式分光光度仪使用方法

(1) 接通电源,预热 20 分钟。

(2) 用[MODE]键设置测试方式：本实验选择吸光度(A)。

(3) 用波长选择钮选择所需波长(520 nm)。将空白对照放入第一个比色槽内,测样品依次放入。

(4) 将%T 校具(黑体)置入光路中,T 方式下按“%T”键,此时显示“000.0”。移去黑体。

(5) 将空白对照品拉入光路中,按“0A/100%T”键调 0A/100%T,此时显示器显示“BLA”直至显示“100.0”%或“0.000”A 为止。

(6) 当显示器显示“0.000”A 后,将被测样品放入光路,这时显示屏上的数据即所测的吸光度。

(陆源　汝海龙　林国华)

实验 55　链霉素的急性中毒反应及钙剂的对抗作用

【预习要求】

1. 实验理论　药理学教材中氨基糖苷类抗生素不良反应中有关神经肌肉麻痹发生原理和抢救用药。生理学教材中兴奋性、兴奋的概念,神经肌肉接头化学传递的机制。

2. 实验方法　第四章动物实验技术。

3. 实验准备　预绘制实验原始数据记录表格。

【目的】 本实验观察小鼠及家兔硫酸链霉素的急性中毒症状,了解其解救方法。

链霉素属于氨基苷类抗生素,这类药物具有神经肌肉接头处的阻滞作用。这种作用可致神经肌肉麻痹,与给药剂量和给药途径有关,最常见于大剂量腹膜内或胸膜内应用后或静脉滴注速度过快,也偶见于肌内注射后。可引起心肌抑制、血压下降、肢体瘫痪和呼吸衰竭。可能是由于药物与突触前膜钙结合部位结合,抑制神经末梢 ACh 释放,造成神经肌肉接头处传递阻断而出现上述症状。抢救此毒性反应临床上应立即静脉注射氯化钙(或葡萄糖酸钙)或新斯的明。动物实验常用氯化钙或葡萄糖酸钙抢救。

一、小鼠实验法

1　材料

小鼠;硫酸链霉素,氯化钙溶液,生理盐水。

2　方法

2.1　取小鼠2只,编号,称重观察并记录正常活动、呼吸、肌张力和翻正反射情况。

2.2　两鼠分别按0.1 ml/10 g体重剂量腹腔注射75 g/L硫酸链霉素溶液。

2.3　待毒性症状明显后(肌震颤、四肢无力、呼吸困难、发绀等),1号鼠按0.1 ml/10 g体重剂量腹腔注射生理盐水作为对照,2号鼠立即按0.1 ml/10 g体重剂量注射50 g/L氯化钙溶液,注毕,观察两鼠有何变化。

3　结果

列正常、注射硫酸链霉素及氯化钙两鼠的活动、呼吸和肌紧张力实验结果表。

4　讨论

论述药物处理后小鼠活动、呼吸和肌紧张力变化的机制。

二、家兔实验法

1　材料

家兔;硫酸链霉素,葡萄糖酸钙或氯化钙,生理盐水。

2　方法

2.1　取家兔2只,编号,称重,观察并记录家兔的呼吸、翻正反射和四肢肌肉张力。

2.2　两兔分别按1.6 ml/kg体重耳静脉注射250 g/L硫酸链霉素,观察家兔的反应。

2.3　当兔出现呼吸麻痹时,1号兔按2.5 ml/kg体重耳缘静脉注射100 g/L葡萄糖酸钙(或按1.6 ml/kg体重耳缘静脉注射50 g/L氯化钙溶液),2号兔耳缘静脉注射等量生理盐水。

3　结果

列注射药物前、后家兔的呼吸、翻正反射和四肢肌肉张力实验结果表。

4　讨论

论述药物处理后家兔的呼吸、翻正反射和肌紧张力变化的机制。

【注意事项】

中毒症状应仔细观察,一出现立即抢救效果较好,中毒过深时抢救可能会无效。

实验 56　硫酸镁急性中毒及钙剂的解救作用

【预习要求】

1. 实验理论　　药理学教材中硫酸镁、氯化钙内容,传出神经递质的效应,神经肌肉接头化学传递的机制。

2. 实验方法　　第四章家兔的捉拿和给药方法;第二章微生物信号采集系统。

3. 实验准备　　绘制实验数据原始记录表,预测药物对呼吸幅度和频率的影响。

【目的】 观察硫酸镁吸收中毒时的症状及钙盐的解救效应,并理解其临床意义。

静脉或肌内注射硫酸镁,可引起抗惊厥,降压和中枢抑制作用。Mg^{2+} 主要存在于细胞内液,细胞外液仅占 5%,血液中的 Mg^{2+} 为 2～3.5 mg/100 ml,低于此浓度时,神经及肌肉的兴奋性升高。Mg^{2+} 在体内参与多种酶活性的调节,影响神经冲动传递和肌肉应激性。神经化学传递和骨骼肌收缩均需 Ca^{2+} 参与,Mg^{2+} 与 Ca^{2+} 化学性质相似,可以特异性地竞争 Ca^{2+} 结合点,拮抗 Ca^{2+} 作用,使运动神经末梢乙酰胆碱释放减少,骨骼肌松弛和血压下降,较高浓度的 Mg^{2+} 可直接扩张血管平滑肌,抑制心肌而引起血压下降。同时 Mg^{2+} 也作用于中枢神经系统,引起感觉及意识的消失。

硫酸镁注射的安全范围狭窄,血镁过高即可抑制延髓呼吸中枢和血管运动中枢,引起呼吸抑制、血压骤降和心脏骤停。肌腱反射消失是呼吸抑制的先兆,连续注射过程中应经常检查腱反射。中毒时应立即进行人工呼吸,缓慢静脉注射钙剂(氯化钙或葡萄糖果酯钙)对抗。

1　材料

家兔;硫酸镁,氯化钙,氨基甲酸乙酯,呼吸换能器,微机生物信号采集处理系统。

2　方法

2.1　实验系统连接和参数设置　　参见实验 27。

2.2　动物手术　　参见实验 27。

2.3　实验观察

2.3.1　家兔正常呼吸曲线。

2.3.2　按 2.0 ml/kg 体重剂量耳缘静脉缓慢注射 100 g/L 硫酸镁(或按 2 ml/kg 体重剂量由腿部肌注 250 g/L 硫酸镁)后,观察呼吸曲线的变化。

2.3.3　当呼吸曲线幅度明显降低,立即耳缘静脉缓慢注射事先准备好的 50 g/L 氯化钙 4～8 ml 抢救,观察家兔呼吸曲线的变化。抢救后若再次出现麻痹,应再次用钙剂抢救。

3　结果

描述正常、静脉注射硫酸镁、氯化钙后家兔呼吸幅度和频率。

4 讨论

论述静脉注射硫酸镁、氯化钙后家兔呼吸幅度和频率变化的机制。

【注意事项】

1. 硫酸镁静脉注射宜慢，否则会导致单位时间内剂量过大，致实验动物中毒死亡。

2. 一旦发现家兔呼吸曲线幅度、频率明显降低时，立即静脉缓慢注射氯化钙抢救。

【问题探究】

1. 实验中硫酸镁和氯化钙溶液需缓慢静脉注射，静注过快各会发生什么现象？

2. 临床静注或肌注硫酸镁的应用及用药注意事项有哪些？硫酸镁口服与注射的作用有什么不同？

（汤伯瑜　汝海龙）

实验 57　有机磷酸酯类中毒及解救

【预习要求】

1. 实验理论　　有机磷酸酯类中毒的毒理及症状；阿托品或碘解磷定解救有机磷中毒的机制及解救后分别消除哪些症状，全血胆碱酯酶活性的比色测定法。

2. 实验方法　　第二章第五节分光光度计；第四章家兔的捉拿和给药方法。

3. 实验准备　　绘制实验结果记录表，预测敌百虫中毒后出现哪些症状及解救效果。

【目的】 观察有机磷酸酯类中毒的症状和血液胆碱酯酶活性的抑制情况，通过比较阿托品、碘解磷定的解救作用，掌握两药的作用机制。学习测定血液中胆碱酯酶活性的方法。

有机磷酸酯类为持久性抗胆碱酯酶药，主要用作农业杀虫剂和化学战争毒剂。有机磷酸酯类中毒后，胆碱酯酶活性受到抑制，失去水解乙酰胆碱的能力，乙酰胆碱在体内蓄积，导致胆碱能神经过度兴奋，引起一系列中毒症状（M 样症状、N 样症状及中枢神经症状）。

阿托品为 M 受体阻断药，可迅速解除 M 样症状及部分中枢症状，但不能使胆碱酯酶复活，对消除肌颤无效。解磷定为胆碱酯酶复活药，能使失活的胆碱酯酶复活，并可直接与游离的有机磷酯类结合成无毒物质，从尿排出，从而缓解 M 样症状、N_2 症状（肌颤）及中枢症状。在临床治疗中如能尽早联合应用阿托品与解磷定，则治疗效果更好。

1 材料

2.5～3.0 kg 家兔;肝素,敌百虫,硫酸阿托品,碘解磷定,氯乙酰胆碱,碱性羟胺,HCl,三氯化铁,磷酸盐缓冲液(pH7.2);恒温水浴,分光光度计,测瞳尺。

2 方法

2.1 家兔2只,称重编号为甲、乙,观察并记录动物正常呼吸频率、幅度、节律及体征(体征或症状观察指标见附录)。

2.2 用酒精棉花分别擦拭甲、乙两兔耳缘静脉,当其明显充血时,用刀片横割耳缘静脉(不要割断),使0.5～1.0 ml血液自然流入肝素化的采血杯中(或用2 ml注射器逆血流方向于耳缘静脉采血),血液滴入采血杯过程中,轻轻震荡采血杯,防止凝血。两兔各采血一份,供测定正常家兔血液中胆碱酯酶活性。

2.3 分别给甲、乙两兔按75 ml/kg体重剂量耳缘静脉注射50 g/L敌百虫。观察动物呼吸及中毒体征。待中毒症状明显时,依上法再次取血,供中毒后胆碱酯酶活性测定。

2.4 待中毒症状明显时,甲兔立即按1 ml/kg体重剂量耳缘静脉注射1 g/L硫酸阿托品,乙兔立即按2 ml/kg体重剂量耳缘静脉注射25 g/L碘解磷定,观察动物呼吸及体征,特别注意甲、乙两兔的区别。在症状改善明显时,采血测定解救后胆碱酯酶活性。实验结束后,甲、乙两兔分别补注碘解磷定和阿托品。

2.5 测定胆碱酯酶的活性(原理见本实验附录)

2.5.1 标记为空白管、标准管和1、2、3、4测定管6支试管(按表5-19),各加入pH 7.2的磷酸盐缓冲液0.9 ml,空白管和标准管各加给药前血样0.1 ml,4支测定管分别加入给药前、中毒时、阿托品解救后及碘解磷定解救后的血样0.1 ml,摇匀,置37℃水浴预热3 min。

2.5.2 4支测定管各加入7×10^{-3} mol/L乙酰胆碱1.0 ml,摇匀,37℃水浴保温20 min。

2.5.3 6支试管各加碱性羟胺溶液4.0 ml,标准管另加入7×10^{-3} mol/L乙酰胆碱1.0 ml,摇匀,室温静置2 min。

2.5.4 6支试管各加入4 mol/L盐酸溶液2.0 ml和0.37 mol/L三氯化铁溶液2.0 ml,空白管另外加入7×10^{-3} mol/L乙酰胆碱1.0 ml。摇匀。

2.5.5 6支试管中的混合液分别用滤纸过滤。15 min内用分光光度计测定,以空白管调零,于波长525 nm处测光密度值。按下式计算胆碱酯酶的活性。

$$\text{胆碱酯酶活性(U/ml)}=\frac{\text{标准管光密度}-\text{测定管光密度}}{\text{标准管光密度}}\times70$$

注:通常以1 ml血液在规定条件下能分解1 μmol乙酰胆碱,定为1个胆碱酯酶活性单位。计算式中的"70"是由于每试管中加有7 μmol乙酰胆碱和0.1 ml血液,7×1.0/0.1 =70。

3 结果

将动物正常、注射敌百虫、阿托品和碘解磷定后的体征或症状记入表5-17和表5-18。

表 5－17　家兔有机磷酸酯类中毒及其解救的体征与胆碱酯酶活性

兔号	体重	药物/mg	瞳孔/mm	唾液分泌	肌紧张度	肌震颤	大小便	胆碱酯酶活性/(U/ml)
甲		用药前						
		敌百虫						
		阿托品						
乙		用药前						
		敌百虫						
		解磷定						

表 5－18　有机磷酸酯类中毒及其解救对家兔呼吸的影响

兔　号	体　重	药物/mg	呼吸频率/(次/min)	呼吸幅度	呼吸节律
甲		用药前			
		敌百虫			
		阿托品			
乙		用药前			
		敌百虫			
		解磷定			

4　讨论

论述实验结果的机制。

【注意事项】

1. 测量瞳孔时应注意光线强弱对瞳孔的影响，实验前后光线应一致。
2. 耳缘静脉取血时不要割断血管，以免血管回缩，影响采血。
3. 注射敌百虫后，经 15 min 仍未出现中毒症状，可再静注 1/3 量敌百虫。
4. 比色测定时，每加一种试剂均要充分摇匀，保温时间需严格控制。

【问题探究】

1. 根据实验结果分析有机磷酸酯类中毒机制。
2. 比较阿托品、碘解磷定的解救效果及解毒机制。

附　　录

1. 体征或症状观察指标

(1) 瞳孔　直接用测瞳尺测量瞳孔直径(mm)。

(2) 唾液分泌　用滤纸擦拭兔嘴，看纸上水印大小，以－(无)、＋(少)、＋＋(较多)、＋＋＋(很多)表示其分泌程度。

(3) 大小便　－(无)、＋(有)、＋＋(较多)、＋＋＋(很多)。

(4) 骨骼肌活动　－(无肌震颤)、＋(局部有肌震颤)、＋＋(全身肌震颤)、＋＋＋(全身肌震颤并站立不稳或瘫卧桌上)。

2. 全血胆碱酯酶活性的比色测定法原理

血液胆碱酯酶催化乙酰胆碱水解。在一定条件下,水解的乙酰胆碱量与酶的活力成正比。在反应体系中加入一定量的乙酰胆碱,经血液中的胆碱酯酶作用后,测定剩余乙酰胆碱量,可知已水解的乙酰胆碱量,从而测出胆碱酯酶的活力。

剩余乙酰胆碱量的测定是利用乙酰胆碱与羟胺生成异羟肟酸,后者在酸性条件下又与 Fe^{3+} 作用,生成红棕色的异羟肟酸铁络合物,其颜色深浅可反映乙酰胆碱含量的多少。反应过程如下:

(1) 盐酸羟胺与氢氧化钠作用释放出游离羟胺:

$$NH_2OH \cdot HCl + NaOH \rightarrow NH_2OH + NaCl + H_2O$$

(2) 剩余乙酰胆碱与游离羟胺作用生成异羟肟酸化合物:

$$(CH_3)_3{\equiv}N{-}(CH_2)_2OCOCH_3 + NH_2OH \rightarrow CH_3CONHOH + (CH_3)_3{\equiv}N{-}(CH_2)_2OH$$

(3) 异羟肟酸化合物在酸性条件中与三氯化铁反应生成褐色的复合物(异羟肟酸铁络合物):

$$FeCl_3 + 3CH_3CONHOH \xrightarrow{pH\ 1\sim1.5} [CH_3CONHO]_3Fe + 3HCl$$

3. 试剂配制

(1) 碱性羟胺溶液 取 1 mol/L 盐酸羟胺与 3.5 mol/L NaOH 溶液在用前 20 min 不断震荡下等容量混合。

(2) 0.37 mol/L 三氯化铁($FeCl_3 \cdot 6H_2O$):取 10 g $FeCl_3 \cdot 6H_2O$,加蒸馏水约 20 ml,浓盐酸 0.84 ml,加温溶解,最后加蒸馏水到 100 ml 制成 0.37 mol/L $FeCl_3$ 0.1 mol/L 盐酸溶液(即 10%三氯化铁溶液)。

(3) 磷酸盐缓冲液(pH7.2):取磷酸氢二钠($Na_2HPO_4 \cdot 12H_2O$) 16.72 g 和磷酸二氢钾(KH_2PO_4) 2.72 g,加蒸馏水到 100 ml 溶解,4℃保存。

4. 胆碱酯酶活性测定加样步骤及测定结果

表 5-19 胆碱酯酶活性测定加样步骤及测定结果

试剂	加入量/ml						处置
	空白管	标准管	测定管				
			1	2	3	4	
pH 7.2 磷酸盐缓冲液	0.9	0.9	0.9	0.9	0.9	0.9	37℃水浴预热 3 min
全血	0.1	0.1	0.1	0.1	0.1	0.1	
7×10^{-3}mol/L 乙酰胆碱	/	/	1.0	1.0	1.0	1.0	37℃水浴保温 20 min
碱性羟胺溶液	4.0	4.0	4.0	4.0	4.0	4.0	室温静置 2 min
7×10^{-3}mol/L 乙酰胆碱	/	1.0	/	/	/	/	
4 mol/L 盐酸溶液	2.0	2.0	2.0	2.0	2.0	2.0	滤纸过滤 15 min 内测光密度
0.37 mol/L 三氯化铁	2.0	2.0	2.0	2.0	2.0	2.0	
7×10^{-3}mol/L 乙酰胆碱	1.0	/	/	/	/	/	
光密度							
胆碱酯酶活性							

实验 58 普鲁卡因与丁卡因毒性比较

【预习要求】

1. 实验理论 药理学教材中有关普鲁卡因、丁卡因的药理作用及作用机制。
2. 实验方法 第四章第一节动物实验的基本操作。
3. 实验准备 预绘制实验原始数据记录表格,预测小鼠用药前后的反应。

【目的】 比较普鲁卡因与丁卡因的毒性大小,并联系临床应用。

局部麻醉药的作用除了局麻作用外,还可被大量吸收入血而产生其他作用:抑制中枢、心脏,扩张血管,这些即为局麻药的毒性作用。普鲁卡因毒性较小,是常用的局麻药之一,属短效酯类局麻药,亲脂性低,对黏膜的穿透力弱,一般不用于表面麻醉,常局部注射用于浸润麻醉、传导麻醉、蛛网膜下腔麻醉和硬膜外麻醉。丁卡因亦属于酯类局麻药,其麻醉强度比普鲁卡因强 10 倍,毒性大 10～12 倍,因毒性大,一般不用于浸润麻醉。

1 材料

小鼠;盐酸普鲁卡因,盐酸丁卡因。

2 方法

2.1 体重相近的甲、乙两鼠,称取体重,观察正常活动。

2.2 按 0.1 ml/20 g 体重剂量分别给甲鼠腹腔注射 10 g/L 盐酸普鲁卡因溶液、给乙鼠注射 10 g/L 盐酸丁卡因溶液。

2.3 实验观察　两鼠分别给药普鲁卡因、丁卡因后的反应,有无惊厥、死亡。

3 结果

列两鼠体重、给药名称、剂量及用药后反应结果表,用文字逐一描述实验结果。

4 讨论

普鲁卡因和丁卡因的作用特点、作用机制和临床用途。

【注意事项】

给药后要密切注意小白鼠的变化,如翻正反射、呼吸频率、骨骼肌紧张度等。

【问题探究】

丁卡因为什么不用于浸润麻醉?

（郑鸣之 王珏）

实验 59 普鲁卡因半数致死量(LD_{50})的测定和计算

【预习要求】

1. 实验理论　药理学教材中药物剂量与效应关系内容。
2. 实验方法　第四章第一节动物实验的基本操作;本实验 LD_{50} 计算方法。
3. 实验准备　预绘制实验原始数据记录表格。

【目的】 通过实验了解测定药物LD_{50}的方法、步骤和计算过程。

由于实验动物的抽样误差,药物能使动物致死的剂量大都在50%质反应的上下,呈常态分布。在急性毒性试验中50%质反应即所谓半数致死量(LD_{50})。在这样的质反应中药物计量和质反应间呈S形曲线,S形曲线的两端处较平,而在50%质反应处的曲线斜率最大。因此这里的药物剂量稍有变动,则动物的死或活的反应出现明显差异,所以测定半数致死量是能比较准确地反映药物毒性的大小。LD_{50}数字越小,毒性越大。

1 材料

体重17~25 g小鼠(雌雄不拘,注明性别);电子秤,盐酸普鲁卡因。

2 方法

2.1 探索剂量范围 取小鼠8~10只,以2只为一组,分成4~5组,选择剂量间距较大的一系列剂量,分别给各组腹腔注射20 g/L盐酸普鲁卡因溶液,观察出现的症状并记录死亡数,找出引起0%及100%死亡率剂量的所在范围(致死量约在105~150 mg/kg范围内)。本步骤可由实验室预先进行。

2.2 正式试验 在预试验所获得的0%和100%致死量的范围内,选用几个剂量(一般用5个剂量,按等比级数增减,相邻剂量之间比例为1∶0.7或1∶0.8),各剂量组动物数为10只,分别用苦味酸标记。动物的体重和性别要分层随机分配,完成动物分组和剂量计算后按组腹腔注射给药。最好先从中剂量组开始,以便能从最初几组动物接受药物后的反应来判断两端的剂量是否合适,否则可随时进行调整,尽可能使动物的死亡率在50%上下,死亡率为0%或100%时,不能用于计算[实验以全班为一个单位,可以一个组观察一个剂量组(10只小鼠),或每组各作每一剂量组的2只小鼠。务求用药量准确,注射方法规范,以减少操作误差,避免非药物所致的死亡,得到较理想的结果]。

2.3 实验观察 给药后即观察小鼠活动改变情况和死亡数,存活者一般都在15~20 min内恢复常态,故观察30 min内的死亡率。

3 结果

列剂量(单位体重所用药量,mg/kg),死亡率等LD_{50}的计算数据简明表格(参照表5-20),报告LD_{50}及其95%可信限主要计算过程和计算结果(计算方法参考附录)。

4 讨论

对实验结果进行分析讨论,分析影响和干扰实验结果因素及原因。

【问题探究】

1. 测定LD_{50}的意义是什么?有何临床意义?

2. 将某种中药制剂给小白鼠灌胃后,48 h内各剂量组的死亡数如下,求该药的LD_{50}及其95%可信限。

灌胃剂量(g/kg)：	5.12	6.40	8.00	10.0	12.5
死亡数/实验动物数：	1/10	2/10	4/10	7/10	9/10

附录　计算 LD_{50} 及其 95%可信限

LD_{50} 计算方法有多种，这里介绍最常用的加权直线回归法(Bliss 法)。此法虽计算步骤稍繁，但结果较精确，实际应用时可借助于计算机。

首先，用较大的剂量间距确定致死剂量的范围，进而在此范围内设定若干剂量组，剂量按等比方式设计，相邻两个剂量间距比例在 0.65～0.85 之间，给药后观察 7～14 d 内动物一般情况和死亡数，根据死亡率计算 LD_{50}。请注意：若死亡率为 100%和 0%的数据，其机率单位为 $+\infty$ 和 $-\infty$，数据可列于表格中，但不能用于计算。现用下述例子具体说明计算方法。

例：将某批中药厚朴注射液腹腔注射于小鼠，三天内的死亡率如下：

剂量(g/kg)：	4.25	5.31	6.64	8.30
死亡率(死亡数/试验动物数)：	1/10	3/10	5/10	9/10

求 LD_{50} 及其 95%可信限，计算步骤如下：

(1) 列计算用表

将各项数据填入表 5-20，机率单位和权重系数分别查表 5-21 和表 5-22。

表 5-20　小鼠腹腔注射厚朴注射液 LD_{50} 计算表

剂量 D	$\log D$ X	X^2	n	死亡率 %	机率单位 Y	权重系数	权重* W	WX	WX^2
4.25	0.628 4	0.394 9	10	10	3.72	0.343	3.43	2.155 4	1.354 5
5.31	0.725 1	0.525 8	10	30	4.48	0.576	5.76	4.176 6	3.028 4
6.46	0.822 2	0.676 0	10	50	5.00	0.637	6.37	5.237 4	4.306 2
8.30	0.919 1	0.844 7	10	90	6.28	0.343	3.43	3.152 5	2.897 5
							ΣW	ΣWX	ΣWX^2
							18.99	14.721 9	11.586 6

*　权重=权重系数×各组动物数(n)

(2) 计算 LD_{50}　$\log D$ 与机率单位之间有线性关系，因此将 $\log D$ 作为 X，机率单位作为 Y，即 $Y=a+bX$，用统计软件(第八章用 Excel 统计函数进行数据统计)作直线回归计算得到 $a=-1.675\,89$，$b=8.460\,496$。LD_{50} 的对数值与机率单位 5 相对应，按 $Y=a+bX$ 计算得到 $X=0.789\,066$，即为 LD_{50} 的对数(称为 m)，取其反对数，就是 LD_{50}：$LD_{50}=\log^{-1}m=6.153\,2$ g/kg。

(3) 计算 LD_{50} 的 95%可信限　由于实验求得的 LD_{50} 存在抽样误差，因此须按统计学方法确定 LD_{50} 值 95%可能出现的范围(95%可信限)。在此例，由于 n 数相等，算法如下：

$$m\pm 1.96S_m\ (S_m \text{为} m \text{的标准误})$$

$$m=\log LD_{50}=0.789\,1\ (\text{见上述计算步骤})$$

$$S_m{}^2=1/b^2[(m-X)^2/\Sigma W(X-\overline{X})^2+1/\Sigma W]$$

其中 $\Sigma W(X-\overline{X})^2=\Sigma WX^2-(\Sigma WX)^2/\Sigma W=0.173\,5$、$b=8.460\,5$、$\overline{X}=\Sigma WX/\Sigma W=0.775\,2$，因而

$$S_m{}^2=0.013\,97\times[(0.789\,1-0.775\,2)^2/0.173\,5+0.052\,66]=0.000\,751\,2$$

$$m\pm 1.96S_m=0.789\,1\pm 0.053\,72=0.735\,38\sim 0.842\,82$$

$$S_m=\sqrt{S_m^2}=\sqrt{0.000\,751\,2}=0.027\,41$$

分别取反对数，取 LD_{50} 的 95%可信限：5.437 3～6.963 4 g/kg

LD_{50} 及其 95%可信限：6.153 2 g/kg(5.437 3～6.963 4 g/kg)

表 5-21 百分率与机率单位对照表

百分率	0	1	2	3	4	5	6	7	8	9
0		2.67	2.95	3.12	3.25	3.36	3.45	3.52	3.59	3.66
10	3.72	3.77	3.83	3.87	3.92	3.96	4.01	4.05	4.08	4.12
20	4.16	4.19	4.23	4.26	4.29	4.33	4.36	4.39	4.42	4.45
30	4.48	4.50	4.53	4.56	4.59	4.61	4.64	4.67	4.69	4.72
40	4.75	4.77	4.80	4.82	4.85	4.87	4.90	4.92	4.95	4.97
50	5.00	5.03	5.05	5.08	5.10	5.13	5.15	5.18	5.20	5.23
60	5.25	5.28	5.31	5.33	5.36	5.39	5.41	5.44	5.47	5.50
70	5.52	5.55	5.58	5.61	5.64	5.67	5.71	5.74	5.77	5.81
80	5.84	5.88	5.92	5.95	5.99	6.04	6.08	6.13	6.18	6.23
90	6.28	6.34	6.41	6.48	6.55	6.64	6.75	6.88	7.05	7.33

表 5-22 机率单位与权重系数对照表

机率单位	权重系数	机率单位	权重系数	机率单位	权重系数	机率单位	权重系数
1.1	0.000 82	3.1	0.154 36	5.1	0.634 31	7.1	0.110 26
1.2	0.001 18	3.2	0.179 94	5.2	0.627 42	7.2	0.091 79
1.3	0.001 67	3.3	0.207 74	5.3	0.616 09	7.3	0.076 54
1.4	0.002 35	3.4	0.237 53	5.4	0.600 52	7.4	0.061 68
1.5	0.003 27	3.5	0.269 07	5.5	0.580 89	7.5	0.049 79
1.6	0.004 51	3.6	0.301 99	5.6	0.557 88	7.6	0.039 77
1.7	0.006 14	3.7	0.335 89	5.7	0.531 59	7.7	0.031 43
1.8	0.008 28	3.8	0.370 31	5.8	0.502 60	7.8	0.024 58
1.9	0.011 05	3.9	0.404 74	5.9	0.471 44	7.9	0.019 03
2.0	0.014 57	4.0	0.438 63	6.0	0.438 63	8.0	0.014 57
2.1	0.019 03	4.1	0.471 44	6.1	0.404 74	8.1	0.011 04
2.2	0.024 58	4.2	0.502 60	6.2	0.370 31	8.2	0.008 28
2.3	0.031 43	4.3	0.531 59	6.3	0.355 89	8.3	0.006 14
2.4	0.039 77	4.4	0.557 88	6.4	0.301 99	8.4	0.004 51
2.5	0.049 79	4.5	0.580 99	6.5	0.269 07	8.5	0.003 27
2.6	0.061 68	4.6	0.600 52	6.6	0.237 53	8.6	0.002 35
2.7	0.075 64	4.7	0.616 09	6.7	0.207 74	8.7	0.001 67
2.8	0.091 79	4.8	0.627 42	6.8	0.179 94	8.8	0.001 18
2.9	0.110 26	4.9	0.634 31	6.9	0.154 36	8.9	0.000 82
3.0	0.131 12	5.0	0.636 62	7.0	0.131 12	9.0	0.000 56

(陆源)

第六章　机能学综合实验

实验 60　神经干动作电位的实验研究

【预习要求】

1. 实验理论　查阅有关神经干动作电位形成机制、影响神经兴奋传导因素文献。

2. 实验方法　第二章生物信号采集处理系统；实验 3 坐骨神经标本制备方法；第八章常用统计指标和统计方法和用 Excel 统计函数进行数据统计。

3. 实验设计

(1) 用实验的方法验证　引导电极处神经纤维多寡引起离体蟾蜍坐骨神经干双相动作电位正相波振幅大于负相波振幅。

(2) 用实验的方法验证　在两电极处，神经纤维动作电位因传导速度的不同使之离散程度不同，其复合的动作电位振幅和时程不同，正相波振幅大于负相波振幅，正相波时程小于负相波时程。

(3) 用实验的方法验证　神经干双相动作电位由不对称的正相波和负相波在时间轴上叠加而成。

(4) 预绘制实验原始数据记录表格和统计表格。预测实验结果。

【目的】 学习通过设计具体的实验方法和实验来验证假设。探讨神经干双相动作电位的形成机制及影响因素。

1　材料

参见第五章实验 3。

2　方法

2.1　蟾蜍坐骨神经干标本制备、系统连接及仪器参数设置参见第五章实验 3。

2.2　实验观察

2.2.1　中枢端引导动作电位　神经干末梢端置于刺激电极处，用刺激电压1.0 V，波宽 0.1 ms 的方波刺激神经干，测定第 1 和第 2 对引导电极引导的双相动作电位正相波和负相波的振幅和时程。

2.2.2　改变引导电极距离　用刺激电压 1.0 V，波宽 0.1 ms 的方波刺激神经干中枢端，记录引导电极距离 10 mm 时的动作电位；移去 r_2、r'_2 的鳄鱼夹，将 r'_1的鳄鱼夹先后夹在 r_2、r'_2处，分别记录导电极距离 20 mm、30 mm 时的动作电位。分别测定上述三个引导电极距离的动作电位正相波和负相波的振幅和时程。

2.2.3 末梢端引导动作电位和测定动作电位传导速度 引导电极距离 10 mm,神经干中枢端置于刺激电极处,用刺激电压 1.0 V,波宽 0.1 ms 的方波刺激神经干,测定第 1 对引导电极引导的双相动作电位正相波和负相波的振幅和时程。分别测量两个动作电位起始点的时间差和标本盒中两对引导电极之间的距离 S(应测 r_1- r_2的间距),计算动作电位传导速度。

2.2.4 单相动作电位引导 用镊子在第 1 对引导电极之间贴近 r_1' 处夹伤神经,用刺激电压 1.0 V,波宽 0.1 ms 的方波刺激神经干,动作电位呈现一正相波(注意:不能移动神经干的位置)。测量单相动作电位的振幅和动作电位持续时间。测量单相动作电位的上升时间和下降时间。

2.2.5 按一定步长,刺激强度从 0 V 开始逐步增加至动作电位不再增大止。测量动作电位振幅与刺激电压对应数据(如采用自动强度递增刺激,设定起始强度 0.1 V,结束强度 2 V,步长 0.02～0.05 V)。

2.2.6 换一神经干,用刺激电压 1.0 V,波宽 0.1 ms 的方波刺激神经干,若第 2 对引导电极引出一双相动作电位,用一小块浸有 3 mol KCl 溶液的滤纸片贴附在第 2 对引导电极后一电极(r_2')处的神经干上。记录 KCl 处理前及处理后 1 min、2 min、3 min 第 2 对引导电极(r_2 、r_2')引导的动作电位振幅和时程。

2.2.7 用刺激电压 1.0 V,波宽 0.1 ms 的方波刺激神经干,用一小块浸有 40 g/L 普鲁卡因溶液的滤纸片贴附在第 1 对引导电极后一电极(r_1')处的神经干上。记录处理前及处理后 1 min、2 min、5 min 第 1 对引导电极(r_1 、r_1')引导的动作电位振幅和时程。

2.3 统计方法 结果以 $\bar{x}\pm s$ 表示,统计采用 Student t test 方法。

3 结果

3.1 列阈强度、最大刺激强度、传导速度原始数据表格,列神经干中枢引导和末梢引导双相动作电位正相、负相振幅及持续时间原始数据表格,列双相动作电位正相、负相振幅及持续时间、单相动作电位振幅及持续时间的原始数据表格,列 KCl、普鲁卡因处理前后动作电位振幅及持续时间原始数据表格,对数据进行统计。

3.2 绘制刺激强度与动作电位振幅的关系图,标注双相、单相动作电位波形图。

3.3 用文字、统计描述、统计结果描述结果。计算动作电位波长,正、负波的叠加点。

4 讨论

围绕结果论述双相动作电位形成机制及各项处理引起动作电位参数变化的机制。

实验 61 离体蟾蜍心脏的实验研究

【预习要求】

1. 实验理论 查阅心脏生理、药理有关文献。
2. 实验方法 第二章微机生物信号采集处理系统;实验 14;第八章统计指标和

方法。

3. **实验准备**　预绘制实验原始数据记录表格和统计表格。预测结果。

【目的】 本实验采用全定量的实验方法，学习实验条件的控制、结果的数据统计和表述等基本的科研方法。

1　材料

参见第五章实验 14。

2　方法

2.1　离体蟾蜍心脏标本制备、系统连接及仪器参数设置参见第五章实验 14。

2.2　实验观察

2.2.1　任氏液灌流　用定容移液器向插管中加入 1 ml 任氏液，心搏曲线稳定后记录 45 s 数据。

2.2.2　无钙任氏液灌流　把插管内的任氏液全部更换为 1 ml 无钙任氏液，心搏曲线稳定后记录 45 s。

2.2.3　高钙任氏液灌流　用任氏液洗脱 3 次，加入 1 ml 任氏液，待曲线稳定 45 s 后，向灌流液中加 0.045 mol/L $CaCl_2$溶液 25 μl，心搏曲线稳定后记录 45 s。

2.2.4　高钾任氏液灌流　用任氏液洗脱数次，曲线恢复稳定后，加入 1 ml 任氏液，待曲线稳定 45 s 后，在任氏液中加 0.2 mol/L KCl 溶液 25 μl，心搏曲线稳定后记录 45 s。

2.2.5　用新鲜任氏液换洗数次，加入 1 ml 任氏液，待曲线稳定后记录 45 s，在任氏液中加 6×10^{-6} mol/L 的 acetylcholine (ACh)溶液 10 μl，心搏曲线稳定后记录 45 s。再加 2×10^{-4} mol/L atropine(Atr)15 μl，心搏曲线稳定后记录 45 s。

2.2.6　用任氏液洗脱数次，曲线恢复稳定后，加入 1 ml 任氏液，待曲线稳定 45 s 后，在任氏液中加 6×10^{-5} mol/L 的 adrenaline(Adr)溶液 10 μl，心搏曲线稳定后记录 45 s。

2.2.7　用任氏液洗脱数次，曲线恢复稳定后，加入 1 ml 任氏液，待曲线稳定 45 s 后，在任氏液中加 5×10^{-4} mol/L propranolol(Pro)溶液 10 μl，心搏曲线稳定后记录 45 s，再加入 6×10^{-5} mol/L 的 Adr 溶液 10 μl，心搏曲线稳定后记录 45 s。

2.2.8　数据测量　测量各项处理前后的心率(heart rate, HR)、心脏舒张末期张力(end diastolic tension, EDT)、心脏收缩末期张力(End systolic tension, EST)。

2.3　统计方法　结果以 $\bar{x}\pm s$ 表示，统计采用 Student t test 方法。

3　结果

列各项处理前后心率、心室收缩末期张力和心室舒张末期张力原始数据表格和统计表(表 6-1)，对数据进行统计和显著性检验。用文字、统计描述、统计结果逐一描述实验结果。

表 6-1　细胞外液钙离子、钾离子浓度和肾上腺素、乙酰胆碱对离体蟾蜍心脏收缩力的影响

组	n	舒张末期张力/g		收缩末期张力/g	
		对　照	处　理	对　照	处　理
无钙任氏液	9	0.75±0.17	1.08±0.25**	7.41±3.41	3.16±2.39##
Ca^{2+} 22×10^{-4}mol/L 任氏液	9	0.78±0.21	0.57±0.23**	6.75±2.93	9.19±3.45##
K^{+} 69×10^{-4}mol/L 任氏液	9	0.62±0.27	1.42±1.20*	6.22±2.82	2.73±1.69##
6×10^{-8}mol/L 乙酰胆碱	9	0.70±0.39	1.04±0.38**	4.83±2.42	2.37±1.21#
6×10^{-8} mol/L 乙酰胆碱性＋ 3×10^{-6} mol/L 阿托品	9	1.05±0.39	0.67±0.46*	2.30±1.20	5.67±3.47#
6×10^{-7}mol/L 肾上腺素	9	0.63±0.41	0.41±0.21*	6.02±2.62	15.44±3.11##
5×10^{-6}mol/L 普萘洛尔	9	0.60±0.39	0.63±0.43	4.24±2.00	3.73±1.73#
5×10^{-6} mol/L 普萘洛尔 ＋ 6×10^{-7}mol/L 肾上腺素	9	0.63±0.43	0.62±0.42	3.66±1.71	3.71±1.73

*：$P<0.05$，**：$P<0.01$，与舒张末期张力对照比；#：$P<0.05$，##：$P<0.01$，与收缩末期张力对照比

4　讨论

论述各项处理引起心脏收缩、舒张、心率的变化机制。包括分析影响实验结果的主要干扰因素及改进方法。

（陆源　厉旭云）

实验 62　家兔循环系统综合实验

【预习要求】

1. 实验理论　　生理学教材有关动脉血压的调节理论，病理生理学教材有关失血代偿理论。

2. 实验方法　　第二章生物信号采集处理系统；第四章动物实验技术；第八章常用统计指标和统计方法。

3. 实验准备　　预绘制实验原始数据记录表格和统计表格。预测实验结果。

【目的】　本实验采用动脉血压的直接测量方法，观察神经和体液因素对动脉血压的调节作用，了解家兔急性失血模型的建立方法，观察家兔急性失血期间及停止失血后其动脉血压和血红蛋白浓度的变化。

在生理情况下，人和其他哺乳动物的血压相对稳定，这种相对稳定是通过神经和体液因素的调节而实现的，其中颈动脉窦-主动脉弓压力感受性反射起着重要作用。此反射既可在血压升高时降压，又可在血压降低时升压，反射的传入神经为主动脉神经与窦神经。反射的传出神经为心交感神经、心迷走神经和交感缩血管纤维，心交感神经兴奋，其末梢

释放去甲肾上腺素,去甲肾上腺素与心肌细胞膜上的β受体结合,引起心脏正性的变时变力变传导作用,心迷走神经兴奋,其末梢释放乙酰胆碱,乙酰胆碱与心肌细胞膜上的M受体结合,引起心脏负性的变时变力变传导作用,交感缩血管纤维兴奋,其末梢释放去甲肾上腺素,去甲肾上腺素与血管平滑肌细胞膜上的β受体结合,引起阻力血管的收缩。

机体对一定量的急性失血有代偿能力。急性失血使动脉血压下降,血容量减少,在失血的瞬时,通过压力感受性反射和容量感受性反射,阻力血管、容量血管收缩、心脏活动增强以维持动脉血压。急性失血引起交感-肾上腺髓质系统兴奋,导致儿茶酚胺大量分泌,出现血管的明显收缩。静脉系统属于容量血管,可容纳血液总量的60%~70%。静脉的收缩可以迅速而短暂地增加回心血量。微动脉和毛细血管前括约肌比微静脉对儿茶酚胺更为敏感,导致毛细血管前阻力比后阻力升高更明显,毛细血管灌流不足,流体静压下降,使组织液进入血管,循环血量增加。抗利尿激素、血管紧张素Ⅱ、皮质激素的产生和分泌增加也参与急性失血的代偿。

1 材料

家兔;氨基甲酸乙酯,肝素,去甲肾上腺素,乙酰胆碱;血球计数仪(或血红蛋白比色计全套),血压换能器,微机生物信号采集处理系统。

2 方法

2.1 实验系统连接及参数设置 按图6-1将股动脉插管与放血瓶相连,用抗凝生理盐水充满放血管道内,排出空气,记下瓶内液体量。瓶内液平面距离心脏水平约65 cm。将压力换能器置于心脏同一水平面。压力换能器输出线接微机生物信号处理系统,系统参数设置参见实验15。

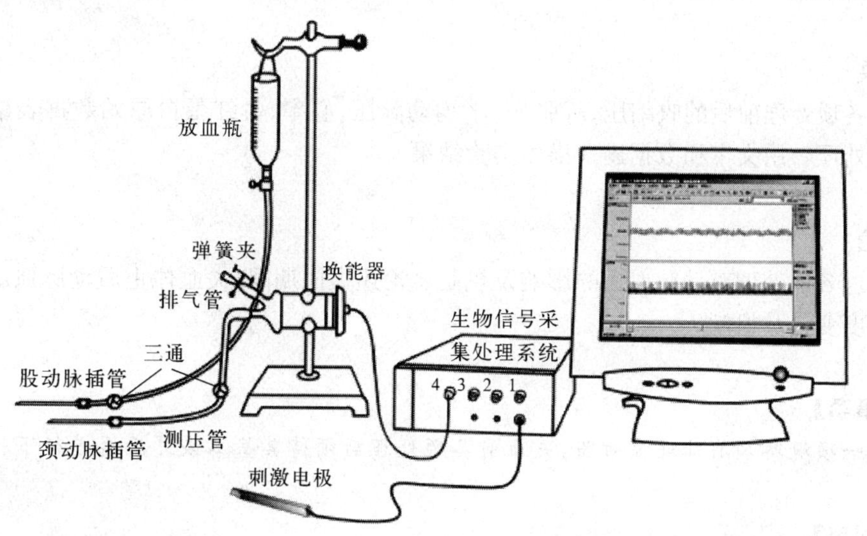

图6-1 兔动脉血压测量和动脉放血装置

2.2 手术准备(参见第四章第一节动物实验的基本操作、第四节实验动物手术)

2.2.1 麻醉固定 参见实验15。

2.2.2 颈部手术　　颈部血管神经分离、左颈总动脉插管、抗凝处理参见实验 15。

2.2.3 股动脉插管　　用左手拇指和另外四指将股部皮肤绷紧固定,沿股腹面正中线从腹股沟下缘向膝部切开皮肤 4～5 cm。钝性离皮下组织、肌肉。用玻璃分针分离股动脉约 2～3 cm,在其下穿 2 线,结扎远心端的血管,近心端用动脉夹夹闭血管。近结扎处用眼科直剪呈 45°角剪开血管直径的 1/2,用眼科镊夹挑起切口,插入动脉插管 2 cm,结扎固定。

2.3 实验观察

2.3.1 启动生物信号采集处理系统记录按钮,除去动脉夹,记录正常血压曲线(图 5-31)。

2.3.2 用动脉夹夹闭右侧颈总动脉 5～10 s,观察血压变化。

2.3.3 用两细线在减压神经中部两处结扎。在两结扎间切断神经,用强度 5～10 V,频率 30 Hz,波宽 2 ms 的电脉冲分别刺激神经中枢端和外周端,观察血压变化。

2.3.4 用两细线在右侧迷走神经中部两处结扎,在两结扎间切断神经,用强度 5～10 V,频率 30 Hz,波宽 2 ms 的电脉冲分别刺激神经中枢端和外周端,观察血压变化。

2.3.5 静脉注射 0.1 g/L 去甲肾上腺素 0.3 ml,观察血压变化。

2.3.6 按 0.1 ml/kg 体重剂量静脉注射 10^{-2} g/L 乙酰胆碱,观察血压变化。

2.3.7 按 0.3 ml/kg 体重剂量静脉注射 1 g/L 阿托品。

2.3.8 重复观察 2.3.4 至 2.3.6 项目处理,观察血压变化。

2.3.9 从颈静脉内取血 0.2～0.3 ml 测定 Hb 浓度(方法见附录)。

2.3.10 打开股动脉插管上方的三通阀,使动脉血进入放血瓶,持续失血 3 min 后关闭三通阀,终止失血。连续记录放血过程中血压动态变化,于失血停止后即刻、10 min、20 min、30 min 分别从颈静脉采血 0.2～0.3 ml,测定 Hb 浓度。

2.4 统计方法　　结果以 $\bar{x} \pm s$ 表示,统计采用 Student t test 方法。

3 结果

列各项处理前后的收缩压,舒张压,平均动脉压,心率,血红蛋白原始数据表格,并进行统计处理。用文字和数据逐一描述实验结果。

4 讨论

论述各项处理对动脉血压的影响及机制。论述失血期间、失血停止后动脉血压、血红蛋白浓度变化及机制。

【注意事项】

每一项观察须有处理前对照,失血前各项处理后须待其基本恢复后再进行下一步骤。

【问题探究】

1. 正常血压的波动是如何形成的? 从记录的血压曲线上能分辨出几种波?
2. 实验中各项处理对全身血压有什么影响? 为什么?
3. 持续失血 3 min 对失血代偿的机制分析有何意义? 失血停止后,血压变化及机制?

附录　血红蛋白测定法

1. CA620 血细胞计数仪　选择与样本相同的动物模式。将抗凝的新鲜全血样品置于 2.5 ml 试管内，压下“进样探针挡板”，试管置于“全血吸样针”下，使吸样针浸入血样，按“WHOLE BLOOD”板，待仪器显示屏左上角变黑后移去测试样本。测试完毕，结果显示于屏幕上。选择打印或在联机的计算机作业。

2. 萨利氏色格比色法　在血红蛋白测定管内，用滴管滴入 0.1 mol/L 盐酸至刻度 2 处(约 5 滴)。用血红蛋白吸血管吸血液 0.02 ml，用干棉球擦净吸血管外的血液，迅速浸入测定管的盐酸溶液内，将血液徐徐吹入盐酸液之底层，并利用上层盐酸将吸血管洗涤 2～3 次，然后摇匀使血液与盐酸混合，显现均匀之褐色，待 10 分钟后，用滴管徐徐滴加蒸馏水，边滴加边振荡，稀释至其色泽深浅与血红蛋白计的标准管色泽相同为止。从测定管刻度读出每 100 ml 血液内所含的血红蛋白克数。吸血管依次用蒸馏水、酒精、乙醚各洗 3 次，干后供下次使用。

（陆源　杨午鸣）

实验 63　家兔呼吸系统综合实验

【预习要求】

1. 实验理论　生理学教材有关呼吸运动调节，病理生理学教材中有关酸碱平衡，药理学教材中有关度冷丁和尼可刹米的药理作用及机制。

2. 实验方法　第二章生物信号采集处理系统；第四章动物实验技术；第八章常用统计指标和统计方法和用 Excel 统计函数进行数据统计。

3. 实验准备　预绘制实验原始数据记录表格和统计表格。预测实验结果。

【目的】 观察血液中 PCO_2、PO_2和[H^+]改变对家兔呼吸呼吸频率、节律、幅度的影响，并分析机制。了解建立动物酸中毒模型和纠正酸中毒的方法。观察 nikethamide 对抗 dolantin 对呼吸的抑制作用。观察迷走神经在家兔呼吸运动调节中的作用，初步探讨其机制。

呼吸运动是呼吸中枢节律性活动的反映。在不同生理状态下，呼吸运动所发生的适应性变化有赖于神经系统的反射性调节，其中较为重要的有呼吸中枢、肺牵张反射以及外周化学感受器的反射性调节。体内外各种刺激，可以直接作用于中枢部位或通过不同的感受器反射性地影响呼吸运动。

代谢性酸中毒的特征是血浆 HCO_3^- 浓度原发性减少。本实验通过静脉注射 NaH_2PO_4 增加细胞外液 H^+ 浓度，消耗 HCO_3^- 并使血浆 HCO_3^- 浓度降低，复制家兔代谢性酸中毒模型。

代谢性酸中毒动物呼吸加深加快，是由血液内 H^+ 浓度增加，刺激颈动脉体和主动脉体外周化学感受器及延髓中枢化学感受器，反射性地兴奋延髓呼吸中枢所致。呼吸加深加快，肺泡通气量增加，CO_2 排出增多，血液 H_2CO_3 浓度随之下降，恢复[$NaHCO_3$]/[H_2CO_3]的正常比值。这种代偿调节作用可在数分钟内发生，并很快达到高峰，但一般不容易获得完全代偿。

代谢性酸中毒,血浆 HCO_3^- 浓度原发性减少,血气分析时可测得反映代谢因素的指标AB、SB、BB降低,BE负值增大,同时由于呼吸代偿活动,可使 $PaCO_2$ 降低,AB<SB。

代谢性酸中毒动物血浆碳酸氢盐减少,碳酸氢钠可作为首选补碱药物,直接由静脉输入,使细胞外液的[$NaHCO_3$]/[H_2CO_3]比值恢复正常。

中枢兴奋药能提高中枢神经系统的机能活动。其中 nikethamide 主要兴奋延脑呼吸中枢(又称呼吸兴奋药)。当呼吸中枢受抑制时,该药的作用明显,能使呼吸加深加快,并能提高呼吸中枢对 CO_2 的敏感性。

1 材料

家兔;氮气,二氧化碳,氨基甲酸乙酯,磷酸二氢钠,碳酸氢钠,dolantin,nikethamide;呼吸换能器,流量头,高灵敏度压力传感器,生物信号采集处理系统。

2 方法

2.1 实验系统连接及参数设置　呼吸换能器、高灵敏度压力传感器分别接生物信号采集处理系统1、2通道。参数设置参见实验27和实验28。

2.2 颈部手术　家兔称重、麻醉固定,切开颈部皮肤,分离颈部肌肉,分离两侧迷走神经,分离一侧颈总动脉,分离气管,行气管插管参见实验27。

2.3 实验观察

2.3.1 记录正常呼吸曲线　启动生物信号采集处理系统记录按钮,记录一段正常呼吸运动曲线作为对照。辨认曲线上吸气、呼气的波形方向(呼气曲线向上,吸气曲线向下)。

2.3.2 在流量头通气口(或气管插管一个侧管上)接一根长50 cm胶管,记录呼吸曲线。

2.3.3 降低吸入气中的氧分压　待呼吸曲线恢复正常,将一只小烧杯的杯口扣住流量头通气口(或气管插管开口前),将氮气导管沿烧杯壁平行放入,开启气阀(或气囊导管)使气体冲入烧杯,给动物吸入含有较高浓度氮气的空气,记录呼吸曲线。

2.3.4 增加吸入气中二氧化碳分压　待呼吸曲线恢复正常,按观察项目3的操作方法开启二氧化碳气阀(或气囊导管),使家兔吸入含有较高浓度二氧化碳的空气。待家兔呼吸运动增强后,立即关闭二氧化碳气气阀(或气囊导管)。待呼吸恢复正常后再做下一步实验。

2.3.5 测定血气参数　用1 ml注射器取肝素溶液少许,湿润注射器内壁后推出,使注射器死腔和针头内部充满肝素溶液。然后向心方向刺入颈总动脉内,由助手打开动脉夹,抽血0.5 ml(注意切勿进入气泡),夹上动脉夹,针头拔出后立即插入小橡皮塞内以隔绝空气,测定血气参数(pH、PaO_2、$PaCO_2$、[HCO_3^-]、BE),血气测定方法见本实验附录。

2.3.6 复制酸中毒模型　按5 ml/kg体重剂量耳缘静脉注射120 g/L磷酸二氢钠,注射速度控制在5~6 ml/min。记录呼吸运动的变化。

2.3.7 测定血气参数　注射磷酸二氢钠10 min后,由颈动脉取血0.5 ml测定血气参数。

2.3.8 纠正酸中毒　按 ΔBE×0.5×体重(ΔBE是输入酸前后BE值之差的绝对值)计算出50 g/L碳酸氢钠注射剂量,静脉注射,速度应控制在4 ml/min,观察呼吸变化。

2.3.9　由耳缘静脉注入碳酸氢钠后 10 min 再从颈总动脉取血 0.5 ml 测定血气参数。

2.3.10　Dolantin 对呼吸的抑制作用　　呼吸曲线稳定后，按 1～2 ml/kg 体重剂量于耳缘静脉注射 50 g/L dolantin(注意速度宜先快后慢，剂量应根据呼吸抑制情况调节，一旦出现呼吸幅度下降时即停止给药)。

2.3.11　Nikethamide 抗 dolantin 抑制呼吸作用　　待呼吸抑制明显时(约 2～5 min)即按 0.4 ml/kg 体重剂量由耳缘静脉缓慢注入 250 g/L nikethamide (注意速度不宜过快，以免引起惊厥)观察并记录呼吸变化，并等待呼吸平稳。

2.3.12　迷走神经对呼吸运动的调节作用　　分别观察和记录切断一侧迷走神经和切断两侧迷走神经以后呼吸运动的变化。

2.3.13　以中等强度(5～10 V)，频率为 15～30 Hz，波宽为 2 ms 的连续电脉冲间断刺激一侧迷走神经中枢端，观察呼吸运动较之切断前有何改变。

2.3.14　观察胸内负压　　将连于高灵敏度换能器(或水检压计)胶管上的 18 号注射针头，在左腋前线第四、五肋间，沿肋骨上缘垂直刺入胸膜腔内，首先用较大力量穿透皮肤，然后控制力量，用手指抵住胸壁缓进以防刺入过深。当看到记录曲线小于零(检压计水液面产生位差)，并随呼吸运动而上下波动时，说明针头已进入胸膜腔内，即停止进针并固定于这一位置。观察胸内负压曲线(或从水检压计记录水柱波动的幅度)，记下正常平静呼吸时胸内负压数值。此时呼气和吸气应均为负值。在流量头通气口(或气管插管一个侧管)上接一根长胶管，堵住另一开口，使呼吸运动加强(用力呼吸)，记下此时胸内负压在呼气吸气时的变化情况。去除长胶管并开放另一开口，等待呼吸恢复正常。

2.4　统计方法　　结果以 $\bar{x}\pm s$ 表示，统计采用 Student t test 方法。

3　结果

列各种因素处理前后家兔每分通气量(或气道压力)、呼吸频率原始数据表格，列注射酸、碱前后家兔血气参数原始数据表格，列胸内负压数据表。用文字、统计描述、统计结果逐一描述实验结果。

4　讨论

分析和探讨各处理因素对呼吸、血气参数的影响及机制。

【问题探究】

1. 分别吸入 CO_2、纯 N_2 和注射酸溶液，呼吸运动有何变化？
2. 试比较吸入气中 CO_2、N_2 浓度增加，家兔呼吸频率和幅度变化的差异，为什么？
3. 切断迷走神经后及刺激迷走神经中枢端呼吸运动发生变化的机理。
4. 注射 NaH_2PO_4 为什么会引起动脉血血气酸碱度改变？

附录　ABL700 血气分析仪样本测试

待仪器处于“准备”模式，可进入样本测定模式。

将样品注射器上下颠倒混匀标本，观察样本是否处于密闭状态、有无气泡，血液标本是否凝固，确定样本正常后，抬起注射器进样入口副翼,拔去注射器针头,将注射器轻轻插入注射器进样口;在触摸屏的样本模式中,选择注射器进样模式。在触摸屏上按【开始】键,进样针自动进入注射器中吸取标本,当仪器发出"嘀嘀"提示音后,及时移去注射器,并关闭注射器进样口副翼。

在数据采集处理工作站的数据处理软件中输入动物或病人标识信息,当测定结果显示后,在软件中进行刷新操作,选择相应的数据进行保存。

(陆源　梅汝焕)

实验 64　泌尿和循环系统综合实验

【预习要求】

1. 实验理论　生理学教材有关动脉血压的调节和肾脏泌尿功能的调节内容,药理学教材有关垂体后叶素,呋塞米的药理作用及机制内容。

2. 实验方法　第二章生物信号采集处理系统;第四章动物实验技术;第八章常用统计指标和统计方法和用 Excel 统计函数进行数据统计。

3. 实验准备　预绘制实验原始数据记录表格和统计表格,预测实验结果。

【目的】 观察静脉注射生理盐水、葡萄糖、呋塞米等处理对尿量、血压的影响,分析处理因素的作用机制。

1　材料

家兔;氨基甲酸乙酯,生理盐水,葡萄糖,去甲肾上腺素,垂体后叶素,呋塞米(速尿),酚红,NaOH,斑氏试剂;压力换能器,微机生物信号处理系统。

2　方法

2.1　仪器连接和参数设置　颈动脉血压测量记录装置见 130 页图 5－30。血压换能器置于与心脏在同一水平面。换能器输出线接生物信号处理系统;记滴器插入记滴插口。参数设置:

(1) RM6240 系统:打开"实验"菜单,选择"影响尿液生成的因素",1 通道为记滴器计滴,默认参数;压力换能器输入 2 通道,模式为血压,时间常数为直流,滤波频率100 Hz,灵敏度 12 kPa,采样频率 800 Hz,扫描速度 500 ms/div。连续单激刺激方式。

(2) MedLab 系统:1 通道设置为记滴器,默认参数;换能器输入 2 通道,处理名称为血压,放大倍数 200,时间常数为直流,上限频率 30 Hz;采样间隔 2 ms;串刺激方式。

2.2　手术准备

2.2.1　麻醉固定　按 1 g/kg 体重剂量耳缘静脉注射 200 g/L 氨基甲酸乙酯。待兔麻醉后,将其仰卧,先后固定四肢及兔头。

2.2.2　颈部手术　分离右侧迷走神经、行颈动脉插管、抗凝参见实验 15。

2.2.3　膀胱插管　参见实验 38。

2.3　实验观察

2.3.1　连续记录动脉血压、尿流量(滴/分)。

2.3.2　按 6～9 ml/kg 体重剂量静脉快速注射 37～38℃的生理盐水，记录最高血压、最多尿量时的数据。取尿液 2 滴作一次尿糖定性试验。

2.3.3　待尿量、血压恢复稳定后用强度 5～10 V，频率 30 Hz，波宽 2 ms 的电脉冲间断刺激右侧颈迷走神经的末梢端 1～2 min，尿量记录最少时的数据，血压记录最低时的数据。

2.3.4　待尿量、血压恢复稳定后静脉注射 200 g/L 葡萄糖 5 ml，当尿量显著变化时，取流出的尿液 2 滴作一次尿糖定性试验，观察尿糖。尿量记录最多时的数据，血压记录最高时的数据。

2.3.5　待尿量、血压恢复稳定后静脉注射 0.1 g/L 去甲肾上腺素 0.3 ml，尿量记录最少时的数据，血压记录最高时的数据。

2.3.6　待尿量、血压恢复稳定后按 5 mg/kg 体重剂量静脉注射 10 g/L 呋塞米，尿量记录最多时数据，血压记录最高时的数据。

2.3.7　静脉注射 6 g/L 酚红 0.5 ml，用盛有 100 g/L NaOH 溶液的培养皿收集尿液，计算从注射酚红起到尿中刚出现酚红所需的时间(酚红在碱性液中呈红色，可在培养皿下垫一白纸以及时察觉)。

2.3.8　按 0.75 U/kg 体重剂量静脉注射 1 000 U/L 垂体后叶素，尿量记录最少时的数据，血压记录最低时的数据。

2.4　统计方法　　结果以 $\bar{x}\pm s$ 表示，统计采用 Student t test 方法。

3　结果

列各项处理前后尿量和血压变化的原始数据表格，并进行统计。用文字和数据逐一描述实验结果。实验结果曲线剪贴并标注。

4　讨论

分析讨论各项处理对尿量和血压变化的机制。

【注意事项】

参见实验 15、实验 38。

【问题探究】

1. 动脉血压对尿生成有何影响？
2. 本实验中哪些因素通过肾小球滤过率而影响尿量的？它们各自的作用机制如何？
3. 兔静脉注射 200 g/L 葡萄糖 5 ml 为什么会引起利尿？试以理论计算与实验结果证明动物出现糖尿。
4. 试解释垂体后叶素对尿量、血压的影响。
5. 静脉注入的酚红经什么方式进入尿液？

（陆源　林国华）

实验 65　循环、呼吸、泌尿综合实验

【预习要求】

1. 实验理论　生理学、药理学教材中有关血管生理、心血管活动调节、呼吸调节、尿生成、利尿、抗利尿药等内容。

2. 实验方法　第二章生物信号采集处理系统；第四章动物实验技术；第八章常用统计指标和统计方法和用 Excel 统计函数进行数据统计。

3. 预绘制实验原始数据记录表格和统计表格。预测结果。

【目的】 通过观察动物在整体情况下，各种理化刺激引起循环、呼吸、泌尿等功能的适应性改变，加深对机体在整体状态下的整合机制的认识。

机体通过神经-体液调节机制不断改变和协调各器官系统的活动，以适应内、外环境的变化，维持新陈代谢正常进行。循环、呼吸和泌尿系统联系密切，活动相互影响。

1　材料

家兔；氨基甲酸乙酯，肝素，生理盐水，去甲肾上腺素，乙酰胆碱，呋塞米，垂体后叶素，葡萄糖，乳酸，$NaHCO_3$，CO_2 气体，N_2 气体；生物信号采集处理系统，计滴器，压力换能器，呼吸换能器，流量头。

2　方法

2.1　系统连接与参数设置　分别将记滴器、压力换能器、呼吸换能器与生物信号采集处理系统 1、2、3 通道相连。系统参数：

(1) RM6240 系统：打开“实验”菜单，选择“影响尿液生成的因素”，1 通道为记滴器计滴，默认参数；2 通道模式为血压，时间常数为直流，滤波频率 100 Hz，灵敏度 12 kPa；3 通道模式为流量，时间常数为直流，滤波频率 30 Hz，灵敏度 50 ml/s(10 cmH_2O)，采样频率 800 Hz，扫描速度 500 ms/div。连续单激刺激方式。

(2) MedLab 系统：1 通道设置为记滴器，默认参数；2 通道处理名称为血压，放大倍数 200，时间常数为直流，上限频率 30 Hz；3 通道处理名称为潮气量，时间常数为直流，滤波频率 100 Hz，放大倍数 200，采样间隔 2 ms；串刺激方式。

2.2　手术准备

2.2.1　麻醉固定　按 5 ml/kg 体重剂量耳缘静脉注射 200 g/L 氨基甲酸乙酯溶液，麻醉后仰卧固定于手术台。

2.2.2　手术　颈部切开，分离右侧迷走神经，分离气管行气管插管术(参见实验 27)；分离左侧颈总动脉行动脉插管术(参见实验 15)。腹部手术，行膀胱插管术(参见实验 38)。

2.3　实验观察

2.3.1　记录正常的动脉血压、呼吸曲线和尿量。

2.3.2　在流量头的通气口上接一根长 50 cm 胶管(压力法：接气管插管一个侧管)，记录血压、呼吸及尿量的变化。

2.3.3　降低吸入气中的氧分压　待呼吸曲线恢复正常，用一只小烧杯扣住流量头的通气口(气管插管开口)，将氮气导管口平行于烧杯壁使气体冲入烧杯，给动物吸入含有较高浓度氮气的空气以降低家兔吸入气中的氧分压，记录血压、呼吸及尿量的变化。

2.3.4　增加吸入气中二氧化碳分压　待呼吸曲线恢复正常，按实验观察 2.3.3 的操作方法，使家兔吸入含有较高浓度二氧化碳的空气。待家兔呼吸运动增强后，立即移去二氧化碳气体导管。待呼吸恢复稳定后再做下一步实验。

2.3.5　改变血液的酸碱度　耳缘静脉缓慢注入 20 g/L 乳酸溶液 2 ml，待呼吸恢复稳定后。由耳缘静脉较快的注入 50 g/L $NaHCO_3$ 6 ml，观察血压、呼吸及尿量的变化。

2.3.6　夹闭颈总动脉　待血压稳定后，用动脉夹夹住右侧颈总动脉，观察血压、呼吸及尿量的变化。出现明显变化后去除夹闭。

2.3.7　静脉注射生理盐水　由耳缘静脉快速注射 38℃生理盐水 20 ml，观察血压、呼吸及尿量的变化。

2.3.8　电刺激迷走神经和减压神经　用强度 5 V，频率 30～40 Hz，波宽 2 ms 的电脉冲分别刺激右侧迷走神经、减压神经 15～20 s，观察血压、呼吸及尿量的变化。

2.3.9　静脉注射葡萄糖　待尿量恢复后，由耳缘静脉注射 200 g/L 葡萄糖 5 ml，观察血压、呼吸及尿量的变化。

2.3.10　静脉注射去甲肾上腺素　待尿量恢复后，由耳缘静脉注射 0.1 g/L 去甲肾上腺素 0.3 ml，观察血压、呼吸及尿量的变化。

2.3.11　静脉注射乙酰胆碱　待尿量恢复后，由耳缘静脉注射 0.01 g/L 乙酰胆碱 0.3 ml，观察血压、呼吸及尿量的变化。

2.3.12　静脉注射呋塞米　待尿量恢复稳定后，按 5 mg/kg 体重剂量由耳缘静脉注射呋塞米(速尿)，观察血压、呼吸及尿量的变化。

2.3.13　静脉注射垂体后叶素　待尿量恢复稳定后，由耳缘静脉缓慢注射垂体后叶素 2 U，观察血压、呼吸及尿量的变化。

2.3.14　动脉失血　待血压恢复后，调节三通管使动脉插管与 50 ml 注射器(内有肝素)相通，放血 50 ml(放血后立即用肝素生理盐水将插管内血液冲回兔体内，以防凝血)，观察血压、呼吸及尿量的变化。

2.3.15　回输血液：于放血后 5 min，经动脉插管将放出的血液全部回输入兔体内，观察血压、呼吸及尿量的变化。

2.4　统计方法　结果以 $\bar{x}\pm s$ 表示，统计采用 Student t test 方法。

3　结果

列各项处理前后尿量、血压、呼吸的原始数据表格，并进行统计。用文字和数据逐一描述实验结果。

4 讨论

论述各项处理对尿量、血压、呼吸变化的机制。

【注意事项】

1. 作输尿管插管术时,要防止插入管壁肌层之间。术后用湿纱布覆盖手术切口。
2. 在前一项实验的作用基本消失后,再做下一步实验。

【问题探究】

1. 呼吸运动发生变化是否会引起血压变化?为什么?
2. 刺激迷走神经,血压、呼吸、尿量会发生什么变化?其机制如何?

(陆源)

第七章 机能学高仿(模拟)实验

第一节 机能学(生理科学)实验教学系统介绍

一、系统内容概要

机能学(生理科学)实验教学系统是由国家精品课程《生理科学实验》教学团队最新研发的一款新的教学软件,其仿真实验为全球首款高分辨率实景生理科学高仿实验系统。实景机能学高仿实验系统采用真实实验场景和真实实验数据技术进行仿真,真实、科学、生动,令实验者身临其境(图 7-1)。

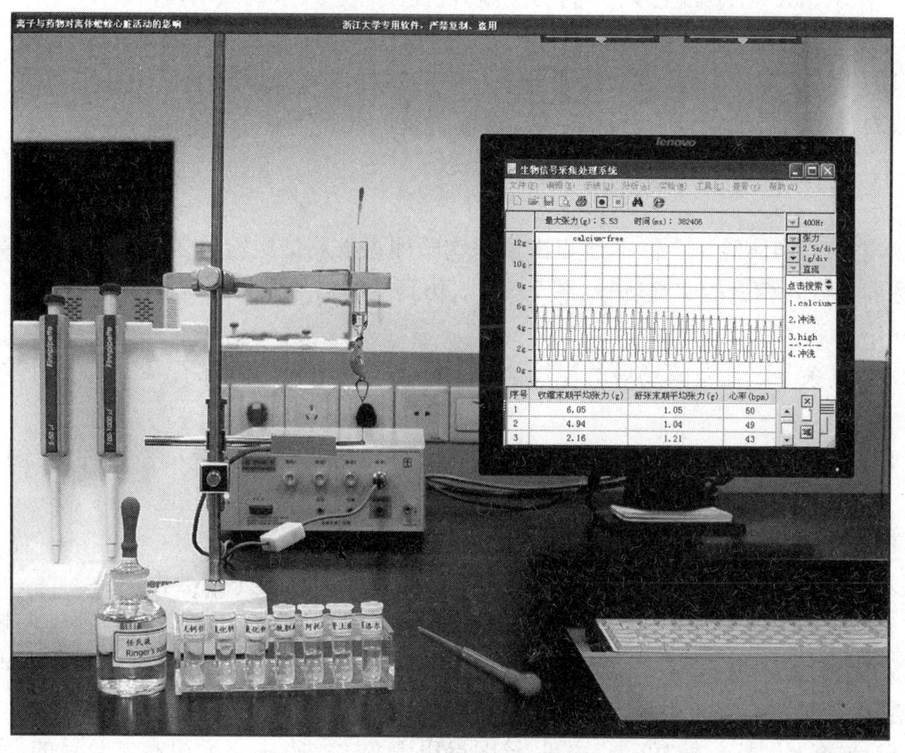

图 7-1 高仿实验界面

系统由十二个部分组成:高仿实验、实验室介绍、仪器设备、实验动物、30 部实验教学视频、网络虚拟实验、实验数据、数据统计、实验报告及样例、实验研究、学习资源及课件、十四类实验的自测多选题。

二、高仿实验

高仿实验采用真实的全景式实验场景,其实验仪器、装置、实验对象与真实实验现场情况一致,实验仪器界面和操作与真实的生物信号采集处理系统相仿,实验数据为生物信号采集处理系统、血气分析仪、血球计数仪等仪器采集于实验现场的数据,真实科学。实验步骤按实际实验设计,实验操作与实验对象的活动应用实景动画显示。采用生物信号测量技术对实验数据进行生理指标的定量分析测量,并可导出至 Excel。

高仿实验还吸收全定量实验和跨学科(生理学、病理生理学和药理学)的综合性实验最新教学成果,为开展综合性、研究性实验教学提供实际案例。本教材编写 25 项实验。

三、机能学高仿实验系统使用方法

(一) 系统启动

1. 在 Windows 桌面上双击“高仿实验”快捷图标进入系统启动窗口。

2. 鼠标器左键点击启动窗口内“中文”或“ENGLISH”,进入系统窗口。鼠标点击系统窗口的十二个部分中任一部分,即进入相应的目标内容窗口或浏览器显示界面。本系统多数内容用网页形式显示,操作方便,移植性强。点击“Exit”,系统退出。

(二) 高仿实验使用操作

1. 进入高仿实验　鼠标器点击模拟实验即进入高仿实验目录窗口,再点击实验项目名称即可进入相应的实验场景(图 7-1)。仿真生物信号采集处理系统界面见图 7-2,功能介绍如下。

2. 工具条　在实验场景的生物信号采集处理系统界面上部有一工具条,其功能分别为:

(1)“打印”按钮　点击“打印”按钮,按操作提示可将当前记录的数据曲线送打印机打印。

(2)“记录”按钮　点击“记录”按钮,开始记录数据。

(3)“停止”按钮　点击“停止”,数据转入后台记录。可对记录数据测量。

(4)“数据搜索”按钮　点击该按钮,弹出搜索框,再点击关闭搜索框。搜索框顺序列显所做的实验处理项目,点击处理项目文字,数据区显示相应的处理项目的数据,点击小三角键,处理项目文字可上下滚动。

(5) 浏览器图标　按“停止”按钮,该图标由虚变实。点击之弹出有实验目的、实验原理、实验材料等内容的网页。

3. 数据区与数据测量　鼠标器在数据区域内的不同水平位置点击,两次点击即可对两次点击区域内的数据进行自动分析测量,数据自动进入数据板,数据板弹出显示。

4. 数据显示栏　数据显示栏显示记录状态时的即时生理指标等数据,如血压、心

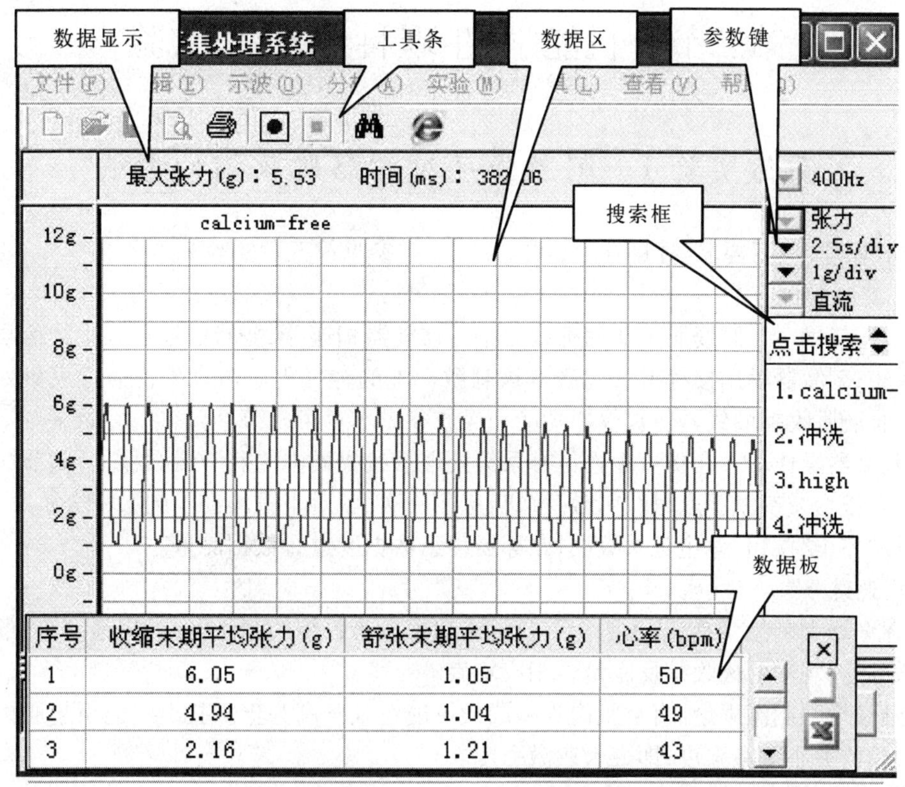

图 7-2　仿真生物信号采集处理系统

率、尿量等(建议采用从数据板获得数据)。点击“停止”后，数据显示栏显示鼠标器所处位置的相应数据及两次点击区域内的相对生理指标数据和时间。

5. 数据板　　数据板除显示测量数据外，还有三个功能键：

(1)“关闭”键　点击关闭数据板。

(2)“清空”键　点击该键，数据板数据被清空(不可恢复)。

(3)“导出”键　点击数据板的 Excel 图标键，数据板数据自动导出到 Excel。

在数据板上压下鼠标器左键并移动，数据板可在仿真信号采集处理系统界面内移动。

6. 参数键　　一般设置扫描速度和灵敏度两个参数键：

(1)“扫描速度”键　点击该键，弹出一选择框，选择其中一扫描速度，数据曲线或水平压缩显示或水平扩展显示。

(2)“灵敏度”键　点击该键，弹出一选择框，选择其中一灵敏度，数据曲线或垂直压缩显示或垂直扩展显示。

7. 结束实验　　点击“返回”按钮，结束该项实验。

(三) 实验处理操作

各项实验处理操作将在实验项目内介绍。

第二节 机能学(生理科学)高仿实验

高仿实验1 刺激强度对骨骼肌收缩的影响

1. 目的、原理、预习要求、材料方法、问题探究 参见第五章实验2。

2. 高仿实验操作方法

2.1 实验场景 腓肠肌上端用棉线与张力换能器相连,换能器信号输入生物信号采集处理系统,刺激器输出接标本盒刺激电极刺激标本的神经干。仿真生物信号采集处理系统记录腓肠肌收缩曲线。仿真仪器功能和操作参见本章第一节。

2.2 刺激器操作 在仿真生物信号采集处理系统界面中的刺激器面板上,调节"强度"右侧三角键增减刺激强度,按"刺激"按钮,每按一次,就对坐骨神经干刺激一次。

2.3 按"停止"按钮,停止记录数据,鼠标器移至数据区进行数据测量。

3. 实验观察

3.1 逐渐增大刺激强度,找出刚能引起肌肉出现微小收缩的刺激强度(阈强度)。继续增强刺激强度,观察肌肉收缩反应是否相应增大。

3.2 继续增强刺激强度,直至肌肉收缩曲线不能继续升高为止。找出刚能引起肌肉出现最大收缩的最小刺激强度,即最大刺激强度。

4. 结果

测量每一刺激强度下的肌肉最大收缩张力,测量最大刺激时的肌肉收缩时间和舒张时间。列表或绘制刺激强度-收缩力曲线,描述阈强度、最大刺激强度、肌肉收缩时间和舒张时间。

5. 讨论

论述在一定刺激范围内,肌肉收缩力随刺激强度增加而增加的机理。

高仿实验2 刺激频率对骨骼肌收缩的影响

1. 目的、原理、预习要求、材料方法、问题探究 参见第五章实验2。

2. 高仿实验操作方法

2.1 实验场景 腓肠肌上端用棉线与张力换能器相连,换能器信号输入生物信号采集处理系统,刺激器输出接标本盒刺激电极刺激标本的神经干。仿真生物信号采集处理系统记录腓肠肌收缩曲线。仿真仪器功能和操作参见本章第一节。

2.2 刺激器操作 在仿真生物信号采集处理系统界面中的刺激器面板上,调节"频率"右侧三角键增减刺激频率,按"刺激"按钮,每按一次,就对坐骨神经干刺激一次。

2.3 按"停止"按钮,停止记录数据,鼠标器移至数据区进行数据测量。

3. 实验观察 用1.4 V刺激强度(最大刺激强度),增减刺激频率,记录不同刺激频率时的肌肉收缩曲线,观察不同频率时的肌肉收缩变化。

4. 结果

对应每一刺激频率测量肌肉最大收缩张力,列表或绘制刺激频率-收缩力曲线。描述单收缩的刺激频率、不完全强直收缩起止的刺激频率和完全强直收缩的开始频率。

5. 讨论

论述单收缩、不完全强直收缩和完全强直收缩的形成条件,论述肌肉收缩力随刺激频率增加而增加的机制。

高仿实验 3　神经干动作电位与肌肉收缩的同步观察

1. 目的、原理、预习要求、材料方法、问题探究　参见第五章实验 2。

2. 高仿实验操作方法

2.1　实验场景　腓肠肌上端用棉线与张力换能器相连,换能器信号输入生物信号采集处理系统第 1 通道,动作电位引导电极接生物信号采集处理系统第 2 通道,刺激器输出接标本盒刺激电极刺激标本的神经干。仿真生物信号采集处理系统记录腓肠肌收缩曲线和动作电位。仿真仪器功能和操作参见本章第一节。

2.2　刺激器操作　在仿真生物信号采集处理系统界面中的刺激器面板上,调节“频率”右侧三角键增减刺激频率,按“刺激”按钮,每按一次,就对坐骨神经干刺激一次。

3. 实验观察　用 1.5 V 刺激强度(最大刺激强度),增减刺激频率,记录不同刺激频率时的肌肉收缩曲线和动作电位,观察不同频率时的肌肉收缩变化和动作电位。

4. 结果

对应每一刺激频率测量肌肉最大收缩张力,列表或绘制刺激频率-收缩力曲线。描述单收缩的刺激频率、不完全强直收缩起止的刺激频率和完全强直收缩的开始频率。

5. 讨论

论述单收缩、不完全强直收缩和完全强直收缩的形成条件,论述肌肉收缩波融合而动作电位不融合的机制。论述肌肉收缩力随刺激频率增加而增加机理。

高仿实验 4　骨骼肌电兴奋时的电活动与收缩的关系

1. 目的、原理、预习要求、材料方法、问题探究　参见第五章实验 5。

2. 高仿实验操作方法

2.1　实验场景　腓肠肌上端用棉线与张力换能器相连,换能器信号输入生物信号采集处理系统第 1 通道,肌肉动作电位引导电极接生物信号采集处理系统第 2 通道,刺激器输出接标本盒刺激电极刺激标本的神经干。仿真生物信号采集处理系统记录腓肠肌收缩曲线和肌肉动作电位。仿真仪器功能和操作参见本章第一节。

2.2　刺激器操作　在仿真生物信号采集处理系统界面中有一刺激器面板上,调节“波间隔”右侧三角键增减刺激波间隔,按“刺激”按钮,每按一次,就对坐骨神经干刺激一次。

3. 实验观察　用 1.5 V 刺激强度(最大刺激强度),增减刺激波间隔,记录不同刺激波间隔时的肌肉收缩曲线和肌肉动作电位,观察不同波间隔时的肌肉收缩变化和动作电位。

4. 结果

对应每一刺激波间隔测量肌肉最大收缩张力,列表或绘制刺激波间隔-收缩力曲线。描述单收缩、不完全强直收缩和完全强直收缩的波间隔。

5. 讨论

论述肌肉收缩波融合而动作电位不融合的机制。论述肌肉收缩力随刺激波间隔减小而增加的机制及刺激波间隔减小到一定程度肌肉收缩力下降的机制。

高仿实验 5 神经干动作电位及其传导速度的测定

1. 目的、原理、预习要求、材料方法、问题探究　　参见第五章实验 3。

2. 高仿实验操作方法

2.1 实验场景　　神经干标本盒内右侧第一对为刺激电极,与生物信号采集处理系统刺激器输出相连,红色鳄鱼夹为刺激输出正极,黑色鳄鱼夹为刺激输出负极;紧邻的一个黑色鳄鱼夹为信号输入的接地电极。向左是第 1 对和第 2 对引导电极,分别与生物信号采集处理系统 1、2 通道相连,其中绿色鳄鱼夹为信号输入负极、红色鳄鱼夹为信号输入正极;引导电极间距为 10 mm。仿真仪器功能和操作参见本章第一节。

2.2 点击培养皿中的神经干标本并拖动至标本盒 A 处释放,将神经干置于标本盒电极上。

2.3 刺激器操作　　在仿真生物信号采集处理系统界面中的刺激器面板上,调节“强度”右侧三角键增减刺激强度,每调节一次,就对坐骨神经干刺激一次。

3. 实验观察

3.1 阈强度和最大刺激强度测定　　逐渐增大刺激强度,找出刚出现动作电位(action potential,AP)时的刺激强度(阈强度)。继续增强刺激强度,观察 AP 是否相应增大。找出刚能引起神经干 AP 振幅最大时的刺激强度,即最大刺激强度。测定双相 AP 正、负相振幅和时程。

3.2 神经干 AP 的传导速度　　给予神经干最大强度刺激,压下工具栏中的工具,分别在两个 AP 起始点处点击,神经干 AP 的传导速度即显示于数据显示栏。

3.3 单相 AP 测定　　给予神经干最大强度刺激,在镊子上压下鼠标器左键拖动至第一对引导电极的两电极之间释放将神经夹伤,按“刺激”按钮,测定单相 AP 振幅和时程。

3.4 刺激强度与 AP 振幅关系　　测定不同电刺激强度时单相 AP 幅度。

4. 结果

4.1 描述阈强度、最大刺激强度和神经干 AP 的传导速度。

4.2 描述双相 AP 正、负相及单相 AP 的振幅和时程。

4.3 绘制刺激强度- AP 振幅曲线。

5. 讨论

论述阈强度、最大刺激强度与实验 1 所获得的数据差异的机制。论述双相 AP 形成的机制。论述在一定刺激强度范围内神经干 AP 振幅随刺激强度增大而增大的机制。

高仿实验 6　神经干动作电位的定量测定

1. 目的、原理、预习要求、材料方法、问题探究　参见第五章实验 3。

2. 高仿实验操作方法

2.1　实验场景　神经干标本盒内左侧第一对为刺激电极，与生物信号采集处理系统刺激器输出相连，红色鳄鱼夹为刺激输出正极，黑色鳄鱼夹为刺激输出负极；紧邻的一个黑色鳄鱼夹为信号输入的接地电极。向右第 1 对和第 2 对引导电极分别与生物信号采集处理系统 1、2 通道相连，其中绿色鳄鱼夹为信号输入负极、红色鳄鱼夹为信号输入正极；引导电极间距为 10 mm。仿真仪器功能和操作参见本章第一节。

2.2　点击培养皿中的神经干标本并拖动至标本盒 A 处上方释放，将神经干置于标本盒上。

2.3　刺激器操作　在仿真生物信号采集处理系统界面中的刺激器面板上，刺激强度 1 V，按"刺激"按钮对坐骨神经干进行刺激。

3. 实验观察

3.1　刺激末梢端引导 AP　按"刺激"按钮对坐骨神经干进行刺激，分别测量两个双相动作电位(biphasic action potential，BAP)正、负相振幅和时程。

3.2　刺激中枢端引导 AP　鼠标器在 A 点压下拖动至 B 点释放，按"刺激"按钮刺激坐骨神经干，分别测量两个 BAP 正、负相振幅和时程。

3.3　神经干 AP 的传导速度　给予神经干最大强度刺激，压下工具栏中的⇥工具，分别在两个 AP 起始点处点击，神经干 AP 的传导速度即显示于数据显示栏。

3.4　改变引导电极距离引导动作电位　鼠标器在 C 点压下拖动至 D 点释放，按"刺激"按钮，测量第 1 通道的 BAP 正、负相振幅和时程。鼠标器在 D 点压下拖动至 E 点释放，对坐骨神经干进行刺激，测量第 1 通道的 BAP 正、负相振幅和时程。

3.5　单相动作电位(monophasic action potential，MAP)测定　鼠标器在 E 点压下拖动至 C 点释放，按"刺激"按钮，在镊子上压下鼠标器左键拖动至第一对引导电极的两电极之间释放将神经夹伤，按"刺激"按钮，测定 MAP 振幅和时程。

3.6　刺激强度与 AP 振幅关系　增减刺激强度，测定不同电刺激强度时单相 AP 幅度。

4. 结果

4.1　描述阈强度、最大刺激强度和神经干 AP 的传导速度。

4.2　比较描述刺激末梢端和刺激中枢端引导的 BAP 正、负相及单相 AP 的振幅和时程。

4.3　比较描述引导电极距离为 10、20、30 mm 时的 BAP 正、负相振幅和时程。

4.4　比较描述引导电极距离为 10 mm 时 BAP 正相及 MAP 的振幅和时程。

4.5　绘制刺激强度- AP 振幅曲线。标注阈强度、最大刺激强度。

5. 讨论

论述在一定刺激强度范围内神经干 AP 振幅随刺激强度增大而增大的机制。根据结果论述 BAP 形成的机制。论述 BAP 正相振幅和时程与单相 AP 的振幅和时程的差异机制。论述 BAP 正相振幅大于负相振幅和正相时程小于负相时程的机制。

高仿实验7 神经干不应期测定

1. 目的、原理、预习要求、材料方法、问题探究　参见第五章实验4。

2. 高仿实验操作方法

2.1 实验场景　神经干标本盒内左侧第一对为刺激电极,与生物信号采集处理系统刺激器输出相连,红色鳄鱼夹为刺激输出正极,黑色鳄鱼夹为刺激输出负极;紧邻的一个黑色鳄鱼夹为信号输入的接地电极。向右第1对和第2对引导电极分别与生物信号采集处理系统1、2通道相连,其中绿色鳄鱼夹为信号输入负极、红色鳄鱼夹为信号输入正极。仿真仪器功能和操作参见本章第一节。

2.2 刺激器操作　在仿真生物信号采集处理系统界面中的刺激器面板上,调节"强度"右侧三角键增加刺激强度,直至数据区MAP振幅不再增大为止。

3. 实验观察

3.1 调节刺激器的波间隔,逐渐减小,可见到一前一后两个振幅相同的AP。第一个MAP由条件性刺激引起,第二个MAP由检验性刺激引起。

3.2 逐渐减小波间隔,待第二个MAP振幅降低时,记录下刺激波间隔时间。继续减小波间隔直至第二个MAP消失,记录此时的刺激波间隔时间。

4. 结果

描述第二个MAP振幅开始降低时和第二个MAP消失时的刺激波间隔时间。

5. 讨论

论述第二个MAP振幅随着刺激波间隔减小逐渐降低直至消失机制。推断出相对不应期和绝对不应期。

高仿实验9 蟾蜍心室期前收缩和代偿间歇

1. 目的、原理、预习要求、材料方法、问题探究　参见第五章实验13。

2. 高仿实验操作方法

蟾蜍心尖用蛙心夹夹住,蛙心夹所系棉线与张力换能器相连,换能器接生物信号采集处理系统第1通道记录心脏收舒缩曲线。心电图(electrocardiogram,ECG)导联线接生物信号采集处理系统第2通道记录标准二导联ECG,第3通道记录刺激标记。刺激器输出接刺激电极置于心室表面。仿真仪器功能和操作参见本章第一节。

3. 实验观察

3.1 记录正常蛙心的搏动曲线,分清曲线的收缩相和舒张相。

3.2 分别在心室收缩期和舒张期刺激心室,观察能否引起期前收缩。刺激如能引起期前收缩,观察其后是否出现代偿间歇。

4. 结果

用文字和数据逐一描述心动周期、ECG的S波至心室收缩起点的时间、期前收缩起点至下次正常心室收缩起点的时间及心室收缩起点与期前收缩起点的最短时间。

5. 讨论

论述结果中各时间的生理意义。论述在心脏收缩期和舒张期分别给予心室阈上刺激时心室反应的机制。

高仿实验 10　离子与药物对离体蟾蜍心脏活动的影响

1. 目的、原理、预习要求、材料方法、问题探究　　参见第五章实验 14。
2. 高仿实验操作方法

2.1　实验场景(图 7-1)　　蛙心插管内为任氏液,下方是离体蟾蜍心脏,其心室尖部用蛙心夹夹住,蛙心夹与张力换能器用线相连,换能器接生物信号采集处理系统第 1 通道,记录心脏舒缩曲线。插管上方滴头处为加药、冲洗之处。仿真仪器功能和操作参见本章第一节。

2.2　试剂药品　　试剂架上的 eppendorf 管依次是无钙任氏液、20 g/L $CaCl_2$、10 g/L KCl、0.01 g/L 乙酰胆碱、5 g/L 阿托品、0.1 g/L 肾上腺素、20 g/L 普萘洛尔。鼠标器左键在某一药品或试剂的标签以上部分压下并拖动至蛙心插管上方滴头处释放完成灌流液的更换或药品的滴加,数据区标记处理项目名称。鼠标器在桌面吸管上压下拖动至插管上方释放以吸出灌流液,更换任氏液。

3. 实验观察

3.1　记录正常心搏曲线。

3.2　将蛙心插管内的任氏液全部更换为无钙任氏液,记录心搏曲线。

3.3　用任氏液换洗,待曲线恢复正常后,可依次滴加无钙任氏液、20 g/L $CaCl_2$、10 g/L KCl、0.01 g/L 乙酰胆碱、0.1 g/L 肾上腺素,记录心搏曲线。

3.4　滴加阿托品后可再加乙酰胆碱,滴加普萘洛尔后可再加肾上腺素。

3.5　每次加药后,等作用稳定后,用任氏液换洗,待曲线恢复正常后再加另一种药。

4. 结果

用文字和数据逐一描述正常和上述各项处理前后心脏收缩末期张力、舒张末期张力和心率(注意: 心脏停搏时,心率为零,不能自动分析测量,上述张力用移动测量方法获取,即鼠标器移动至测量曲线处,从数据显示区读出数据)。

5. 讨论

论述各项处理后心脏收缩末期张力、舒张末期张力和心率变化的机制。

高仿实验 11　离体心脏定量实验

1. 目的、原理、预习要求、材料方法、问题探究　　参见实验 14 和实验 61。
2. 高仿实验操作方法

2.1　实验场景(图 7-1)　　蛙心插管内为任氏液,下方是离体蟾蜍心脏,其心室尖部用蛙心夹夹住,蛙心夹与张力换能器用线相连,换能器接生物信号采集处理系统第 1 通道,记录心脏收舒缩曲线。插管上方滴头处为加药、冲洗之处。仿真仪器功能和操作参见本章第一节。

2.2 试剂药品 试剂架上 eppendorf 管依次是无钙任氏液、0.045 mol/L $CaCl_2$、0.2 mol/L KCl、6×10^{-6} mol/L 乙酰胆碱、2×10^{-4} mol/L 阿托品、6×10^{-5} mol/L 肾上腺素、5×10^{-4} mol/L 普萘洛尔。

2.3 鼠标器左键在某一药品或试剂的标签以上部分压下并拖动至蛙心插管上方滴头处释放完成灌流液的更换或药品的滴加,数据区标记处理项目名称。鼠标器在桌面吸管上压下拖动至插管上方释放以吸出灌流液,更换任氏液。

3. 实验观察

3.1 记录正常心搏曲线。

3.2 点击打开窗口右上部"实验步骤"框,按实验步骤加药处理和冲洗。

3.3 每次加药后等作用稳定,用任氏液换洗,待曲线恢复正常后再加另一种药。

4. 结果

用文字和数据逐一描述正常和上述各项处理前后心脏收缩末期张力、舒张末期张力和心率。

5. 讨论

论述各项处理后心脏收缩末期张力、舒张末期张力和心率变化的机制。

高仿实验 12 主动脉神经放电与血压同步记录

1. 目的、原理、预习要求、材料方法、问题探究 参见第五章实验 16。

2. 实验场景 鼠标器在场景中压下左右移动可浏览整个实验场景。压力换能器和导管充满抗凝生理盐水,置于家兔心脏水平位置。压力换能器接生物信号采集处理系统 1 通道,主动脉神经引导电极接生物信号采集处理系统 2 通道,参数见仪器界面。家兔麻醉仰卧固定于手术台上,颈部手术分离主动脉神经和颈总动脉,行动脉插管。在神经悬挂于引导电极录像后,仪器记录主动神经放电和血压。仿真仪器功能和操作参见本章第一节。

3. 实验观察 鼠标器移动至器械盘,在注射器上压下拖动至家兔耳部上方释放,向输入框输入药品剂量,点击确定,药品从家兔耳缘静脉注入。神经放电曲线因药物作用而发生变化。药品注射剂量为 0.1 g/L 去甲肾上腺素 0.3 ml,0.01 g/L 乙酰胆碱 0.3 ml。

4. 结果

用文字数据描述正常、注射药品后的动脉血压和主动脉神经放电积分,描述血压与主动脉神经放电的关系及主动脉神经放电波形的特征。

5. 讨论

论述主动脉神经放电与血压的时序关系,并讨论主动脉神经放电波形的特征及形成机制。论述注射药品后动脉血压和主动脉神经放电变化的机制。

高仿实验 13 ECG 和主动脉神经放电

1. 目的、原理、预习要求、材料方法、问题探究 参见第五章实验 16。

2. 实验场景　鼠标器在场景中压下左右移动可浏览整个实验场景。主动脉神经引导电极接生物信号采集处理系统1通道记录主动脉神经放电,ECG导联线接生物信号采集处理系统第2通道记录标准二导联ECG,参数见仪器界面。家兔麻醉仰卧固定于手术台上,颈部手术分离主动脉神经。在神经悬挂于引导电极录像后,仪器记录主动神经放电和ECG。

3. 实验观察　鼠标器移动至器械盘,在注射器上压下拖动至家兔耳部上方释放,向输入框输入0.3(0.1 g/L去甲肾上腺素),点击确定,药品从家兔耳缘静脉注入。观察神经放电。

4. 结果

用文字、数据描述正常、注射药品后的动脉血压和主动脉神经放电积分,描述ECG与主动脉神经放电的关系及主动脉神经放电波形的特征。

5. 讨论

论述主动脉神经放电与ECG的时序关系,并讨论主动脉神经放电波形的特征及形成机制。论述注射药品后主动脉神经放电变化的机制。

高仿实验14　家兔动脉血压的神经和体液调节

1. 目的、原理、预习要求、材料方法、问题探究　参见第五章实验15。

2. 实验场景　鼠标器在场景中压下左右移动可浏览整个实验场景。压力换能器和导管充满抗凝生理盐水,置于家兔心脏水平位置。压力换能器接生物信号采集处理系统1通道,参数见仪器界面。家兔麻醉仰卧固定于手术台上,颈部手术分离主动脉神经、迷走神经和颈总动脉,行动脉插管。在颈总动脉插管录像后,仪器记录动脉血压。

3. 实验观察

3.1　观察正常血压波动曲线,分辨一级波、二级波。

3.2　夹闭一侧颈总动脉　鼠标器移动至器械盘,在器械盘中的动脉夹上压下并拖动至家兔颈部(出现颈部气管、颈总动脉及神经画面),动脉夹图标在颈总动脉中部释放,即呈现夹闭动脉画面,场景左移,记录夹闭颈总动脉后的血压变化曲线并自动打标。

3.3　静脉注射去甲肾上腺素　在器械盘中的注射器上压下并拖动至家兔耳部处释放,向输入框输入0.3(0.1 g/L去甲肾上腺素),点击确定,药品从家兔耳缘静脉注入。观察注射药品后的血压变化。

3.4　刺激神经　在生物信号采集处理系统的工具栏开启刺激器,将鼠标器移至刺激电极上方压下并拖动至家兔颈部(出现颈部气管、颈总动脉及神经画面),刺激电极图标分别在迷走神经中枢端、迷走神经末梢端、主动脉神经中枢端、主动脉神经末梢端释放,即呈现刺激神经画面,场景左移,记录刺激神经后的血压变化曲线并自动打标。

4. 结果

用文字数据描述正常、各项处理前后的动脉血压和心率。

5. 讨论

论述血压曲线的一级波、二级波形成机制。论述各项处理后动脉血压和心率变化的机制。

高仿实验 15　药物对家兔动脉血压的作用

1. 目的、原理、预习要求、材料方法、问题探究　　参见第五章实验 22。

2. 实验场景　　鼠标器在场景中压下左右移动可浏览整个实验场景。压力换能器和导管充满抗凝生理盐水,置于家兔心脏水平位置。压力换能器接生物信号采集处理系统 1 通道,参数见仪器界面。家兔麻醉仰卧固定于手术台上,颈部手术分离颈总动脉,行动脉插管。在颈总动脉插管录像后,仪器记录动脉血压。

3. 实验观察

3.1　观察正常血压波动曲线。鼠标器移动至器械盘,在注射器上压下拖动至家兔耳部上方释放按下列顺序注射药物。

3.2　观察静脉注射 adrenaline、noradrenaline、isoprenaline 前后的血压变化。

3.3　观察静脉注射 phentolamine 后,再静脉注射 Adrenaline、norepinephrine、isoprenaline 前后的血压变化。

3.4　观察静脉注射 propranolol 后,再静脉注射 Adrenaline、norepinephrine、isoprenaline 前后的血压变化。

3.5　观察按 0.1 ml/kg 静脉注射 10^{-5} g/L acetylcholine 对血压的影响。

3.6　观察按 0.1 ml/kg 静脉注射 10^{-3} g/L atropine 后,再按 0.1 ml/kg 注射 10^{-5} g/L acetylcholine 对血压作用的影响。

3.7　观察按 0.1 ml/kg 静脉注射 10^{-2} g/L acetylcholine 引起的血压变化。

4. 结果

用文字数据描述正常、各项处理前后的动脉血压和心率。

5. 讨论

论述各项处理后动脉血压和心率变化的机制。

高仿实验 16　颈动脉窦压力感受性反射

有关心血管系统的反射种类很多,其中以颈动脉窦-主动脉弓减压反射(sinoaortic depressor reflex)为最重要。颈动脉窦和主动脉弓的血管壁内有大量的压力感受器(牵张感受器 pressure,stretch receptors)分布,感受血管容积的变化。当血压升高时,刺激这些感受器,使其向心血管中枢发放的冲动增加,通过复杂的反射性调节,使血压下降。这种反射活动在正常血压范围内感受性最灵敏,对稳定血压有重要调节作用。

本实验用家兔做灌流颈动脉窦的实验,人为地改变灌流液的压力,观察颈动脉窦在调节血压中的作用。

1. 预习要求、材料方法、问题探究　　参见第五章实验 15。

2. 实验场景　　鼠标器在场景中压下左右移动可浏览整个实验场景。两个压力换能器和导管充满抗凝生理盐水,置于家兔心脏水平位置。家兔麻醉仰卧固定于手术台上,分离股动脉,行股动脉插管记录血压,压力换能器接生物信号采集处理系统 1 通道。颈部手术分离颈总动脉和颈动脉窦，在动脉窦头端结扎动脉，行颈总动脉插管(三通插管)，进行在体灌流和加压，压力换能器接生物信号采集处理系统 2 通道，记录灌流压。压力换能器侧管口接一注射器，鼠标器左键点击注射器活塞柄向颈动脉窦加压，右键点击注射器活塞柄给颈动脉窦减压。参数见仪器界面。

3. 实验观察　给颈动脉窦加压和减压，观察颈动脉窦内压力改变引起的动脉血压的变化。

4. 结果

测量不同颈动脉窦内压力时的动脉血压值，绘制颈动脉窦内压力与动脉血压关系图。

5. 讨论

论述颈动脉窦内压力与动脉血压之间的关系及机制。

高仿实验 17　体液分布改变在家兔急性失血中的代偿作用

1. 目的、原理、预习要求、材料方法、问题探究　参见第 6 章实验 62。

2. 实验场景　鼠标器在场景中压下左右移动可浏览整个实验场景。压力换能器和导管充满抗凝生理盐水，置于家兔心脏水平位置。压力换能器接生物信号采集处理系统 1 通道，参数见仪器界面。家兔麻醉仰卧固定于手术台上，颈部手术分离颈总动脉，行颈总动脉插管记录动脉血压。分离股动脉，行股动脉插管，插管连接放血瓶，瓶内充灌抗凝生理盐水，瓶内液面距心脏水平面 65 cm。采血注射器置于器械盘中。

3. 实验观察

3.1　测定红细胞数(RBC)、血红蛋白(HGB)　关闭采血提示对话框，鼠标器移动至器械盘，在器械盘中的注射器上压下并拖动至家兔颈部释放，即出现颈静脉采血画面，采血毕，弹出血球计数仪测定 RBC、HGB 等画面，测定完毕，RBC、HGB 数据进入数据板。

3.2　失血观察　鼠标器在场景中压下右移动至家兔后肢，移动鼠标至与股动脉插管连接的三通处，点击三通放血。数据区记录血压并打标。观察失血、停止失血整个过程中家兔动脉血压的变化。

3.3　在失血停止即刻、10 min、20 min、30 min 时，采血提示对话框出现，按 3.1 方法测定 RBC、HGB。

3.4　数据测量　待失血停止 30 min，测定完成 RBC、HGB 后，停止记录。分别测定失血前、失血停止即刻、10 min、20 min、30 min 时的动脉血压。

4. 结果

用文字数据描述失血前、失血停止即刻、10 min、20 min、30 min 时的动脉血压和 HGB。

5. 讨论

论述家兔失血期间及失血停止后血压和 HGB 的变化机制。

高仿实验 18　膈肌电活动与呼吸运动

1. 目的、原理、预习要求、材料方法、问题探究　参见第五章实验 27。

2. 实验场景　鼠标器在场景中压下左右移动可浏览整个实验场景。家兔麻醉仰卧固定于手术台上,颈部手术分离气管,行气管插管,插管用胶管与流量头相接,流量头连接呼吸流量换能器,换能器输出接生物信号采集处理系统第 1 通道记录通气量。切开家兔剑突皮肤、肌肉、暴露膈肌,针型电极插入膈肌肌层,电极接生物信号采集处理系统第 2 通道记录膈肌肌电图。参数见仪器界面。长胶管置于器械盘中。

3. 实验观察

3.1　记录一段正常呼吸曲线和膈肌肌电图,观察膈肌肌电图与呼吸波的关系。

3.2　鼠标器移至器械盘在胶管上压下拖动至流量头通气口释放,观察呼吸运动发生变化。

3.3　鼠标器移至 CO_2气阀或 N_2气阀上点击,观察呼吸运动发生变化。

3.4　数据测量　待上述处理完毕,家兔呼吸恢复正常后停止记录。分别测定各项处理前、后的通气量和电积分(单位时间内肌电之和)。

4. 结果

用文字数据描述各项处理前、后的通气量和电积分。

5. 讨论

论述各项处理前、后的通气量和电积分的变化机制。

高仿实验 19　家兔呼吸运动调节

1. 目的、原理、预习要求、材料方法、问题探究　参见第五章实验 27。

2. 实验场景　鼠标器在场景中压下左右移动可浏览整个实验场景。家兔麻醉仰卧固定于手术台上,颈部手术分离气管,行气管插管,插管用胶管与流量头相接,流量头连接呼吸流量换能器,换能器输出接生物信号采集处理系统第 1 通道记录通气量。待气管插管录像完毕,即可实验。参数见仪器界面。处理器具、药品置于器械盘中。

3. 实验观察

3.1　记录一段正常呼吸曲线。

3.2　鼠标器移至器械盘在胶管上压下拖动至流量头通气口释放,观察呼吸运动变化。

3.3　鼠标器移至 CO_2气阀或 N_2气阀上点击,观察呼吸运动变化。

3.4　鼠标器移至器械盘在注射器上压下拖动至家兔耳部释放,观察呼吸运动变化。

3.5　鼠标器移至器械盘在手术刀上压下拖动至兔颈部迷走神经处释放,观察切断一侧颈迷走神经后呼吸运动变化。

3.6　按 3.5 法,观察切断两侧颈迷走神经后呼吸运动变化。

3.7　数据测量　待上述处理完毕,分别测定各项处理前、后的通气量。

4. 结果

用文字数据描述各项处理前、后的通气量。

5. 讨论

论述各项处理前、后的通气量的变化机制。

高仿实验 20　吗啡对呼吸的抑制作用

1. 目的、原理、预习要求、材料方法、问题探究　参见第五章实验 32。
2. 实验场景　鼠标器在场景中压下左右移动可浏览整个实验场景。家兔麻醉仰卧固定于手术台上,颈部手术分离气管、颈总动脉,行气管插管,插管用胶管与流量头相接,流量头连接呼吸流量换能器,换能器输出接生物信号采集处理系统第 2 通道记录通气量。压力换能器和导管充满抗凝生理盐水,置于家兔心脏水平位置。压力换能器接生物信号采集处理系统 1 通道,行颈总动脉插管记录动脉血压。参数见仪器界面。处理药品置于器械盘中。
3. 实验观察
3.1　记录一段正常呼吸曲线。
3.2　观察吗啡对呼吸的抑制　鼠标器移至器械盘在含吗啡的注射上压下拖动至兔耳部释放,缓慢注射吗啡,观察呼吸和血压的变化。
3.3　尼可刹米对抗吗啡抑制呼吸作用　出现注射尼可刹米提示后,立即将鼠标器移至器械盘在含尼可刹米的注射器上压下拖动至家兔耳部释放注射,观察呼吸和血压的变化。
3.4　数据测量　待呼吸恢复稳定后,分别测定各项处理前、后的通气量。
4. 结果

用文字数据描述各项处理前、后的通气量。

5. 讨论

论述各项处理前、后的通气量的变化机制。

高仿实验 21　杜冷丁对呼吸的抑制作用

参见高仿实验 20

高仿实验 22　家兔血液酸碱度变化与血气分析

1. 目的、原理、预习要求、材料方法、问题探究　参见第六章实验 63。
2. 实验场景　鼠标器在场景中压下左右移动可浏览整个实验场景。家兔麻醉仰卧固定于手术台上,颈部手术分离气管和颈总动脉,行气管插管,插管用胶管与流量头相接,流量头连接呼吸流量换能器,换能器输出接生物信号采集处理系统第 1 通道记录通气量。参数见仪器界面。处理药品置于器械盘中。
3. 实验观察
3.1　记录一段正常呼吸曲线,并采血。
3.2　测定血气参数　鼠标器移至器械盘在采血注射器上压下拖动颈部释放采血,采血完毕出现血气分析画面,测定毕,pH、PCO_2、PO_2、[HCO_3^-]、BE 数据显示于数据板。
3.3　复制酸中毒模型　鼠标器移至器械盘在含 NaH_2PO_4的注射器上压下拖动至家兔

耳部释放,在弹出的对话框中输入注射剂量(剂量计算方法在工具栏的帮助里)即开始注射酸,观察呼吸变化。

3.4　待出现采血提示,按 3.2 采血测定血气参数。

3.5　纠正酸中毒　　鼠标器移至器械盘在含 $NaHCO_3$ 注射器上压下拖动至家兔耳部释放,在弹出的对话框中输入注射剂量即开始注射碱,观察呼吸变化。

3.6　待出现采血提示,按 3.2 采血测定血气参数。

3.7　数据测量　　待上述处理完毕,分别测定各项处理前、后的通气量和呼吸频率。

4. 结果

用文字数据描述各项处理前、后的通气量、呼吸频率和血气参数。

5. 讨论

论述各项处理前、后的通气量、呼吸频率和血气参数的变化机制。

高仿实验 23　呼吸系统综合实验

1. 目的、原理、预习要求、材料方法、问题探究　　参见第六章实验 63。

2. 实验场景　　鼠标器在场景中压下左右移动可浏览整个实验场景。家兔麻醉仰卧固定于手术台上,颈部手术分离气管和颈总动脉,行气管插管,插管用胶管与流量头相接,流量头连接呼吸流量换能器,换能器输出接生物信号采集处理系统第 1 通道记录通气量。参数见仪器界面。处理药品置于器械盘中。

3. 实验观察

3.1　鼠标器移至器械盘在胶管上压下拖动至流量头通气口释放,观察呼吸运动变化。

3.2　鼠标器移至 N_2 气阀或 CO_2 气阀上点击,观察呼吸运动变化。

3.3　测定血气参数　　鼠标器移至器械盘在采血注射器上压下拖动至家兔颈部释放采血,采血完毕出现血气分析画面,测定毕,pH、PCO_2、PO_2、[HCO_3^-]、BE 数据显示于数据板。

3.4　复制酸中毒模型　　鼠标器移至器械盘在含 NaH_2PO_4 的注射器上压下拖动至家兔耳部释放,在弹出的对话框中输入注射剂量(剂量计算方法在工具栏的帮助里)即开始注射酸,观察呼吸变化。

3.5　待出现对照标记,按 3.3 法采血测定血气参数。

3.6　纠正酸中毒　　鼠标器移至器械盘在含 $NaHCO_3$ 注射器上压下拖动至家兔耳部释放,在弹出的对话框中输入注射剂量即开始注射碱,观察呼吸变化。

3.7　待出现对照标记,按 3.3 法采血测定血气参数。

3.8　观察 dolentin 对呼吸的抑制　　鼠标器移至器械盘在含 dolentin 的注射上压下拖动至兔耳部释放缓慢注射 dolentin,观察呼吸变化。

3.9　尼可刹米对抗杜冷丁抑制呼吸作用　　出现注射尼可刹米提示后,立即将鼠标器移至器械盘在含 nikethamide 的注射器上压下拖动至家兔耳部释放注射,观察呼吸变化。

3.10　待出现对照,鼠标器移至器械盘在手术刀上压下拖动至兔颈部迷走神经处释放,观察切断一侧颈迷走神经后呼吸运动变化。同法观察切断两侧颈迷走神经后呼吸运动变化。

3.11 待呼吸稳定,打开刺激器,鼠标器移至刺激电极上压下拖动至兔颈部迷走神经处释放,观察刺激颈迷走神经后呼吸运动变化。

3.12 数据测量 待上述处理完毕。分别测定各项处理前、后的通气量,呼吸频率。

4. 结果

用文字数据描述各项处理前、后的通气量,呼吸频率变化,描述注射酸、碱前后的血气变化。

5. 讨论

论述各项处理前、后的通气量、呼吸频率和血气变化的机制。

高仿实验 24 离体家兔肠肌运动

1. 目的、原理、材料方法、问题探究 参见第五章实验 34 和第五章实验 36。

2. 实验场景 麦氏浴槽由超级恒温器提供 37℃恒温环境,槽内充灌 15 ml 台氏液,通气管接 95% O_2 +5% CO_2 混合气体,浴槽排水口用胶管接三通,点击三通排放灌流液,冲洗标本。浴槽内离体家兔十二指肠标本下端用线固定于固定钩,肠肌标本上端用线连接张力换能器,换能器输出接生物信号采集处理系统第 1 通道记录肠肌张力。参数见仪器界面。25℃台氏液放置于实验台上,试剂架上药品为乙酰胆碱(acetylcholine,ACh)、肾上腺素(adrenaline adr)、1N NaOH、1N HCl 溶液。鼠标器左键点击某一药品标签以上部分并拖动至麦氏浴槽上方释放实施加药。

3. 实验观察

3.1 滴加 HCl,观察并记录其收缩幅度,反应稳定后换液冲洗。

3.2 滴加 NaOH,记录其收缩幅度,待曲线恢复至基线或基本稳定后换液冲洗。

3.3 用 25℃的台氏液灌流肠肌,观察并记录其收缩幅度,待恢复正常。

3.4 加入肾上腺素溶液后,观察其反应。反应稳定后换液冲洗。

3.5 加入乙酰胆碱溶液,观察其反应,记录反应结果。

4. 结果

用文字数据描述各项处理前、后肠肌标本的收缩张力和频率变化。

5. 讨论

论述各项处理前、后离体肠肌的收缩张力和频率变化的机制。

高仿实验 25 药物对离体豚鼠回肠的作用

1. 目的、原理、材料方法、问题探究 参见第五章实验 36。

2. 实验场景 麦氏浴槽由超级恒温器提供 37℃恒温环境,槽内充灌 15 ml 台氏液,通气管接 95% O_2 +5% CO_2 混合气体,浴槽排水口用胶管接三通,点击三通排放灌流液,冲洗标本。浴槽内离体肠肌标本下端用线固定于固定钩,肠肌标本上端用线连接张力换能器,换能器输出接生物信号采集处理系统第 1 通道记录肠肌张力。参数见仪器界面。试剂架上药品为乙酰胆碱(acetylcholine, ACh)、组胺(histamine, His)、阿托品(atropine, Atr)、扑尔敏(chlorpheniramine, CPA)和 $BaCl_2$ 溶液。鼠标器左键点击某一药品标签以上部分并拖动至麦氏浴槽上方释放实施加药。

3. 实验观察

3.1 滴加 ACh,观察并记录其收缩幅度,反应稳定后换液冲洗。

3.2 滴加 ACh,待收缩达稳定时,加入 Atr,观察反应。待曲线恢复至基线或基本稳定后换液冲洗。

3.3 加入 His 待作用明显时迅速换液,使肠肌恢复正常。

3.4 加入 CPA 溶液后(不换液),再加入 His,观察其反应,并与 3.3 比较。

3.5 加入 $BaCl_2$ 溶液,观察其反应,当作用达稳定时,加入 Atr 溶液,记录反应结果。

4. 结果

用文字数据描述各项处理前、后离体回肠的张力变化。

5. 讨论

论述各项处理前、后离体回肠张力变化的机制。

高仿实验 26 尿生成的影响因素

1. 目的、原理、材料方法、问题探究　参见第五章实验 38 和第六章实验 64。

2. 实验场景　鼠标器在场景中压下左右移动可浏览整个实验场景。压力换能器和导管充满抗凝生理盐水,置于家兔心脏水平位置。压力换能器接生物信号采集处理系统 1 通道,计滴器插头插入生物信号采集处理系统的计滴插口,参数见仪器界面。家兔麻醉仰卧固定于手术台上,颈部手术分离迷走神经、颈总动脉,行颈总动脉插管记录动脉血压。在耻骨上方1 cm处切开腹部皮肤、腹壁,将膀胱移出行膀胱插管,术毕膀胱复位。膀胱插管的引流管置于计滴器上。动脉、膀胱插管录像结束即可实验。药品置于器械盘中。鼠标器在器械盘中的注射器压下拖动至家兔耳部上方释放,向输入框输入药品剂量,点击确定,进行给药操作。

3. 实验观察

3.1 记录正常尿流量(滴/分)和血压值。

3.2 静脉快速注射生理盐水 20 ml,记录最大尿流量和最高血压值。

3.3 开启刺激器,鼠标器在刺激电极上拖动至家兔颈部,在右侧颈迷走神经末梢端上方释放,刺激迷走神经。记录最小尿流量和最低血压值。

3.4 静脉注射 200 g/L 葡萄糖 5 ml,记录最大尿流量和最高血压值。

3.5 静脉注射 0.1 g/L 去甲肾上腺素 0.3 ml,记录最小尿流量和最高血压值。

3.6 按 5 mg/kg 体重静脉注射 10 g/L 速尿,记录最大尿流量和最高血压值。

3.7 静脉注射 6 g/L 酚红 0.5 ml,计从注射酚红起到尿中刚出现酚红的时间。

3.8 静脉注射垂体后叶素 2 U,记录最小尿流量和最低血压值。

4. 结果

用文字数据描述各项处理前、后家兔的尿量和血压变化。

5. 讨论

论述各项处理前、后离体家兔尿量和血压变化的机制。

第三节　模拟医学实验网络教学系统介绍

模拟医学实验网络教学系统(VRM－62)是一个基于局域网的多功能现代化教学系统,其主要功能如下:

1. 教师演示　将教师机的屏幕图像画面实时同步广播给全体、群体或单个学生,进行教学演示。可以直接在屏幕上绘画各种图形标记,书写文字等。同时,可以动画影像形式进行录播。

2. 学生示范　网内任何一个学生向全体作演示,让学生之间进行相互交流和学习。

3. 语音互动　通过话筒和耳机进行语音广播、两人交谈和多方讨论。

4. 遥控辅导　教师可以直接遥控和操作任何一台学生机,并与学生进行双向交流,进行交互式辅导教学。

5. 提交作业　学生作业通过网络提交。

6. 文件分发　可以将试卷或课件等文件分发到指定的学生机上。

7. 网络考试　实现制作试卷、管理试卷、分发试卷、学生答卷、自动阅卷、成绩查询、答卷查询等功能。

8. 联机讨论　老师与学生、学生与学生之间进行语音和文字的聊天。

9. 电子举手　学生有问题要咨询老师时,可以随时呼叫老师,老师可以对举手的学生通过语音或文字的方式随时应答。

10. 其他功能　抢答器、电子点名、远端信息管理、远程控制管理、屏幕监视等功能。

(厉旭云　陆源)

第八章　探索性实验

第一节　实验研究基础知识

一、动物实验研究

动物实验研究的对象是实验动物和微生物以及试管试验，与临床试验相比，动物实验具有一些独特的特点和优点：

1. 可以更严格地控制实验条件

虽然在临床试验中也可能对试验条件加以控制，但由于作为社会的人的高度复杂性，多数情况下难以严格控制，有时甚至连设置对照组都会遇到很大阻力，给试验的进行和对结果的分析带来很多困难。但是在动物实验中，受试对象和整个实验进程都处于实验者的完全控制下，可以把很多人体上非常复杂的机制简单化，可以进行各种因素的细微探讨。这是临床研究难以做到的。

机体的某一种功能同时都受许多因素的影响。因而要研究某一特定因素对这一过程的影响就希望能使该因素保持固定。在人体是比较难以做到这一点的，但在动物，无论是整体、离体或试管实验中，都比较容易做到。如试验条件，实验室可以严格控制实验室的温度、光线、声音、动物的饮食、活动等，而临床上很难以对病人的生活条件、活动范围加以严格控制。又如试验对象的选择，动物实验完全可以选择相同的动物，在动物的品种、品系、性别、年龄、体重、活动性、健康状态、甚至遗传和微生物等方面都可以严加限制，但临床试验中，病人的年龄、性别、体质、遗传等方面是不可能加以选择的。特别是健康状况，动物是健康的或是人工造成的某种疾病模型，而临床试验是人在生活中先天的或后天的自然环境下所患的病，因此，既使是同一疾病，临床试验中每个人的疾病情况都很复杂，对同一药物反应也就不同，何况病人除试验治疗的疾病以外，还时常有些另外的疾病，这样可影响或掩盖试验效果。动物可以同时选取所需要的数量，同时进行实验取得结果。而病人则是陆续发生，陆续进入试验，逐渐积累试验结果资料，前后可能掺入了不少干扰因素，有时难于区分。由于医学科研中利用动物实验的这些优点，我们就把一个非常复杂的多元方程，转变成简单的函数运算，使许多医学上的实践问题和重大理论问题解决得比较容易，从而大大推动了医学科学的发展。

2. 可以进行对机体有害或可能有害的处理因素的研究及缩短研究周期

医学的宗旨是防病治病，增进健康。任何一种处理因素都不得有害于人的健康，因此任何一种预防或治疗措施（如一种药物、一种手术等），在未肯定其真正疗效和毒副作用前，严格地说是不允许在临床应用的。任何新的药物在临床应用前必须先通过动物实验，肯定疗效，确定剂量，弄清有无副作用和远期后果；一种新手术也必须在动物身上先试验其可行性、效果及问题,并已在动物身上充分掌握其技巧之后,才可用于临床。至于研究各种因素的致病作用,如毒物、病原生物、极恶劣环境等等,动物实验不仅是必不可缺的,而且常常是唯一方法。

应用动物模型,除了能克服在人类研究中会遇到的伦理和社会限制外,还容许采用某些不能应用于人类的方法学途径。这些途径对于研究低发病率疾病(各种癌症、遗传缺损)和那些因其危险性而对人类进行实验是不道德的疾病,具有特别意义。例如,急性白血病的发病率较低,研究人员可以有意识地提高其在动物种群中的发生频率而推进研究。同样的途径已成功地应用于其他疾病的研究,如血友病、周期性中性白细胞减少症和自身免疫介导的疾病。

临床上很多疾病潜伏期或病程很长,研究周期也拖得很长,采用动物复制疾病模型可以大大缩短其潜伏期或病程。尤其是那些在人体上不便进行的研究,完全可以在实验动物身上进行。从而有力地推动了人类疾病的病因学、发病学以及防治方法的研究。

动物模型的另一个富有成效的用途,在于能够细微的观察环境或遗传因素对疾病发生发展的影响。这对于长潜伏期疾病的研究特别重要。为确定特定的环境成分在某些疾病诱发中的作用,可将动物引入自然的或控制的环境中去。人类的寿命是很长的,一个科学家很难有幸进行3代以上的观察。许多动物由于生命的周期很短,在实验室观察几十代是轻而易举的,如果使用微生物甚至可以观察几百代。

3. 可以最大限度地获取反映实验效应的样本和资料

在临床试验中,从受试对象取得反映实验效应的资料,往往要受一系列限制,例如对象拒绝提供、可能损害健康等等。但在动物实验中,通过种种安排,几乎可以不受限制地获得资料,而所有这些资料对于机制分析是至关重要的。

临床上平时不易遇到的疾病,应用动物实验可以随时进行研究。使人们得以对这些疾病进行深入的研究,例如放射病、毒气中毒、烈性传染病等。以放射病为例,平时极难见到,而采用实验方法在动物身上可成功地复制成造血型、胃肠型、心血管型和脑型放射病。大大促进了这种病的研究。因此,今天我们对辐射损伤的大部分知识,是通过动物实验积累起来的。关于辐射的远期遗传效应至今只有动物实验的材料。

4. 可以进行药物的长期疗效和远期效应的观察

药物的长期疗效和远期效应,在实验室采用动物实验方法来观察,没有太大问题,但在临床研究中问题就比较复杂,如病人多吃或少吃药、病人自动停药、病人另外求医、病人又患其他疾病,病人死亡以及病人失去联系等均可使治疗的最终效果很难判定。

5. 可以进行一些临床上根本做不到的实验

医学上有些重要的概念确立只有通过动物实验才能做到,临床上是根本做不到的。例如,关于神经与内分泌的关系早就引起了人们的注意,早在30年代临床上就观察到下丘脑损伤可引起生殖、代谢的紊乱,尸体解剖与动物实验都强烈地提示下丘脑可能通过分泌某些激素调节垂体前叶的功能从而控制许多内分泌器官的功能,如果这一现象能得到肯定,神经体液调节的概念将得到决定性的支持,但是花费了40年人们即无法找到下丘脑调节垂体的物质。直到70年代两组科学家分别用10多万个羊和猪的下丘脑提取出几毫克下丘脑的释放激素,而仅需几微克这类激素就可导致垂体分泌大量激素,才最后确定了下丘脑对垂体的激素调节的新概念,由于下丘脑释放激素的分离、合成,为神经内分泌和调节的概念提供了有力的证据并改变了许多内分泌疾病诊断与治疗的方法,因而这个工作获得诺贝尔奖。如果不用动物下丘脑而企图由几万个人的下丘脑提取释放激素那是非常困难甚至于是不可能的。可见医学研究发展到目前已进入一些研究工作非在动物身上进行不可的阶段。

二、常用统计指标和统计方法

(一) 计量资料的常用统计描述指标

1. 平均数($\overline{X}$)　平均数表示的是一组观察值(变量值)的平均水平或集中趋势。平均数计算公式:

$$\overline{X} = \frac{\sum X}{N}$$

式中,X 为变量值;$\sum$ 为总和;N 为观察值的个数。

2. 标准差(S)　标准差表示的是一组个体变量间的变异(离散)程度的大小。S 愈小,表示观察值的变异程度愈小,反之亦然,常写成$\overline{X} \pm S$。标准差计算公式:

$$S = \sqrt{\frac{\sum X^2 - \frac{\left(\sum X\right)^2}{N}}{N-1}}$$

式中,$\sum X^2$ 为各变量值的平方和;$(\sum X)^2$ 为各变量和的平方;$N-1$ 为自由度。

3. 标准误($S_{\bar{x}}$)　标准误表示的是样本均数的标准差,用以说明样本均数的分布情况,表示和估量群体之间的差异,即各次重复抽样结果之间的差异。$S_{\bar{x}}$ 愈小,表示抽样误差愈小,样本均数与总体均数愈接近,样本均数的可靠性也愈大,反之亦然,常写作$\overline{X} \pm S_{\bar{x}}$。标准误计算公式:

$$S_{\bar{x}} = \frac{S}{\sqrt{N}}$$

(二) 计数资料的常用统计描述指标

1. 率和比　率是一种表示在一定条件下某种现象实际发生例数与可能发生该现象的总数比,用来说明某种现象发生的频率。比是表示事物或现象内部各构成部分的比重。率和比计算公式:

$$率 = \frac{A(+)}{A(+) + A(-)} \times 100\%$$

$$比 = \frac{A}{A + B + C + D + \cdots\cdots} \times 100\%$$

2. 率和比的标准误　率和比的标准误是抽样造成的误差，表示样本百分率和比与总体百分率和比之间的差异，标准误小，说明抽样误差小，可靠性大，反之亦然。

$$\sigma_P = \sqrt{\frac{P(1-P)}{N}}$$

式中，σ_P为率的标准误；P为样本率，当样本可靠且有一定数量的观察单位时可代替总体率；N为样本观察例数。

（三）显著性检验

抽样实验会产生抽样误差，对实验资料进行比较分析时，不能仅凭两个结果（平均数或率）的不同就做出结论，而是要进行统计学分析，鉴别出两者差异是抽样误差引起的，还是由特定的实验处理引起的。

1. 显著性检验的含义和原理　显著性检验即用于实验处理组与对照组或两种不同处理的效应之间是否有差异，以及这种差异是否显著的方法。

2. 无效假设　显著性检验的基本原理是提出“无效假设”和检验“无效假设”成立的机率（P）水平的选择。所谓“无效假设”，就是当比较实验处理组与对照组的结果时，假设两组结果间差异不显著，即实验处理对结果没有影响或无效。经统计学分析后，如发现两组间差异系抽样引起的，则“无效假设”成立，可认为这种差异为不显著（即实验处理无效）。若两组间差异不是由抽样引起的，则“无效假设”不成立，可认为这种差异是显著的（即实验处理有效）。

3. “无效假设”成立的机率水平　检验“无效假设”成立的机率水平一般定为5%（常写为 $p \leqslant 0.05$），其含义是将同一实验重复100次，两者结果间的差异有5次以上是由抽样误差造成的，则“无效假设”成立，可认为两组间的差异为不显著，常记为 $p > 0.05$。若两者结果间的差异5次以下是由抽样误差造成的，则“无效假设”不成立，可认为两组间的差异为显著，常记为 $p \leqslant 0.05$。如果 $p \leqslant 0.01$，则认为两组间的差异为非常显著。

4. 计量资料的显著性检验

t 检验

① 配对资料（实验前后）的比较　假设配对资料差数的总体平均数为零。其计算公式：

$$t = \frac{|\overline{X}|}{S_{\bar{x}}}$$

② 两样本均数的比较　计算公式：

$$t = \frac{|\overline{X}_1 - \overline{X}_2|}{S_{\bar{x}_1 - \bar{x}_2}}$$

其中，$\overline{X}_1 - \overline{X}_2$为两数均数之差；$S_{\bar{x}_1 - \bar{x}_2}$为两组合并标准误，计算公式：

$$S_{\bar{x}_1 - \bar{x}_2} = \sqrt{S_C^2\left(\frac{n_1 + n_2}{n_1 n_2}\right)} \qquad S_C^2 = \frac{(n_1 - 1)S_1^2 + (n_2 - 1)S_2^2}{n_1 n_2 - 2}$$

自由度计算：

两组例数相等,自由度 $f = 2n - 2$;

两组例数不等,自由度 $f = (n_1 + n_2 - 2)\left(\frac{1}{2} + \frac{S_1^2 \times S_2^2}{S_1^4 + S_2^4}\right)$。

概率的确定:$t < t_{0.05}$,$p > 0.05$;$t_{0.01} > t > t_{0.05}$,$0.01 < p < 0.05$;$t > t_{0.01}$,$p < 0.01$。$t_{0.05}$ 和 $t_{0.01}$ 是对应某一自由度,概率分别为 $p=0.05$ 和 $p=0.01$ 时的 t 界值,可从 t 值表上获得。

5. 计数资料的显著性检验

(1) χ^2 检验　适用于二组或二组以上的计数资料的显著性检验。χ^2 的计算公式:

$$\chi^2 = \sum \frac{(A - T)^2}{T}$$

其中,A 为实测值,T 为理论值。

(2) 用四格表计算 χ^2

两组计数资料可用四格表格表示。如 A、B 两组,A 组阳性和阴性反应例数分别为 a、b,B 组阳性和阴性反应例数分别为 c、d,其四格表如表 8-1。

表 8-1　四格表

组　别	阳性例数	阴性例数	合　计	阳性百分率/%
A	$a(Ta)$	$b(Tb)$	$a+b$	$[a/(a+b)]\times100$
B	$c(Tc)$	$d(Td)$	$c+d$	$[c/(c+d)]\times100$
合计	$a+c$	$b+d$	$a+b+c+d$	$[(a+c)/(a+b+c+d)]\times100$

$$\chi^2 = \frac{(|ad - bc| - N/2)^2 N}{(a+b)(c+d)(a+c)(b+d)}$$

其中 $N = a + b + c + d$。

自由度计算:$n' = (R-1)(C-1)$　(R 代表行数,C 代表列数,本例 $R = 2, C = 2$)。

理论值计算:$Ta = (a+c)(a+b)/N$,$Tb = (b+d)(a+b)/N$,$Tc = (a+c)(c+d)/N$,$Td = (b+d)(c+d)/N$。

概率的确定:$\chi^2 < \chi^2_{0.05}$,$p > 0.05$;$\chi^2_{0.01} > \chi^2 > \chi^2_{0.05}$,$0.01 < p < 0.05$;$\chi^2 > \chi^2_{0.01}$,$p < 0.01$。$\chi^2_{0.05}$ 和 $\chi^2_{0.01}$ 是对应某一自由度,概率分别为 $p = 0.05$ 和 $p = 0.01$ 时的 χ^2 界值,可从 χ^2 界值表上获得。

三、用 Excel 统计函数进行数据统计

实验数据的统计分析可以应用专业化统计分析软件进行,如 SPSS、SigmaStat、Prism 等软件,这些软件功能齐全、使用十分方便,并可在统计后或同时作图,结果图标准、直接可用于论文发表。本教材介绍用 Excel 统计函数进行数据统计方法,Excel 用于数据统计的优点是容易获得,而且非常简便。并且可通过复制、粘贴命令对几十、乃至数百组数据进行统计计算、观察他们的变化趋势及差异等,非常高效。

1. 平均数计算

(1) 将一组数据按行或列输入表格。如图 8-1 所示,将 data1 和 data2 两组数据按列

输入表格。选择表的一空白单元格,存放平均数的计算结果,如图 8-1 所示的黑线框,将鼠标器移至工具栏的“fx”处,点击“fx”快捷键,打开函数选择框。

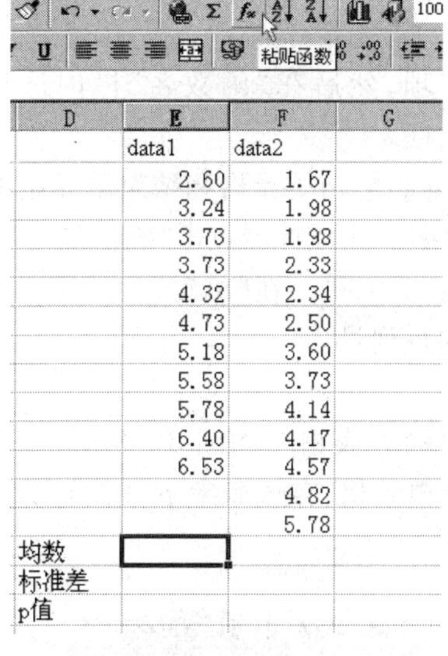

D	E	F	G
	data1	data2	
	2.60	1.67	
	3.24	1.98	
	3.73	1.98	
	3.73	2.33	
	4.32	2.34	
	4.73	2.50	
	5.18	3.60	
	5.58	3.73	
	5.78	4.14	
	6.40	4.17	
	6.53	4.57	
		4.82	
		5.78	
均数			
标准差			
p值			

图 8-1 数据输入

图 8-2 函数选择框

(2) 在函数选择框的“函数分类”栏选择“统计”项,然后在“函数名”栏内选择“AVERAGE”函数,如图 8-2,点击“确定”按钮,打开数据输入框。

(3) 在数据输入处“Number1”项的输入框内输入数据的起始单元格和结束单元格的行列号,起始单格元和结束单元格的行列号之间用“:”分隔(图 8-3)。用鼠标器点击“确定”按钮,在表存放平均数的空白单元格处显示平均数的计算结果。在“编辑”栏处显示平均数计算的函数“AVERAGE”及数据的起始与结束单元格的行列号(图 8-4)。

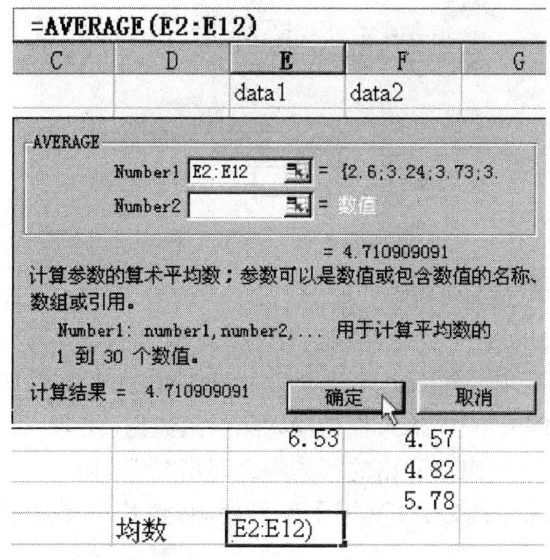

图 8-3 计算选择框

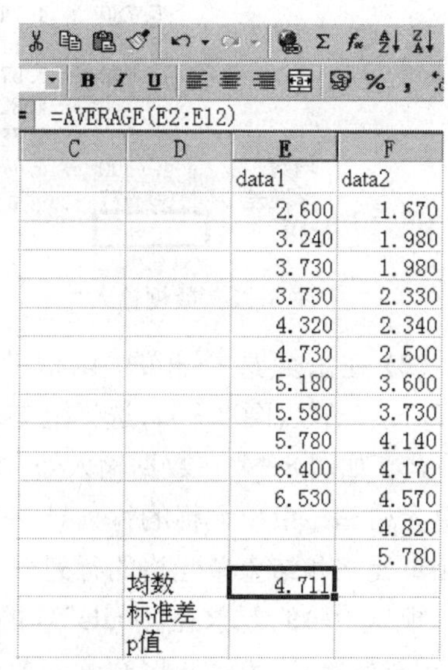

=AVERAGE(E2:E12)

C	D	E	F
		data1	data2
		2.600	1.670
		3.240	1.980
		3.730	1.980
		3.730	2.330
		4.320	2.340
		4.730	2.500
		5.180	3.600
		5.580	3.730
		5.780	4.140
		6.400	4.170
		6.530	4.570
			4.820
			5.780
	均数	4.711	
	标准差		
	p值		

图 8-4 平均数计算结果

2. 标准差计算

(1) 将一组数据按行或列输入表格。如图 8-1 所示,将 data1 和 data2 两组数据按列输入表格。选择表的一空白单元格,存放标准差的计算结果,选择工具栏的“fx”,打开函数选择框。

(2) 先在函数选择框的“函数分类”栏选择“统计”项,然后在“函数名”栏内选择“STDEV”函数,用鼠标器点击“确定”按钮,打开数据输入框。

(3) 在数据输入处“Number1”项的输入框内输入数据的起始单元格和结束单元格的行列号,起始单格元和结束单元格的行列号之间用“:”分隔。用鼠标器点击“确定”。

(4) 在表存放标准差的空白单元格处显示平均数的计算结果。在“编辑”栏处显示标准差计算的函数“STDEV”及数据的起始与结束单元格的行列号。

3. t 检验

(1) t 检验时将需要进行比较的两组数据按行或列输入表格。如图 8-5 所示,将 data1 和 data2 两组数据按列输入表格。选择表的一空白单元格,存放概率 p 值的计算结果,选择工具栏的“fx”快捷键,打开函数选择框。

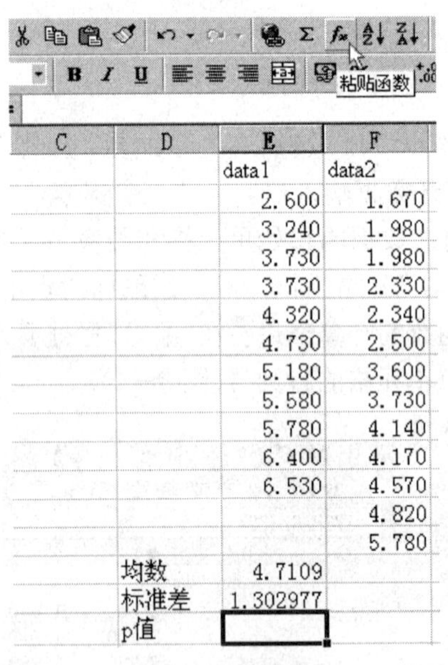

C	D	E	F
		data1	data2
		2.600	1.670
		3.240	1.980
		3.730	1.980
		3.730	2.330
		4.320	2.340
		4.730	2.500
		5.180	3.600
		5.580	3.730
		5.780	4.140
		6.400	4.170
		6.530	4.570
			4.820
			5.780
	均数	4.7109	
	标准差	1.302977	
	p值		

图 8-5 数据输入

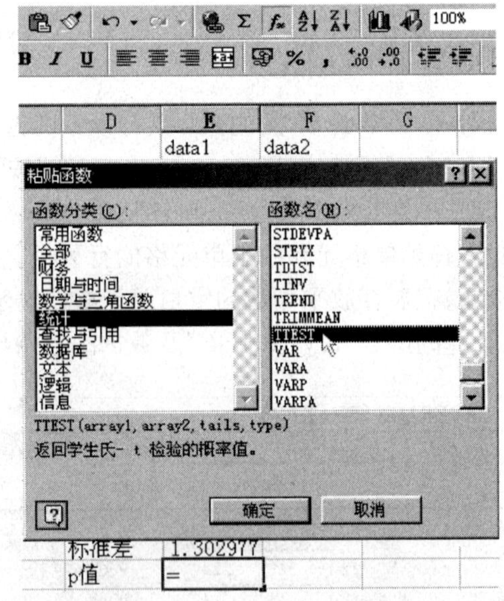

图 8-6 函数选择框

(2) 在函数选择框的“函数分类”栏选择“统计”项,然后在“函数名”栏内选择“TTEST”函数(图 8-6),选择上二项后,用点击“确定”按钮,打开数据输入框。

(3) 如图 8-7 在数据输入处“Array1”项的输入框内输入第一组数据(如 data1)的起始单元格和结束单元格的行列号,在“Array2”项的输入框内输入第二组数据(如 data2)的起始单元格和结束单元格的行列号,起始与结束单元格的行列号之间用“:”分隔。

根据检验的要求在“Tails”项的输入框内输入“1”(用于单侧检验,也称单尾)或“2”(用于双侧检验,也称双尾)。

根据数据的性质在“Type”项的输入框内输入“1”、“2”或“3”。在各项数据输入完毕后，p 值的计算结果立即显示。用鼠标器点击“确定”按钮，观察计算结果。

(4) 在存放概率 p 值的空白单元格处显示 p 值的计算结果。在“编辑”栏处显示 t 检验的函数“TTEST”及两组比较数据的起始与结束单元格的行列号、分布的尾数和 t 检验的类型(图 8－8)。

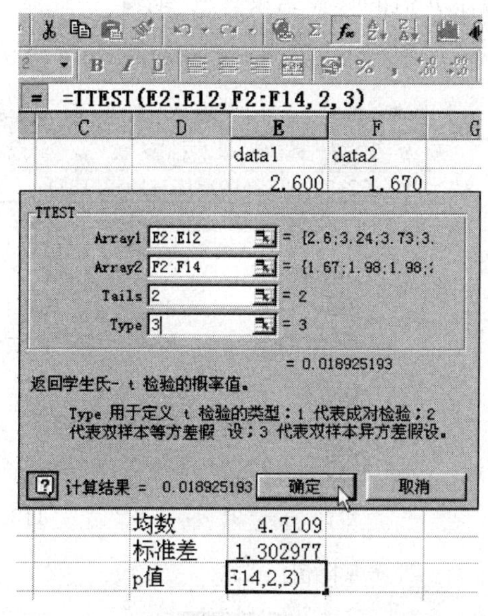

图 8－7　计算选择框

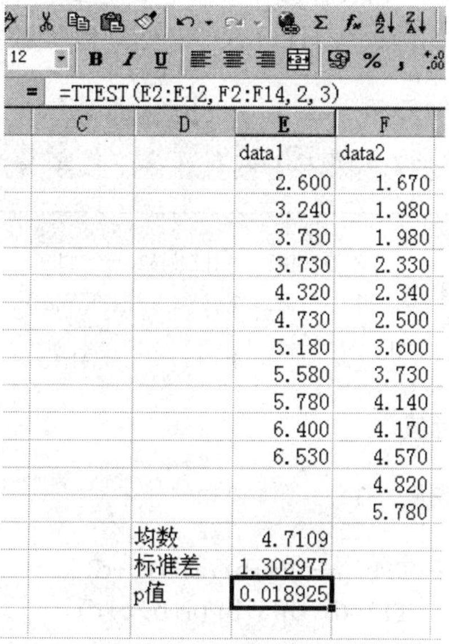

=TTEST(E2:E12,F2:F14,2,3)

C	D	E	F
		data1	data2
		2.600	1.670
		3.240	1.980
		3.730	1.980
		3.730	2.330
		4.320	2.340
		4.730	2.500
		5.180	3.600
		5.580	3.730
		5.780	4.140
		6.400	4.170
		6.530	4.570
			4.820
			5.780
	均数	4.7109	
	标准差	1.302977	
	p值	0.018925	

图 8－8　p 值计算结果

用函数计算平均数($\bar{x}$)、标准差(S)和概率(p)时，仅需计算一列或一行，其他结果列或行可通过复制的方法得到结果，只需修改数据起始与结束单元格的行列号。

4. 卡方检验(χ^2)

卡方(χ^2)常用以检验两个或两个以上样本率或构成比之间差别的显著性分析，用以说明两类属性现象之间是否存在一定的关系。

卡方检验常采用四格表，如图 8－9 所示，比较的 A、B 两组数据分别用 a、b、c、d 表示，a 为 A 组的阳性例数，b 为 A 组的阴性例数，c 为 B 组的阳性例数，d 为 B 组的阴性例数。

用 EXCEL 进行卡方检验时，数据的输入方式按实际值和理论值分别输入四个单元格，如图 8－9 所示。

(1) 比较的 A、B 两组数据分别用 a、b、c、d 表示。$a=52$，为 A 组的阳性例数；$b=19$，为 A 组的阴性例数；$c=39$，为 B 组的阳性例数；$d=3$，为 B 组的阴性例数。根据公式计算理论值 $T11$、$T12$、$T21$ 和 $T22$。将实际值和理论值分别输入如图 8－10 所示的四个单元格。

选择表的一空白单元格，存放概率 p 值的计算结果，选择的“fx”，打开函数选择框。

(2) 在函数选择框的“函数分类”栏选择“统计”项，然后在“函数名”栏内选择“CHITEST”函数，用鼠标器点击“确定”按钮，打开数据输入框(图 8－11)。

(3) 在“Actual_range”项的输入框内输入实际值(a、b、c、d)的起始单元格和结束单元格的行列号，在“Expected_range”项的输入框内输入理论值($T11$、$T12$、$T21$、$T22$)的起始单元格和结束单元格的行列号,起始单元格和结束单元格的行列号之间用“：”分隔(图 8-11)。

在数据输入完毕后,p 值的计算结果立即显示。用鼠标器点击“确定”按钮,观察计算结果。

(4) 在表存放概率 p 值的空白单元格处显示 p 值的计算结果。在“编辑”栏处显示 χ^2 检验的函数“CHITEST”及两组比较数据的起始与结束单元格的行列号(图 8-12)。

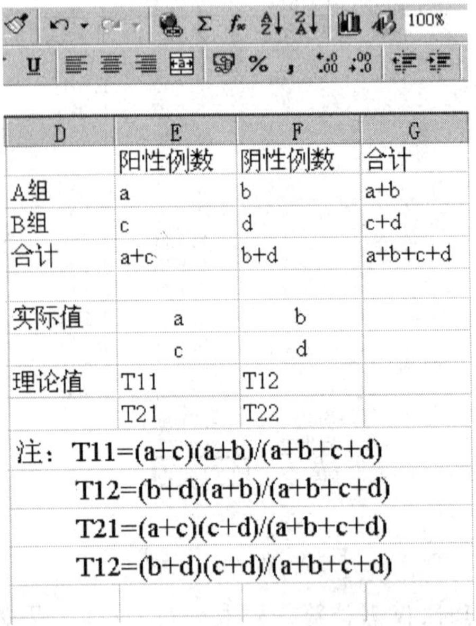

D	E	F	G
	阳性例数	阴性例数	合计
A组	a	b	a+b
B组	c	d	c+d
合计	a+c	b+d	a+b+c+d
实际值	a	b	
	c	d	
理论值	T11	T12	
	T21	T22	

注：T11=(a+c)(a+b)/(a+b+c+d)
T12=(b+d)(a+b)/(a+b+c+d)
T21=(a+c)(c+d)/(a+b+c+d)
T12=(b+d)(c+d)/(a+b+c+d)

图 8-9　四格表

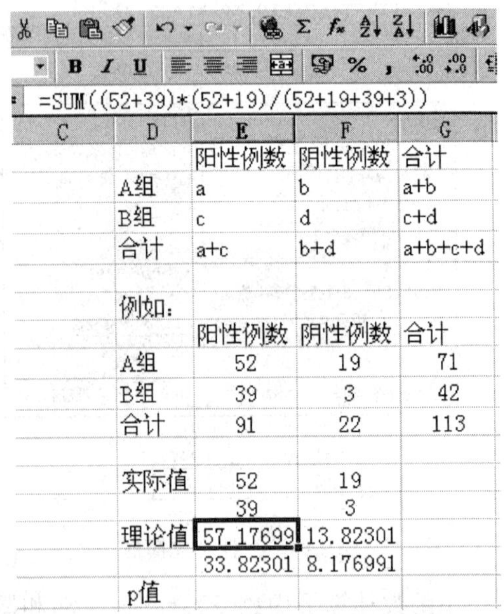

=SUM((52+39)*(52+19)/(52+19+39+3))

C	D	E	F	G
		阳性例数	阴性例数	合计
	A组	a	b	a+b
	B组	c	d	c+d
	合计	a+c	b+d	a+b+c+d
	例如:			
		阳性例数	阴性例数	合计
	A组	52	19	71
	B组	39	3	42
	合计	91	22	113
	实际值	52	19	
		39	3	
	理论值	57.17699	13.82301	
		33.82301	8.176991	
	p值			

图 8-10　四格表数据输入

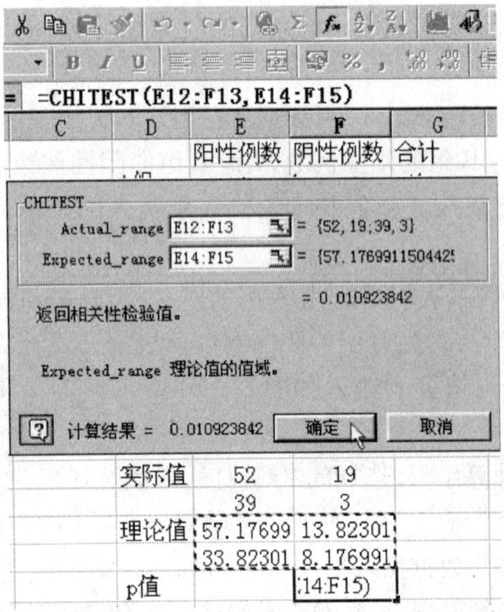

=CHITEST(E12:F13,E14:F15)

C	D	E	F	G
		阳性例数	阴性例数	合计

CHITEST
Actual_range E12:F13 = {52,19;39,3}
Expected_range E14:F15 = {57.176991150442!
= 0.010923842
返回相关性检验值。
Expected_range 理论值的值域。
计算结果 = 0.010923842　确定　取消

C	D	E	F	G
	实际值	52	19	
		39	3	
	理论值	57.17699	13.82301	
		33.82301	8.176991	
	p值		:14:F15)	

图 8-11　计算选择框

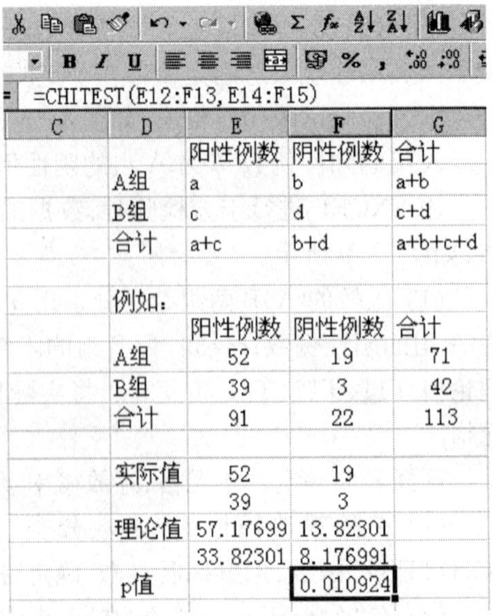

=CHITEST(E12:F13,E14:F15)

C	D	E	F	G
		阳性例数	阴性例数	合计
	A组	a	b	a+b
	B组	c	d	c+d
	合计	a+c	b+d	a+b+c+d
	例如:			
		阳性例数	阴性例数	合计
	A组	52	19	71
	B组	39	3	42
	合计	91	22	113
	实际值	52	19	
		39	3	
	理论值	57.17699	13.82301	
		33.82301	8.176991	
	p值		0.010924	

图 8-12　p 值计算结果

5. 直线回归参数计算

(1) 截距(a)计算

① 将计算截距 a 的数据按 X 列和 Y 列输入，如图 8－13 所示。选择表的一空白单元格，存放截距 a 计算结果，如图 8－13 所示的黑线框，选择“fx”快捷键，打开函数选择框。

② 在函数选择框的“函数分类”栏选择“统计”项，然后在“函数名”栏选择“INTERCEPT”函数，选择上二项后，用鼠标器点击“确定”按钮，打开数据输入框。

③ 在数据输入处“Known_y's”项的输入框内输入 Y 列数据的起始单元格和结束单元格的行列号，在“Known_x's”项的输入框内输入 X 列数据的起始单元格和结束单元格的行列号，起始与结束单元格的行列号之间用“：”分隔(图 8－14)。点击“确定”。

④ 在表存放截距 a 的空白单元格处显示截距 a 的计算结果。在“编辑”栏处显示截距 a 计算的函数“INTERCEPT”及相应数据的起始与结束单元格的行列号。

粘贴函数

C	D	E	F
	X	Y	
	74	13	
	66	10	
	88	13	
	69	11	
	91	16	
	73	9	
	66	7	
	96	14	
	58	5	
	73	10	
a			
b			
r			

图 8－13　直线回归数据输入

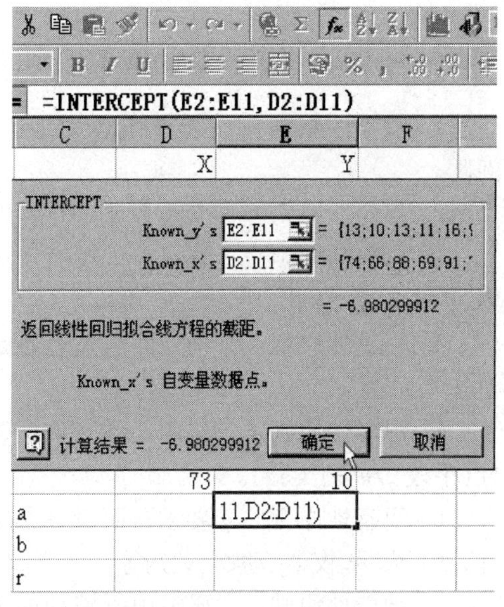

图 8－14　计算选择框

(2) 斜率 b 计算

① 将计算截距 b 的数据按 X 列和 Y 列输入，如图 8－13 所示。选择表的一空白单元格，存放截距 b 计算结果，选择工具栏的“fx”快捷键，打开函数选择框。

② 在函数选择框的“函数分类”栏选择“统计”项，然后在“函数名”栏选择“SLOPE”函数，选择上二项后，用鼠标器点击“确定”按钮，打开数据输入框。

③ 在数据输入处“Known_y's”项的输入框内输入 Y 列数据的起始单元格和结束单元格的行列号，在“Known_x's”项的输入框内输入 X 列数据的起始单元格和结束单元格的行列号，起始单格元和结束单元格的行列号之间用“：”分隔。点击“确定”。

④ 在表存放斜率 b 的空白单元格处显示斜率 b 的计算结果。在“编辑”栏处显示斜率 b 计算的函数“SLOPE”及相应数据的起始与结束单元格的行列号。

(3) 相关系数 r 的计算

① 将计算关系数 r 的数据按 X 列和 Y 列输入,如图 8-13 所示。选择表的一空白单元格,存放关系数 r 计算结果,选择工具栏的“fx”快捷键,打开函数选择框。

② 在函数选择框的“函数分类”栏选择“统计”项,然后在“函数名”栏选择“PEARSON”函数,选择上二项后,用鼠标器点击“确定”按钮,打开数据输入框。

③ 在数据输入处“Array1”项的输入框内输入 Y 列数据的起始单元格和结束单元格的行列号,在“Array2”项的输入框内输入 X 列数据的起始单元格和结束单元格的行列号,起始单格元和结束单元格的行列号之间用“:”分隔。点击“确定”按钮,观察计算结果。

④ 在存放相关系数 r 的空白单元格处显示相关系数 r 的计算结果。在“编辑”栏处显示相关系数 r 计算的函数“PEARSON”及相应数据的起始与结束单元格的行列号。

四、实验研究设计的基本原则和程序

(一) 实验研究设计的基本原则

1. 需要性原则　选择在科学上有重要意义或社会生产、人民生活需要解决的问题。

2. 目的性原则　选题必须目的明确,应目标集中,不含糊,不笼统。

3. 创新性原则　选择前人没有解决或没有完全解决的问题,善于捕捉有价值的线索,勇于探索、深化。

4. 先进性原则　创新性与先进性是密切相关的,创新往往指科学而言,而先进多对技术而言。

5. 科学性原则　选题必须有依据,要符合客观规律,科研设计必须科学,符合逻辑性(手段、方法、实验)。

6. 可行性原则　要求科研设计方案和技术路线科学可行外,还必须具备一定的条件,如:人员、仪器、动物、试剂等。

7. 效能性原则　研究中所消耗的人力、物力、财力同预期成果的科学意义、水平、社会和经济效益等综合衡量。

上述设计原则可归纳为:① 创新性和先进性;② 科学性和重复性;③ 有用性和可控性;④ 经济性和易行性。

(二) 实验研究工作的基本程序

医学科学研究就方法来说是提出假说,验证假说的过程,其工作程序是紧紧围绕这条主线进行的。其基本程序:

1. 立题　确定所要研究的课题,是实验设计的前提。课题决定科研方向和总体内容。

(1) 课题的确定　分析总结前人和别人的研究工作及进展情况、取得的成果和尚未解决的问题,找出所要探索的研究课题的关键所在,或在实际研究工作中发现问题,查阅有关文献,建立假说。

(2) 立题的原则　课题目的性明确,具有创新性和科学性,且现实可行。

2. 实验设计　制定实验的具体内容、方法和任务,有效控制干扰因素,确保数据的可靠性和精确性。

3. 实验和观察

(1) 理论准备　假说的理论基础,实验的理论基础,实验方法、技术等的参考文献资料查阅和备档。

(2) 实验准备　仪器设备、药物试剂、剂量的初步选定,实验方法与指标的建立,实验对象的准备。

(3) 预备实验　对课题的初步实验。为课题和实验设计提供依据,为正式实验熟悉实验技术,修正实验动物的种类和例数,改进实验方法和指标,调整处理因素的强度或确定用药剂量等。

(4) 实验观察记录　按照预备实验确定的方法、步骤进行实验,根据预先拟定的原始记录方式和内容记录文字、数据、表格、图形、照片。原始记录应及时、完整、精确和整洁。

4. 结果的处理分析　根据实验设计时确定的统计学方法,将原始数据整理成表,进行数据处理和统计学显著性检验。

5. 研究结论　从实验观察结果得出研究的结论,以回答原先的假说是否正确。

6. 论文撰写　将实验研究结果撰写成实验报告或论文。

(三) 实验设计

实验设计是否严密,直接关系到实验结果的准确性和结论的可靠性。良好的实验设计是由比较经济的人力、物力和时间,获得较为可靠的结果,使误差减至最低限度。还可使多种处理因素包括在很少的几个实验中,达到高效的目的。不重视实验设计和设计不周密,可因获得的数据不完全或不可靠而使实验失败;也可能是大量浪费人力而事倍功半。

进行新课题的研究或初做科学实验者,很难一开始就做出周密的设计。因此需要做预备试验。预备试验是根据原始假说作初步探索,也是对原始假说作非正式验证。同时也是对初步确定采取的实验方法和操作步骤进行演习。根据预备试验结果对原始假说,实验方法和技术操作作必要的修改,为正式实验设计做好准备。

实验设计的几个基本问题:

1. 实验设计的三大原则　实验设计的三大原则是指对照、随机和重复。原由Fisher氏提出,现被普遍接受。

(1) 对照　一般来说,实验都应有实验组(处理组)和对照组,对照组与实验组具有同等重要的意义。这是因为在实验中很难避免非实验因素的干扰而造成误差。用对照组的方法能比较有效地消除各种非实验因素的干扰所造成的误差。对照可分为:

① 空白对照　不对受试对象作任何处理的对照。

② 假处理对照(实验对照)　不进行实验特定的处理,其余处理相同。

③ 自身对照　对照与处理在同一受试对象中进行,这种对照可以最大限度地减少抽样误差,但应考虑处理的后效应问题。

④ 标准处理(阳性对照)　用现有的标准方法或典型同类药物作为对照。

⑤ 相互对照　处理组间互为对照。

⑥ 历史对照　用以往的研究结果或历史文献资料为对照,但由于时间、地点和条件不同,差异相当大,动物实验一般不采用。

(2) 随机化　随机是随机遇而定,也就是指被研究的样本是由总体中任意抽取的,即在抽取时要使每一样本有同等机会被抽取,随机抽样是缩小抽样误差的基本方法。

在实验中,对照组与实验组除某种特定处理因素不同外,其他非特定因素最好是完全一样、均衡。事实上完全一致和绝对均衡是不可能的,只能做到基本上的一致和均衡,这主要通过随机抽样来完成。

随机抽样方法很多,如抽签法、摸球法等,也可查随机数字来确定。

(3) 重复　每一实验应有足够数量的例数,样本所含的数目越大或重复的次数越多,则越能反映机遇变异的客观真实情况,因此重复可反映实验结果的可靠性。但是样本例数很多或实验重复次数很大,非但在实验上有一定困难而且也是不必要的,实验设计就是要使样本的重复次数减少到不影响实验结果的最小限度。

实验结果的重现率至少要超过 95%,这样做出假阳性的错误判断的可能性小于 5%($P<0.05$)。如果一定数量的样本就能获得 $P<0.05$ 水平的实验,当然要比过量样本获得 $P<0.05$ 的实验更可取。决定样本的例数取决于:① 处理效果大小,效果越明显所需重复数越小;② 实验误差,误差越小所需样本数减少;③ 抽样误差,样本的个体差越小,反应越一致,所需样本数就小;④ 资料性质,计数资料样本数要多些,计量资料则相应减少。

2. 实验对象的选择　在基础医学研究中,实验对象包括动物、离体组织脏器、培养的细胞或细菌。机能学课程中的实验的对象以实验动物为主。实验动物选择合适与否与实验成败及误差大小有很大关系。其选择要点是:

(1) 以医学为目的的研究,动物种类尽量选择接近于人类而又经济的动物。

(2) 根据实验要求进行品种和纯度的选择。在有些实验中,需用纯种(近交系)动物。

(3) 动物的健康状态和营养状况良好。

(4) 最好选用年龄一致或接近的动物,体重一致或相近的动物。年龄大小一般应选择发育成熟的年轻动物。

(5) 动物的性别最好相同。如对性别要求不高的实验可雌雄混用,分组时应雌雄均衡。与性别有关者,只能用某一性别的动物。

3. 观察指标的选择　指标是在实验观察中用来指示(反映)研究对象中某些特征(如对药物的效应)的可被研究者或仪器感知的一种现象标志,也就是说,医学实验指标是反应试验对象所发生的生理现象或病理现象的标志。指标可分为计数指标和计量指标,或主观指标和客观指标等等。所选定的指标,至少要符合下述基本条件:

(1) 特异性　指标应特异地反映所观察的事物(现象)的本质,即指标特异地反映某一特定的现象,不至于与其他现象的混淆。如高血压中的血压尤其是舒张压就可作为高血压病的特异指标。

(2) 客观性　最好选用以具体数值或图形表达的指标(如脑电图、心电图、血压、通气量、血糖浓度等等)。因为主观指标(如肝脾触诊、目力比色等)易受主观性因素的影响而造成较大的误差。

(3) 重现性　一般来说,客观性指标在相同条件下可以重现,重现性高的指标一般意味着无偏性或偏性小,误差小,从而较准确地反映实际情况。重现性小可能与仪器稳定性、操作误差,受试动物的机能状态和实验环境条件影响有关。若非这些因素影响而重现性小的指标不宜采用。

(4) 灵敏性　指标测量的技术方法或仪器灵敏是极其重要的。方法不灵敏,该测出的变化测不出来,就会得出"假阴性结果",仪器不精密,所获阴性数值不真实。目前常用的分光光度计,放射免疫法等,因为灵敏度较高常被采用。

(5) 技术和设备的可能性　尽量选用即灵敏客观,又切合本单位、研究者技术和设备实际的指标。

(6) 指标选定必须有依据　现成(定型)指标,必须有文献依据:自己创立的指标必须经过专门的实验鉴定。

4. 实验观察和记录　观察和记录在科学实验活动中,占有十分重要的地位。为了正确地观察和记录,应遵循以下要求:

(1) 要重视原始记录　在实验设计中应预先规定或设计好原始记录方式。原始记录要及时、完整、正确和整洁,力戒主观偏向,严禁撕页或涂改。并要保存好。

(2) 记录的完整性　原始记录不管是什么记录方式都必须写明实验题目、实验对象、实验方法、实验条件、实验者、实验日期、记录好观察测量的结果和数据。规定填写的项目要及时、完整、正确地填写好。图形、图片一定要整理保存。

(3) 分析处理　研究者不仅要设法取得原始资料或数据,而且要应用数理统计学原理和方法来处理数据和对数据进行分析判断。其程序为:

① 归纳、整理　把实验中的原始资料或数据完整地收集起来,经过归纳、整理使之系统化、标准化。

② 统计描述计算　算出各组数据的均值或百分数(率或比)。如是计数指标,一般用百分数表示之;若为计量指标,则计算出均值,最好还标明均数的标准差,进而标明百分数或均数的标准误。

③ 统计学的显著性检验　测量均值或百分数对估计总体的可能程度;比较两组以上统计数值之差异是否显著,以此推论事物的一般规律,或否定原先假说或使上升为结论或理论。

第二节　探索性实验

机能学实验课程是一门综合性课程,探索性教学是本课程教学的重要内容,其教学目的是为学生接触科研,增强学生创新意识,培养学生创新实践能力;同时培养团队协作精神,提高学生的综合素质。

一、机能学探索性实验教学程序

1. 理论准备　课堂讲授文献阅读、实验设计等方面的基本知识,学生通过课堂教学和自主学习,学习和了解机能学实验研究的基本程序及内容。

2. 实验设计与预实验

(1) 指导教师给出探索性实验的方向和实验设计思路。

(2) 学生进行文献检索和阅读,以组为单位在指导老师的指导下进行实验设计。

(3) 在指导老师的指导下进行预实验,并根据预实验情况,对实验设计进行进一步的修改和完善。

3. 实验研究　　学生以组为单位完成设计的实验。

4. 实验数据的整理和完成实验报告　　学生在课外完成实验数据的整理、分析,提交完整实验报告。

二、立题要求

1. 选择的研究项目要进行充分文献检索,研究项目须符合科学性、先进性或创新性原则。

2. 根据实验室的资源选择研究项目,使研究项目切实可行。

3. 研究项目要短小精悍,观察指标不宜过多,组数一般不超过 4 组,每组例数家兔不超过 6 例,其他每组例数一般不超过 10 例。

4. 项目所用材料(包括药品试剂)费用不宜过高。

5. 实验材料(包括药品试剂)用量要估算出一个上限。

三、探索性实验教学内容

1. 确定探索性实验的方向　　实验项目的科学性、可行性及项目的特色或创新性。

2. 文献检索和阅读　　文献数据库检索,文献阅读要点。

3. 实验设计　　实验对象、观察指标、实验方法、实验分组、预期结果等。

4. 实验研究　　根据实验设计方案进行预实验并确定实验方案,按正式方案进行实验和数据采集。要求对实验全过程进行规定项目的记录。

5. 数据统计　　实验结果的整理和数据统计。

6. 实验报告的撰写　　按要求完成实验报告。

四、探索性实验教学要求

1. 采用研究导向式教学,以学生为主体,充分调动学生的积极性,教师主要起引导作用。

2. 培养学生严谨求实的科学态度和工作作风,培养学生的创新精神。

3. 充分利用计算机多媒体技术和网络技术手段进行教学。

4. 营造浓厚的学术气氛。

5. 教师要对每堂课的情况进行记录,以作为设计、操作部分成绩评定。

(陆源　林国华　杨午鸣)

参 考 文 献

陈建锋.1998. 32位微型计算机原理与接口技术.北京：高等教育出版社.

陈主初.2001.病理生理学.北京：人民卫生出版社.

方福德.1995.现代医学实验技巧全书.北京：北京医科大学、中国协和医科大学联合出版.

方喜业.1995.医学实验动物学.北京：人民卫生出版社.

费梁.1999.中国两栖动物图鉴.郑州：河南科学技术出版社.

蒋欠俭.1992.实用医学实验设计.北京：医科大学中国协和医科大学联合出版.

克洛德·贝尔纳.1991.实验医学研究导论.北京：商务印书馆.

刘骥.1988.医用电子学.北京：人民卫生出版社.

梅宏斌,阎明印.1994.微机数据采集与处理C语言基本编程教程.陕西电子杂志社.

南开大学实验动物解剖学编写组.1979.实验动物解剖学.北京：高等教育出版社.

沈凤麟,陈和晏.1999.生物医学随机信号处理.合肥：中国科学技术大学出版社.

施新猷.1989.医用实验动物学.陕西：陕西科学技术出版社.

王太一,韩子玉.2000.实验动物解剖图谱.沈阳：辽宁美术出版社.

王燕,安琳.1999.卫生统计学.北京：北京医科大学出版社.

魏尔清,陈红专.2001.生物医学科研-基本知识和技能.北京：科技出版社.

夏元瑞.1994.医学科学研究基本方法.北京：人民卫生出版社.

徐叔云,卞如濂,陈修.2002.药理实验方法学.北京：人民卫生出版社.

杨世杰.2002.药理学.北京：人民卫生出版社.

杨世莹.2005.Excel数据统计与分析范例应用.北京：中国青年出版社.

姚泰.2001.生理学.北京：人民卫生出版社.

俞仁康,寿文德.1990.医学仪器原理与设计.上海：上海交通大学出版社.

Arthur C, M D Guyton, John E. 2000. Textbook of Medical Physiology (10th Ed) Hall Publisher: W B Saunders.

Gerald D. Tharp (Author), David Woodman, 2001. Experiments in Physiology (8th Edition). Gerald Tharp Benjamin/Cummings.

William F. Ganong, 2001. Review of Medical Physiology (20th Ed). McGraw-Hill/Appleton & Lange.

Wm C. Jr Kleinhelp, William C. Kleinelp, 1995. Experiments in Physiology. Mary Kleinelp Wood River Pubns.